高次脳機能障害マエストロシリーズ ③
Maestro Series for Cognitive Dysfunction

リハビリテーション評価

編集
鈴木孝治　早川裕子
種村留美　種村　純

医歯薬出版株式会社

This book was originally published in Japanese
under the title of :

Kōjinōkinōsyōgai Maesutoro Sirīzu 3
Rihabiritēsyon Hyōka
(Maestro Series for Cognitive Dysfunction 3
 Evaluation for Rehabilitation)

Editors :
Suzuki, Takaji et al.
Suzuki, Takaji
  Professor, Department of Occupational Therapy,
  Rehabilitation Sciences at Odawara
  International University of Health and Welfare

© 2006 1st ed.

ISHIYAKU PUBLISHERS, INC.
  7-10, Honkomagome 1 chome, Bunkyo-ku,
  Tokyo 113-8612, Japan

序

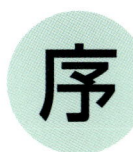

　21世紀に入ってから，高次脳機能障害という用語は社会に定着してきた感がある．メディアに登場する回数が増え，市民権を得たかと思えるようになった．しかし，リハビリテーション（以下リハ）の臨床では，興味はあるが，「複雑，難しい」といった意見が多い．この障害に興味をもち，取り組むリハスタッフは増えているが，全国どこでも同じようなサービスが提供されているとは言い難い．この原因のひとつには，医療福祉系の大学・養成校でまだ高次脳機能障害を体系的に，また症例を充分に呈示したうえでの教授がなされていないことがあげられよう．

　本書は，このような現状を鑑み，高次脳機能障害のリハを体系的に理解することを目的に，将来，医療・福祉の分野で活躍するであろう学生，およびすでに臨床で活躍されている方に向け企画された"高次脳機能障害マエストロシリーズ"の1冊である．どのようにしたらリハスタッフや学生に興味をもってもらい，実践にいかせる書ができるか．われわれ編者は，これまでの高次脳機能障害に関する教科書を改めて紐解いてみた．そこでわかったことは，神経心理学の学問体系にそった説明がなされているものが多く，症例の詳しい解説や臨床におけるリハの報告は少ないと感じられた．それならば，高次脳機能障害の詳細な解説の大部分は既刊の教科書にお任せし，「症例」を中心に編集すれば，「学ぶ」だけではなく「まねる」ことができ，初学者でも日々の臨床ですぐに役立つと考えたのである．このため執筆者は臨床での経験が豊富なリハスタッフを中心にお願いした．つまり，本書にはこれからまだ発展を続ける「リハスタッフによるリハスタッフのための臨床書」というコンセプトがある．

　さて，学生や初学者では，高次脳機能障害の評価と聞くと，すぐに「神経心理学的検査」を思い浮かべる方が多いと推察する．これらは，神経心理学を基盤に高次脳機能障害という診断をくだす場合には，画像所見とともに重要である．しかし，リハの臨床ではこれらの所見がすべてではなく，症例の実際の生活における「観察」を通して，何がどのようにできないか，困難であるのかを捉えていくことが，介入方略を考えるうえで重要となる．本書では，観察で「あたり」をつけたことを確認するという意味で検査を用いるべきという姿勢をとっている．したがって，これまでにない臨場感を醸し出しているともいえよう．

　本書で紹介された「症例」については，ぜひご自身の担当症例と比較し，「私だったら〇〇の側面から評価しよう」とか，「私だったらその評価結果から△△という状態と考えこのように介入しよう」と，常に自分の臨床と結びつけて読みすすめていただきたい．そうすることで，明日の臨床のヒントが導かれ，日々の仕事に貢献できると考える．

　最後に，本書が読者諸氏からのご意見・ご指導を仰ぎながら，高次脳機能障害で悩み苦しんでおられる方々へ貢献できることを願っています．また日々のお忙しい業務のなか，快くご協力いただきました執筆者の方がた，ならびに患者さん方に感謝いたします．また，何もかも初めての経験であった編者に，企画から刊行に至るまで助言と励ましの言葉をいただきました医歯薬出版編集部に深く感謝いたします．

2006年6月

編者を代表して
鈴木　孝治

高次脳機能障害マエストロシリーズ③
Maestro Series for Cognitive Dysfunction

リハビリテーション評価
Evaluation for Rehabilitation

序文 ……………………………………………………………… 鈴木孝治 ● iii

1 高次脳機能障害を評価するとはどういうことか ……………… 鈴木孝治 ● 2

高次脳機能障害をとらえること／検査に頼りすぎず，観察から解釈までの手順をふむこと／結果を介入につなげること

2 評価をどう組み立てるか ……………………………… 林　克樹 ● 11

評価の手順を考える／高次脳機能障害とみたてる／評価の手だてを知る／観察と神経心理学的検査のさじ加減をつかむ／疾患や時期，年齢，場面による違いを考慮する

3 観察の方法 …………………………………………… 渕　雅子 ● 19

観察の位置づけ／観察の実際／日常生活場面における観察のポイント／まとめ

4 神経心理学的検査の使い方 ………………… 早川裕子，浦野雅世 ● 29

障害メカニズムを確認するための検査／各領域の検査／神経心理学的検査に際して大事なこと

5 評価のまとめ－介入につなげる解釈 ……………………… 鈴木孝治 ● 39

評価のポイントを確認する／介入につなげる解釈のポイント／フローチャート＆チェックリスト

CONTENTS

6 評価の実際

注意障害	坂本一世	48
記憶障害	大山明美, 時政昭次	55
半側空間無視	太田久晶	62
視覚失認	種村留美	69
地誌的障害	緑川　晶	78
行為の障害	能登真一	86
着衣障害	井上里美	94
遂行機能障害	佐野恭子	101
Bálint症候群	鈴木雅晴	109
頭部外傷による障害	長野友里	115
流暢性失語	福永真哉	123
非流暢性失語	吉村貴子	130
聴覚失認	能登谷晶子	138
失読	新貝尚子	145
右半球コミュニケーション障害	金子真人	152

7 評価の概説

コミュニケーションで知る「脳」の働き	石合純夫	160
索引		169

カバー・表紙・本扉デザイン ● 株式会社デザインコンビビア

●編　集

鈴木孝治（国際医療福祉大学小田原保健医療学部）
早川裕子（横浜市立脳血管医療センターリハビリテーション部）
種村留美（神戸大学大学院保健学研究科）
種村　純（川崎医療福祉大学医療技術学部感覚矯正学科）

●執筆者一覧

鈴木孝治（編集に同じ）
林　克樹（誠愛リハビリテーション病院）
渕　雅子（誠愛リハビリテーション病院）
早川裕子（編集に同じ）
浦野雅世（横浜市立脳血管医療センターリハビリテーション部）
坂本一世（東京都リハビリテーション病院）
大山明美（兵庫県立姫路循環器病センターリハビリテーション科）
時政昭次（多可赤十字病院リハビリテーション技術課）
太田久晶（札幌医科大学保健医療学部作業療法学科）
種村留美（編集に同じ）
緑川　晶（中央大学文学部）
能登真一（新潟医療福祉大学医療技術学部）
井上里美（国立病院機構東京病院高次脳機能外来）
佐野恭子（兵庫医療大学リハビリテーション学部）
鈴木雅晴（介護老人保健施設長浜メディケアセンター）
長野友里（名古屋市総合リハビリテーションセンター）
福永真哉（姫路獨協大学医療保健学部言語聴覚療法学科）
吉村貴子（大阪医療技術学園専門学校言語聴覚士学科）
能登谷晶子（金沢大学医薬保健研究域保健学系）
新貝尚子（NTT東日本関東病院リハビリテーション科）
金子真人（帝京平成大学健康メディカル学部言語聴覚学科）
石合純夫（札幌医科大学医学部リハビリテーション医学講座）

（執筆順）

高次脳機能障害を評価する

総論

1 高次脳機能障害を評価するとはどういうことか

1 高次脳機能障害をとらえること

　高次脳機能障害は，用語として「高次神経障害」など似通った表現が用いられ，その定義は各臨床家・研究者でさまざまであるが，近年徐々に「認知機能障害」の別称と理解され[1]，「高次脳機能障害」として定着している感がある[2]．
　しかし，「高次脳機能障害」という用語に含まれる概念は，背景となっている学問が複数存在するため，充分に統一されているとはいいにくく，その守備範囲は成書でもまちまちであるのが現状といえる．一方，リハビリテーション（以下リハ）の現場では，病院・施設内で現れる症状・障害だけでなく，家庭での日常生活や社会生活上の行動障害までを含めたものとしてとらえることが一般的である[1]．

(1) 背景となる学問－神経心理学と認知心理学

　脳と心に関しては，「脳」対「心」である二元論と，「脳」＝「心」である一元論とが長年議論され続けているが，近年の学際的な立場は，心を脳の働きの一部として理解し，「脳から心へ」という研究姿勢が確立されつつある．脳や心を対象とした学問は多く存在しており，生理学・解剖学・病理学などの基礎医学，精神医学・神経学などの臨床医学，ほかに心理学，物理学・工学などがある．脳細胞レベルでの基礎的な解明には基礎医学が不可欠で，生きている人間の脳の活動部位を明らかにするためには，物理学・工学の知見を駆使した画像診断学の力を借りなければならない．しかし日常の臨床で常に問題となるのは，対象者の心理状態を含めた症状・障害であり，高次脳機能障害に関連の深い学問は，臨床医学や心理学となる．そのなかでも馴染みの深い学問は，失語の研究をきっかけに発展し，脳血管障害による失語・失行・失認などの心理症状と脳の病巣との関連性を主に検討する神経心理学（neuropsychology）であろう．これは医学領域の神経学と心理学との融合により生まれた学問（図1）で[3]，脳損傷症例を対象に症例研究という手法を中心に発展してきた．
　これに対し，リハ領域で，わが国では未だ馴染みの薄い心理学領域の学問が，認知心理学（cognitive psychology）である．この学問は，心理学の分野でそれまで台頭していた行動主義に代わり，1960年代に入って急速に発展してきた．認知心理学では，脳の働き，換言すれば人間の身体内部や外界からの情報を処理する心の働きを，環境から入力される情報と環境に働きかける人間の行動との関係から，人間の心的過程を

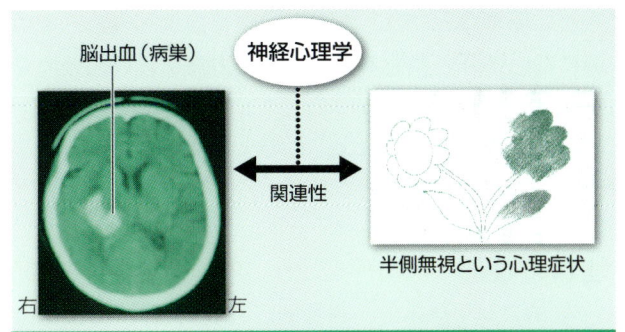

図1 神経心理学とは
脳の損傷部位や程度と，出現する心理症状との関連性を検討する学問

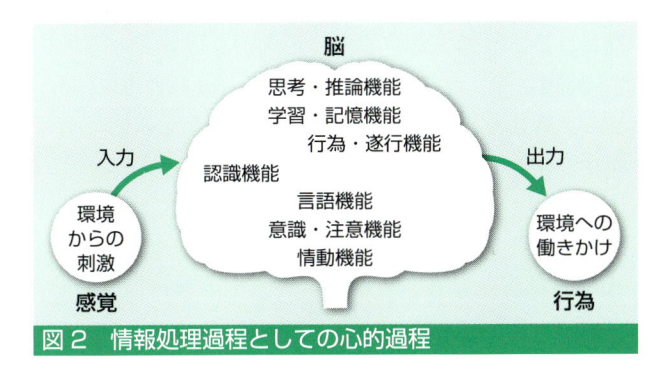

図2 情報処理過程としての心的過程

推測することが主眼となる．そこでは，人間の脳を限りなく複雑な情報処理システムにたとえ，心を情報処理系のソフトウェア，つまりプログラムのようなものと考えている[4]．その心的過程に存在する機能としては，意識・注意機能，視覚・聴覚・体性感覚などによる認識機能，言語機能，学習・記憶機能，思考・推論機能，情動機能，行為・遂行機能などが想定される（**図2**）．

従来，心的過程，つまり情報処理過程は入力から出力方向に向けての一方向の「ボックスモデル」で理解されてきたが，この十数年の急速な研究の進展により，双方向のよりダイナミックなつながりを考慮する「ダイナミック・カップリングモデル」が提唱されている（**図3**）[5]．脳損傷対象者の特異な行為には，知覚と運動との統合過程での障害を思わせる現象が多く，人の知覚－運動機能は双方向のよりダイナミックなつながりを詳細に検討する必要がある．研究を発展させてきた方法は実験が中心であり，主な対象は健常者であったが，近年のわが国では脳損傷症例を対象とすることが多くなってきた．

伝統的な神経心理学でも，最近では症例研究のみならず認知心理学で用いている実験手法を採用した臨床研究が増加する一方，認知心理学でも，健常者を対象とした研究のみならず，情報処理過程が損傷された脳損傷症例を対象とした研究に急速に精力を注ぎつつある．すなわち，神経心理学と認知心理学はお互いに歩み寄り，新たに認知神経心理学（cognitive neuropsychology）なる学問を創り上げている．つまり，認知心理学からみると，研究対象が健常者のみならず脳損傷例にまで拡大し，情報処理過程の障害にまで興味が及んできている．そして，病巣との関連を重視する神経心理学とは異なり，情報処理過程のシステムの障害に関心が集まるため，最新の脳機能画

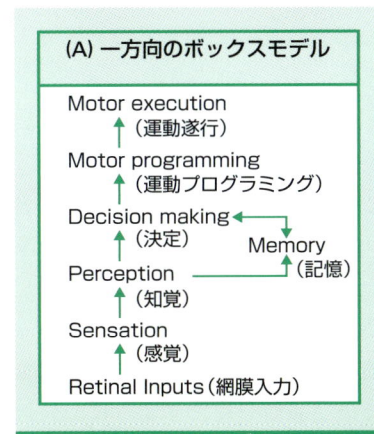

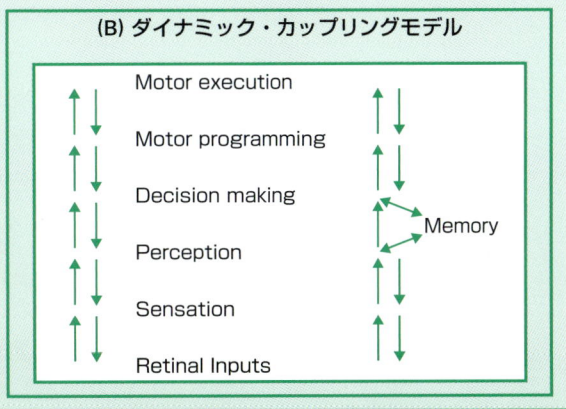

図3 心的過程のモデル
(A) 一方向のボックスモデル
(B) ダイナミック・カップリングモデル

像でも部位がはっきりと同定できない場合などには，有益な示唆を提供し得る．そこでは，情報処理過程のより入力側に近い部分の機能不全なのか出力側に近い部分の障害なのかを推定することができる[6]．

近年では，高次脳機能障害をとらえようとする際には，このような認知神経心理学の考え方で対象者の状況をとらえていくのが適切であると考える．

(2) リハビリテーション理念の確認

リハの定義には種々あるが，一般的には「身体的，精神的，社会的，経済的にできるだけ充分に，できるだけ早く回復させる措置のすべて」と考えられる．その理念としては，障害を最小限にとどめ，一時的に機能が失われた場合はその回復を図り，できるだけ完全に以前の生活が維持されるようにする．また，永久的な障害となる場合は，最大限に身体的・精神的機能を回復させ，さらに残存能力の最大限の利用を図り，円滑な日常生活や職業生活が送れるように，種々の援助活動を行うことである[7]．

高次脳機能障害に対しても，症状評価や脳機能の解明に終わることなく，このリハの基本理念を念頭に日常生活の評価・介入をすすめていくことが大切である．

人は病気や怪我をすると，必ず元通りに戻りたいと願うものであるが，近年の救急医学の進歩により複雑・重度な病気や怪我に見舞われても，救命率が格段に上昇し，障害が残存する確率も高まっている．そのためリハが関与する場面も増加し，機能回復のための訓練だけでは対応しきれず，本人の残存能力を最大限に発揮することや周りの人の障害理解や支援が重要となってくる．高次脳機能障害のリハも全く同様で，介入計画を考えるうえで重要性を増すものと考える．

2 検査に頼りすぎず，観察から解釈までの手順をふむこと

障害をとらえる際には，その種類を問わず，対象者の呈する状態を評価することが出発点となる．しかし，ここで大切なことは，「評価assessment」=「検査・測定test and measurement」と考え，主治医からの依頼箋で高次脳機能障害が疑われるとあれば，神経心理学的検査を次々と実施する医療スタッフを見かけることがあるが，これは通常の観察やスクリーニング検査では問題が発見できない軽度の障害の場合を除いては誤りである．一般的には，対象者に直面した際に最初に選ぶべき評価手段は，インタビューと観察であり，そこから得られる情報は計り知れないものである．また，家族などを含めた各種関連部門からの情報収集も大切な手段である．

(1) 評価の手順

基本的な評価の手順を図4に示す．運動機能障害などの一般的なリハを実施する際の評価過程と，基本的には何ら変わるところはない．①家族などを含めた各種関連部門からの情報収集・整理，②インタビューと観察による状態像の理解がはじめにくる．なお，この①と②は前後してもかまわないし，実際の臨床場面では前後していることが多い．これらの次に，各種の情報やインタビューと観察によって理解された状態像の確認の意味で，③神経心理学的検査を実施する．このなかにある「診断的介入」とは，医師が薬物への反応を確認して確定診断をくだすように，一例を示せば体性感覚刺激などに対する反応でその状態を判断するという試み的な取り組みを意味する

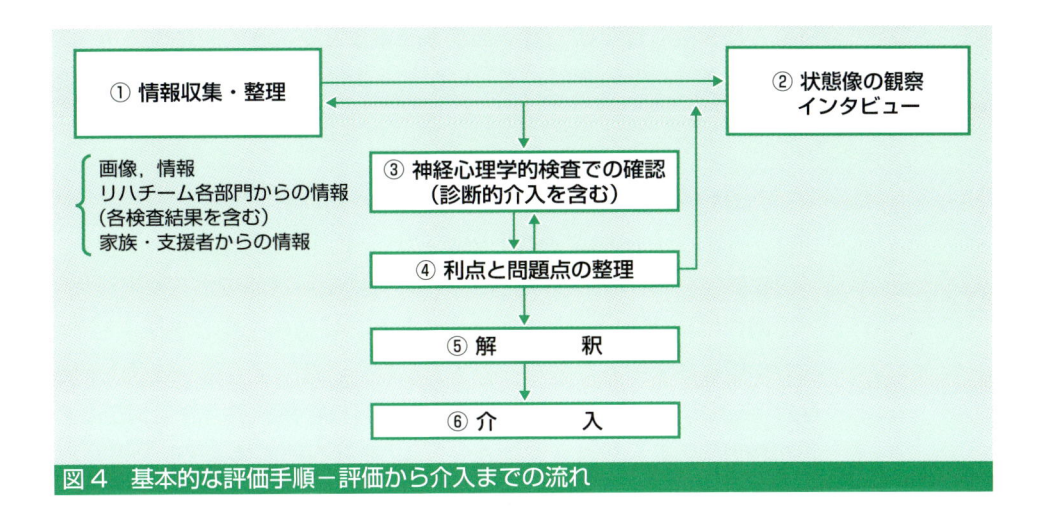

図4 基本的な評価手順－評価から介入までの流れ

① 情報収集・整理 ↔ ② 状態像の観察 インタビュー
- 画像，情報
- リハチーム各部門からの情報（各検査結果を含む）
- 家族・支援者からの情報

③ 神経心理学的検査での確認（診断的介入を含む）
④ 利点と問題点の整理
⑤ 解釈
⑥ 介入

（詳細は，シリーズ『リハビリテーション介入』編を参照）．ここまでの段階でほぼ情報が出揃い，状態像ができかかってきたら，情報を分析することによって，**④対象者の呈する利点と問題点を整理**する．整理した段階で不充分な点や疑問点が生じれば，これまでの過程を繰り返す．最後に，後述する⑤「**解釈**」という過程を通し，⑥介入方針を決め，**介入計画を立案**し，その計画を実施する．

高次脳機能障害の評価でクローズアップされがちな神経心理学的検査は，評価全体のごく一部でしかないことに注目していただきたい．検査に頼りすぎず，観察から解釈までの一連の手順をきちんとふんで評価を実施することが重要である．

臨床で活躍する医療スタッフにとって神経心理学的検査の目的は，研究者などからは反論もあろうかと思うが，インタビューや観察を含めた各種の情報の確認と介入の効果判定である．診断の唯一の根拠などとはとらえずに，あくまでも参考であると心得たほうがよい．

(2) 信頼関係のなかではじめて成立する「評価」

評価の際には，医療スタッフと対象者の信頼ある人間関係ができていなければならない．そのためには，困難な点や障害となっていることを見つけよう，詳細に聞き出そうとする態度ではなく，困っていることをともに明らかにし，共感できる態度をもちつづけることが大切である．比較的早期から信頼関係が成り立つこともあるが，初対面のときから信頼ある人間関係を成立させるのは難しいことが多いので注意する必要がある．

(3) なぜ，何のために評価をするのか

まず，対象者を理解するために評価をする[8]ということを肝に銘じてほしい．決して特異な症状を発見するために評価をするのではない．症状が多様で目に見えにくく不規則・不安定という障害特性から，対象者本人が自覚しづらく周囲の人に対しても理解されにくいため，きちんと結果を出して整理し説明することが必要である．

次に，障害されてしまった機能と，残存している健康な機能とを見極めないと，リハを導入するには効率性が悪いという点を考える．何がどの程度残っているのかを見極めることが大切で，効率性だけではなく介入の方針までをも左右することとなる．

対象者に介入して生活の質を向上させることが大きな目的であり，そのための第1歩は評価にある．その評価が正しいかどうかは，評価に基づく介入が結果を出して教えてくれる[8]．

(4) 国際生活機能分類 (International Classification of Functioning and Health ; ICF) の活用

国際障害分類（ICIDH）では，障害を「病気→機能障害→能力障害→社会的不利」の一方向性で把握し，健常者と比べてどれだけ機能・能力が低下しているかをとらえ，病者や障害者を劣った存在として表現していた．その後，WHOが2001年に国際障害分類（ICIDH）を改訂し，「生活機能と障害は健康状態と背景因子とのダイナミックな相互作用」であるとの考えにたって，「健康の構成要素」を分類したものがICFである[9]．

高次脳機能がどの過程でどの程度残存しているのか，または不全なのかを検討するには，画像所見を確認しながら脳のなかでの変化を推察し，インタビューや観察，神経心理学的検査を駆使して「情報処理過程」の分析を行うことが効果的である．また，人間の活動で，どの活動領域（作業遂行領域）が制限されているかを見極め，どの活動の要素（作業遂行の要素）が不全なのかを細かく分析するためには，「作業遂行モデル」に基づく概念図[10]（図5の中段）が有益である．さらに，生活のなかでの障害としてとらえるためには，ICFを活用し，心身機能・身体構造，活動，参加を中心とした生活機能の分析が勧められる．つまり，「作業遂行モデル」に基づく概念図が「情報処理過程」の分析とICFの活用への仲立ちとなり，脳機能の障害から生活の障害までのとらえかたが確認できる．大切なことは，脳機能から生活機能へという一方向な流れのなかでとらえるのではなく，常に双方向的にとらえ，各々の関連性を検討していくことである．

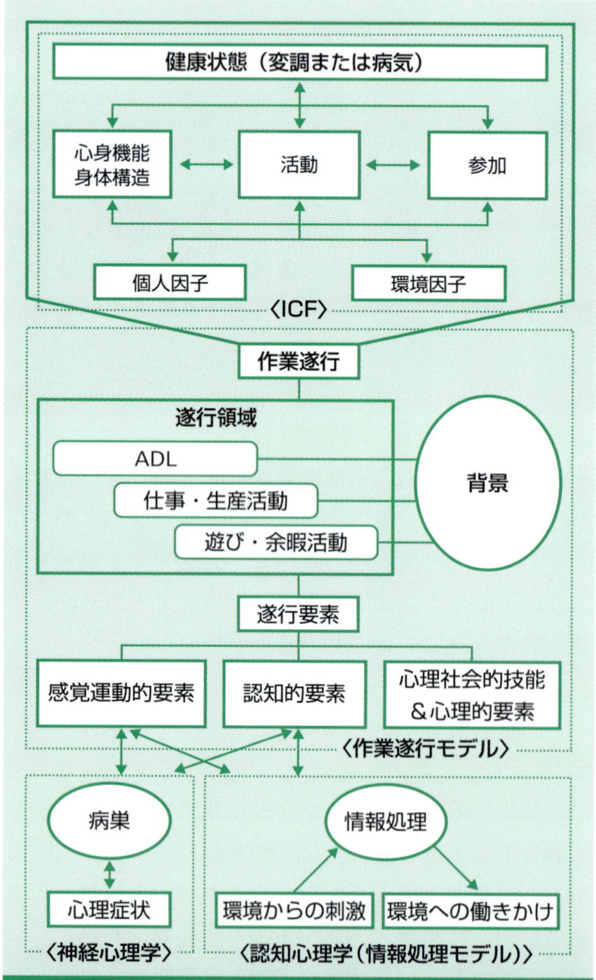

「情報処理過程」の分析や画像情報より，脳機能は，①保存されていない脳機能があるのか，②保存されている場合，どの程度残存し，どの程度不全に陥っているのか，を確認できると思われる．不全であっても残されている脳機能は強化できる可能性があり，あきらめてそのまま放置してはならない．ICFでいえば，「心身機能」を訓練し健康状態を変化させることができるのである．また，残念ながら全く保存されてい

図5 神経心理学・認知心理学・作業遂行モデル・ICFの概観

（文献9, 10より引用，改変）

ない脳機能は，機能強化をあきらめて代償を考えることが必要であり，ICFでいう「心身機能」そのものの代償もさることながら，「活動」や「参加」が制限されている状態を改善する方法を検討する．この代償手段は，活用可能な残された脳機能に大きく依存するし，導入後は代償法を訓練することも必要である．さらに，全く保存されていない脳機能の場合は，「活動」や「参加」が制限されている状態を打破するために人的・物理的な支援も必要となることが多い．この場合も，「心身機能」そのものを支援することも大いにあり得る．これらの状況を整理することが，後の介入方針へ大きく影響する．

(5)「解釈」するということ

「解釈」とは，『広辞苑』[11]によれば，「文章や物事の意味を，受け手の側から理解すること．また，それを説明すること」とある．高次脳機能障害の評価の過程では，最後に「解釈」するという段階がくると思われる．つまり情報収集，インタビュー・観察，神経心理学的検査などの結果を整理し，対象者の現状分析をし，今後の方針を見極めることができれば，まずは「解釈」したことになるが，このことを対象者本人や家族に伝えることまでを含めると考えてほしい．

具体的には，①対象者の問題についての理解，②その原因となる脳機能の低下，③残存している脳機能（健康な部分），④現状を改善するための価値ある試みを対象者・家族に平易なことばで伝え，評価を締めくくることである[8]．

結局，高次脳機能障害の「評価assessment」とは，症状や障害を見出すことだけに終わることなく，対象者が家庭や職場などでの日常生活において，どのような場面で困り，いかなる対処をすれば困難を解決できそうか，といった現状を分析・整理して理解し，対象者・家族に説明することであるといえる．

3 結果を介入につなげること

症状や障害を見出すことだけに終始せず，対象者の現状を理解し解釈することが評価であると述べたが，原則的には評価のみに終わることはありえず，対象者の現状をいかに変化させ生活の質を向上させるかに医療スタッフの志向性はあるものである．したがって，高次脳機能障害を評価するということは，対象者の現状を理解したうえで，これから先の生活の質を向上させるべく介入していくための根拠となる「見積もり」をくだすところまでを視野に入れて考えることが必要である．

(1) 介入方法の種類と基本方針

介入には**図6**に示す通り，大きくは，①診断的介入，②訓練，③支援の3つがあると考えられる．診断的介入とは，評価手順の流れで解説した通り，医師が薬物への反応を確認して確定診断をくだすように，刺激に対する反応によりその状態を判断することである．

訓練には，不全に陥ったが一部残存している機能を強化し回復を目指す訓練，障害されずに残存している機能を活用することで代償を試みる訓練，人的・物理的な環境を利用し，生活上の工夫を試みる代償方略を導入する際の使用法の訓練が考えられる．

```
                                    （①診断的介入）
                                    ②訓練
                                    1）不全に陥った機能の回復訓練（強化）
        残存している機能 ←――――――― 2）障害されずに残存した機能を活用する代償訓練
                        ＼＼＼     3）代償方略の使用法訓練
                         ＼＼＼   ③支援
          失われた機能 ・・・・・・ 1）指導（訓練・代償と並行して実施する支援）
                                    2）援助（訓練・代償が適応できない場合の支援）
```

図6 介入方法の種類

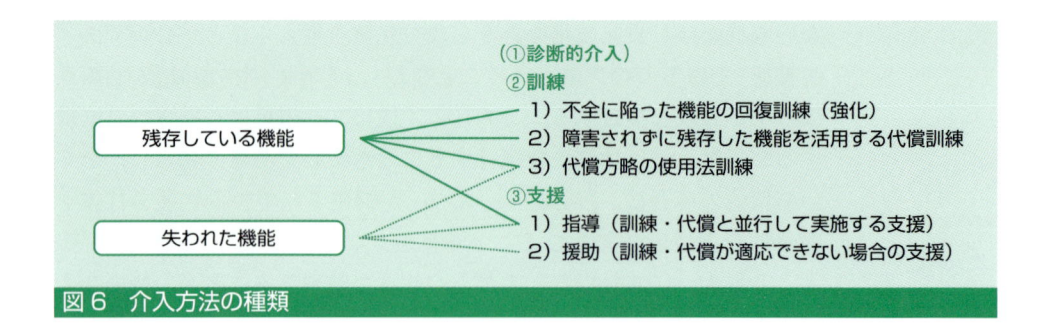

　支援には，指導と援助がある．「指導」とは，機能回復および代償の訓練や代償方略の使用法の訓練を医療スタッフ側が教え導くこと，「援助」とは，訓練・代償が適応できない場合に，利用可能な道具，設備，対象者を取りまく人々などにより環境調整を行うことである．また，日々の臨床場面では，これらの介入方法を組み合わせて用いることも念頭におく必要がある．

（2）介入につなげる「評価」のポイント
－高次脳機能障害を構造的に理解する

　評価した結果を介入につなげるためには，結果を整理し，対象者の現状分析をし，今後の方針を見極め，対象者本人や家族に訓練と支援を中心とした介入方法をわかりやすく説明すること，つまり「解釈」が大切であると述べた．この解釈という評価の締めくくりによって，対象者自身の現状に対する「気づきawareness」を高めることになるのである．つまり解釈の過程は，自分のおかれている状況や自身の状態について，対象者自身の意識を高めることになるのである．

　ここで，「意識」という言葉を安易に用いたが，この言葉の意味するところは非常に深く，医学，心理学，哲学などさまざまな学問で定義が異なっている．医学的には，覚醒と意識内容とにその構成要素は分類されるが，いま，とりあえずこの医学的な解釈を含めた認知心理学者の意識の情報処理モデルを取り上げて解説する．

　御領[12]は意識を，①覚醒水準，②直接意識（direct awareness：見ている自分や考えている自分に直接的に気づくことや気づきうる状態），③知覚的意識（awareness：何かをあるいは何かの状態を意識したり，それらに気づいている状態やその能力）の3つに分類した．そして，「知覚的意識をもつためには，直接意識は必要ではないが，すべての知覚的意識は直接意識の対象となりうる」とまとめて，**図7**のような包含関係で示した．後に同様の概念を苧阪[13]が提示しており，①覚醒（目覚めた状態），②アウェアネス（特定の対象や事象に向かう意識であり，刺激を受容している状態），③自己意識（対象が「自分の意識そのもの」である場合：たとえば「お腹すいたなあ」と感じる自分がわかることで，いわば自己に向かう意識），の3つに定義し，覚醒を最下層に置いて，アウェアネス，自己意識と順に上に重ねていく階層的な図を用いて説明している（**図7**）．そして，②のアウェアネスの特徴として，注意に基づく刺激選択性が観察され，注意を向けるか向けないかで対象の意味が異なってくるとしている．また，アウェアネスや意識の志向性という概念がすでに選択的な注意機能の一部分を含んでおり，さらに，意識のもつ志向性が常に選択的で，この選択性が注意とかかわってくるのであり，意識と注意はその性質や機能においてお互いに重複している

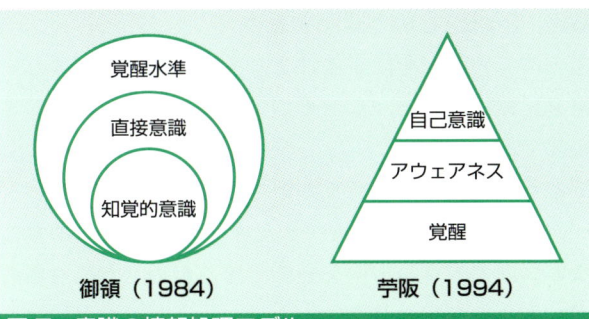

図7　意識の情報処理モデル

どちらのモデルも覚醒（水準）を意識の基本的・根本的な土台としている点では一致し，知覚的意識とアウェアネス，直接意識と自己意識のどちらも，同じ現象をとらえている．御領は，自己を中心に，それを出発点とした概念で，苧阪は，外界を基礎に出発点として自己に向かう意識を最高次として整理している．

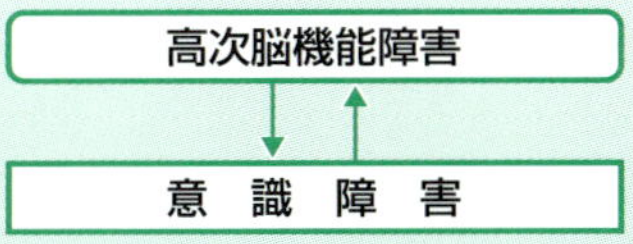

図8　意識障害と高次脳機能障害との関係

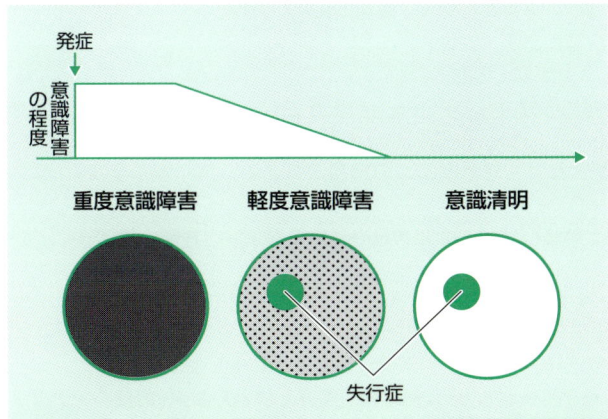

図9　急性期からの高次脳機能障害の継時的なとらえ方

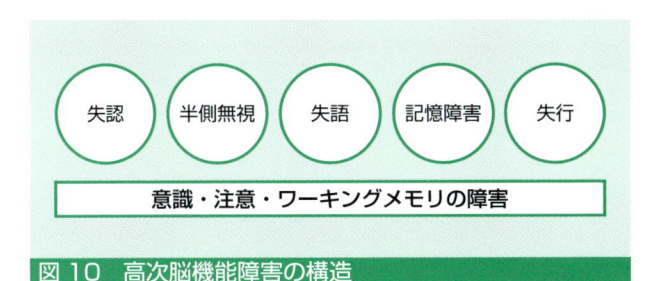

図10　高次脳機能障害の構造

と考えられる[13]．

つまり，対象者の覚醒が充分な状態で，「解釈」という評価の締めくくりを行うことは，対象者のアウェアネスを高め，これからの介入によって対象者の直接意識（すなわち自己意識）を確実なものとしていく契機であると考えられる．

意識障害とその他の高次脳機能障害との関係では意識の情報処理モデルを手掛かりとしてそこから巣症状としてとらえられる高次脳機能障害を理解していく，あるいは，巣症状を通して意識障害をみていく，という考えかたが成り立つ（図8）．急性期からの高次脳機能障害を継時的に把握する際には，特にこの考えかたが重要で，前景症状（＝意識障害）と背景症状（＝巣症状）とを整理してみるとわかりやすい[14]．ここでいう意識障害と巣症状（例えば失行症）を喩えていうと，山（＝失行症）とその前に立ちはだかる霧（＝意識障害）との関係となり，かかってはすぐに晴れ，数分もせずにぐっと深くなる霧という現象（＝症状の変動性）とすれば常識的に理解しやすいと思う（図9）．急性期の例でわかるように，この図8と意識の情報処理モデルと重ね合わせて考え，最も基礎的・根本的な機能である意識，これと相互にかかわる注意，およびすべての活動に関与しているワーキングメモリを加えて，これらの障害を最下層に位置づけ階層的な構造を想定すると，図10のようなとらえかたができよう．

(3) 医療スタッフに必要な技術，センス

最後に，高次脳機能障害を呈する対象者に接するにあたり，特に評価をする際の医療スタッフに必要な技術やセンス，注意点について述べたい．

①常に眼前の現象を正確にとらえ,「なぜ」という疑問をもつ

高次脳機能障害は,通常では考えにくい状況を呈することが多いため,ただ珍しいと感じるだけではなく,その現象を正確にとらえ,なぜそのような状況を呈してしまうのかという疑問をもつことが重要である.

②対象者・家族の立場にたってどう感じるか,考えるかという姿勢

高次脳機能障害は,対象者本人の努力だけでは困難な状況を克服することは難しい.したがって,早期から家族など周囲の人々の援助を必要とするため,常に対象者本人や家族の立場にたち,対象者のおかれている周囲の状況(たとえば職場の状況や家族内関係など)を想定する姿勢が大切である.

③観察力と分析力

自然な状態での行為や会話,また,どの感覚刺激にどのような反応を示すのかなど,現症を正確にとらえる「観察する能力」が必要である.また,観察やインタビューから得られたものを含めた各種情報や神経心理学的検査の結果を総合的に分析する能力も備えなければならない.

以上のような注意点を心得て,日々の臨床で,高次脳機能障害者およびその家族に適切な評価を行い,有益な介入を実施していただきたい.

文献

1) 原 寛美監修:高次脳機能障害ポケットマニュアル,医歯薬出版,2005.
2) 石合純夫:高次脳機能障害学,医歯薬出版,2003.
3) 山鳥 重:脳からみた心,NHKブックス,1985.
4) 御領 謙,菊地 正・他:最新認知心理学への招待―心の働きとしくみを探る―,サイエンス社,1993.
5) 下條信輔:認知神経科学の基礎と動向―理学療法への応用を探る―.理学療法学 29:273-279,2002.
6) 福澤一吉:認知心理学の方法論と神経心理学―認知神経心理学の誕生―.神経心理学 14:76-83,1998.
7) 岩倉博光:リハビリテーション医学概論.リハビリテーション医学講座第1巻,医歯薬出版,1981.
8) 鎌倉矩子:高次神経障害の作業療法評価―総論.作業療法特別号 19:50,2000.
9) 岩谷 力:運動障害を持つ人(肢体不自由者)の操作的定義.障害と活動の測定・評価ハンドブック(岩谷 力,飛松好子編),南江堂,2005.
10) 鎌倉矩子:高次神経障害と作業療法.作業療法学全書(鎌倉矩子編),第2版,協同医書出版,1999.
11) 新村 出:広辞苑,第5版,岩波書店,1998.
12) 御領 謙:認知過程と意識.心理学評論 27:37-63,1984.
13) 苧阪直行:注意と意識の心理学.岩波講座 認知科学9/注意と意識,岩波書店,1994,pp1-52.
14) 鈴木孝治:認知心理学と作業療法.精神認知とOT 2:154-158,2005.

執筆

鈴木孝治 国際医療福祉大学小田原保健医療学部(作業療法士)

2 評価をどう組み立てるか

1 評価の手順を考える

　私たち医療スタッフは，日々の訓練や日常生活場面における観察，また神経心理学的検査，画像所見，家族や他医療スタッフからのさまざまな情報を収集・整理することで，対象者を多面的に評価し，治療の手がかりを探っている．

　それでは，これらの評価をどのような手順で行ったらよいのであろうか．さまざまな評価手段は，症状や状態にあわせて，直列的・並列的，かつ段階的に用いることが必要である．発症初期では，意識障害や注意の低下を伴いやすく，全身状態も不良で，精神的にも不安定なことが多い．そのため，この時期は定型的な神経心理学的検査への協力が困難な場合が多い．高次脳機能障害の評価においては，対象者・家族と医療スタッフ（評価者）のコミュニケーションと協力関係が重要となる．特に全身状態が悪く，本格的な神経心理学的検査が実施できない場合は，ベッド上や病棟生活での観察や，日常生活場面でのやりとりでの家族・スタッフからの情報収集を中心に行い，検査はスクリーニング検査（難易度の低い検査）から導入する．たとえば，長谷川式簡易知能評価スケール（HDS-R）やMini Mental State Examination（MMSE）など，比較的日常会話で実現できる検査を部分的に用いる程度にとどめる．このような心理的・肉体的負担を最小限にする配慮が必要なことがある．この時期に過度な検査や治療的介入をすることは，その後の検査に拒否的となったり，生活行動の不安や混乱，医療スタッフとのコミュニケーションの障害となる場合があるため，慎重かつ計画的に行う．

　また，高次脳機能障害は，損傷部位や大きさによる影響ばかりでなく，連合野や皮質下，大脳基底核，視床などとの関連がある．そのため，病歴はもちろん画像所見を早期から頭に入れ，病巣を推定し，脳機能との関連を予測することで，過度の負担をかけない検査の選択と実施が可能となる．また，高次脳機能障害はこれまで育ってきた環境因子や学習してきたものの影響を受けていること，また自己身体内外の環境因子の影響により，臨床像も常に一定した症状を示すものではないことにも留意する（図1，2）．このため，さまざまな場面から適切な課題の選択（観察）をし，現在および発症前の情報収集を多面的に行い，評価することが必要である．特に各場面で観察した情報は，神経心理学的検査の結果や他の情報と結びつけて高次脳機能障害を正しく評価するうえで重要な役割を果たす．そのため，担当の医療スタッフが観察した点

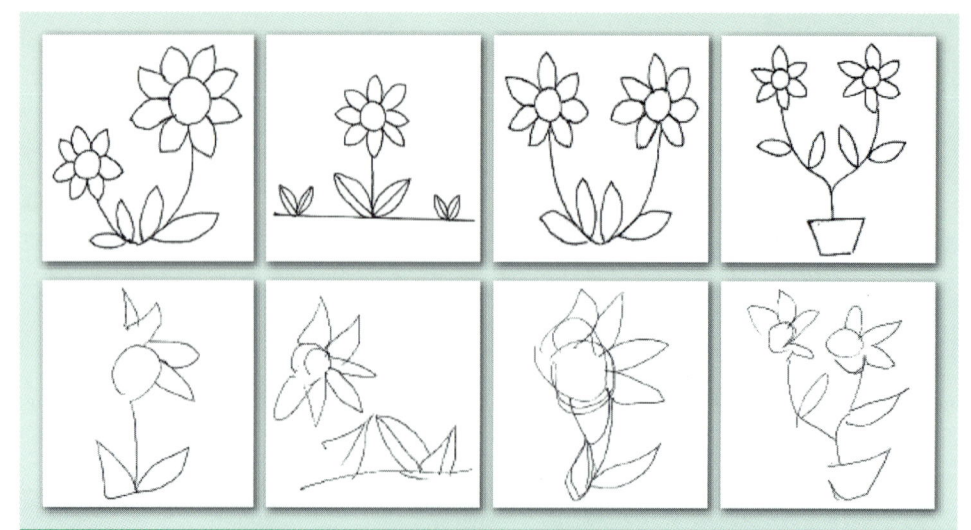

図1 花の模写課題にみられる違い
半側空間無視の症例に4種類の花の模写課題を同時に実施した．提示された課題（花の描画）の形態の違いにより，無視された領域の違いが観察される．

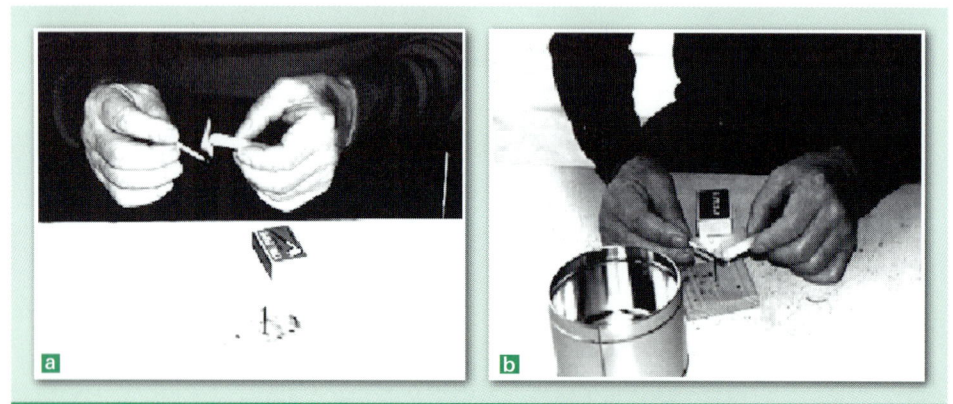

図2 環境変化による系列動作の違い
マッチでろうそくに火をつける系列動作（a）において，空き缶を横に置いただけの環境変化に影響され，系列動作ができなくなった（b）．

表1 神経心理学的検査に影響を与える因子

- 利き手
- 発症前の情報
- 意識水準（覚醒水準）
- 感情や情動
- 見当識
- 言語，注意，記憶，知的の機能

と，他の医療スタッフが観察した点の共通点・違いについて分析することも重要である．

神経心理学的査の実施にあたっては，あらかじめ検査結果に影響を与える因子を確認する（**表1**）．そのうえで検査や課題の性質・特徴を熟知し，さまざまな情報を加味して選択・実施することが必要である．たとえば，検査で提示した刺激が視覚，言語，聴覚など，どのような感覚のカテゴリーを用いているか，その反応は紙や筆記用具を用いた上肢操作などによる運動表出なのか，言語表現なのかなど，反応形態について中枢神経系の情報処理と表出のプロセスを充分に認識し，さらに画像所見などを加味して用いる．また，検査を実施した時間や課題の組み合わせによっても結果が左右されることがある．前頭葉損傷や失行の症例では，一つ前に実施した課題に影響を受ける場合がしばしばあり，①検査の

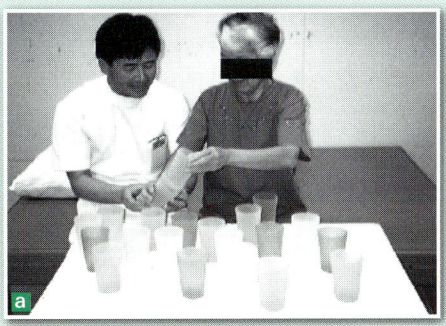

a. コップをテーブルなど広い空間に均等に配置してもらう課題．配置の偏りや動作時の迷い，混乱をみる．

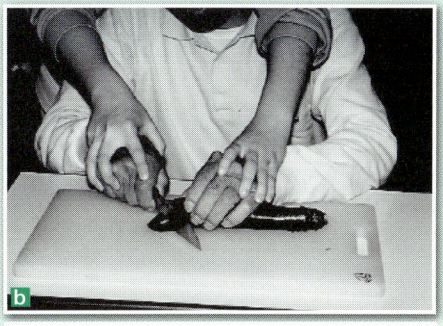

b. 家事動作．包丁となすの空間的位置関係のずれや過剰な上肢・手の筋緊張の亢進．

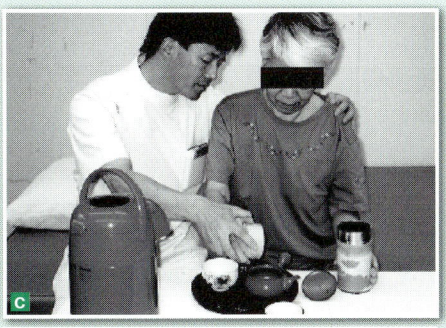

c. お茶を入れる動作．系列動作時の手順の混乱と物品の形態に合わせた手のshaping異常や姿勢の異常をみる．

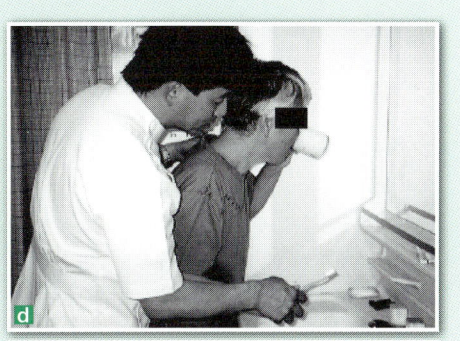

d. 歯みがき動作．両手協調のタイミングのずれや動作時の中断，拙劣さや動作の混乱をみる

図3　徒手的介入により評価できる動作遂行時の問題
異なった課題内容や物品の種類，場面の違いにより，高次脳機能障害者の動作遂行時の問題点が浮きぼりになる．徒手的介入によって，より明確に評価することが可能となる．

構成，②実施した課題と次に実施する課題の種類，③時間のとり方などに配慮が必要となる．さらに，薬物を投与している場合は，その種類や時間，投薬期間などの影響も考慮する．

また，動作内容や質をより評価するためには，徒手的介入が有効となる．高次脳機能障害は，筋緊張や姿勢，運動パターンの問題を抱えていることが多い．問題点を正しく評価するためには，動作を観察しただけでは問題点がみえにくく，わかりにくい．このような場合は，実際に道具や物品を操作する過程で医療スタッフが直接的に介入し，対象者とともに行うことで，動作手順やタイミング，スピード，持続性などの問題点を高次脳機能障害との関連性をもって知ることが可能となる（**図3**）．

2 高次脳機能障害とみたてる

医療スタッフは，多くの神経心理学的検査や評価を実施しなくても，対象者に出会っただけで高次脳機能障害があることを直感することがある．それは，多くの臨床経験から身についたものであるが，具体的にはどのような点から高次脳機能障害とみたて，判断しているのであろうか．

直感的な判断指標としては，出会った際や訓練・生活場面での表情や動作，行動，

表2　高次脳機能障害を疑う行動や態度

- ベッドサイドや車椅子上で，障害側から接近した際に目覚めているにもかかわらず，表情や反応が乏しい．
- 眼球運動が少なく視線を向けない．
- 声かけなどの働きかけに対して反応の遅れや対応の誤りがある．
- セラピストや家族と視線を合わせずに会話をする．
- 会話内容に脈絡がなく辻褄が合わない，または会話が中断する．同じことを聞き返す．
- 声に抑揚やリズムがなく感情が言葉にこもらない．
- 表情や動作に感情表現が乏しい．
- 動作場面で対象に向かう頭部の位置や視線，眼球運動などが目標とずれる．
- 握手を求めた際などに到達運動が不安定で到達点と手の位置にずれが生じる．
- 動作の開始，停止が遅れる．
- 麻痺が比較的軽度であるにもかかわらず，姿勢変換が起きない，または少ない．
- じっとした姿勢がとれない，非対称な姿勢を持続的にとる．
- 移動時に対象物に当たる，対象に気づくのが遅れる．
- 一定の行動パターンしかとれない．
- 状況にそぐわない行動をとる．
- 食事に注意が向かず，食べ残しや食べこぼしが多い．
- 食べていると姿勢がくずれ非対称姿勢が強調される．
- 検査場面で，できない理由づけが多く，結果に自信がなさそうに振舞う．また疲労をすぐに訴える．
- 検査場面や動作時に同じ間違いを繰り返す．
- 動作が円滑に遂行しない．
- 注意がすぐにそれる．
- いらいらするなど感情が不安定，場合によっては怒り出す．
- 昼と夜の行動パターンが通常とは異なる．
- 日常動作が緩慢，物品や対象物を操作する際に動作が拙劣．
- 同じ操作や動作を繰り返す．
- 対象を眺めている時間が長く，次の動作に移らない．
- 発動性が低下し，自発的に計画立てた行動が少ない．
- 自己の動作や行動に対する予測，判断，評価が低く，動作の誤りに気づかない．
- 何事にも無頓着で，相手の立場や気持ちをくんだ行動がとれない．

会話，感情表現のなかからであるが，**表2**のいずれかに問題があれば，高次脳機能障害を疑う．医療スタッフの経験が未熟な場合は，運動動作ができないことや持続性がないことを加齢や運動麻痺，体力などに原因があると誤解することも多いため注意が必要である．また，糖尿病や肝機能障害など他の疾患を合併して全身状態が低下している場合は，高次脳機能障害の臨床像によく似た症状を示すことがある．しかし，脳損傷を認める場合では，高次脳機能障害の影響を充分に配慮して対応することが重要である．

麻痺が重度で損傷が広範囲な場合は，いくつかの高次脳機能障害が重複し，一つひとつを確認できないほどに障害が複雑化していることがほとんどである．そのような症例においては，意識レベル（覚醒レベル）を充分に評価し，身体・精神的側面と高次脳機能面，さらに相互の影響をふまえて評価することが重要な視点となる．

3 評価のてだてを知る

対象者を正しく知り，問題点を把握するためには，日々の観察や神経心理学的検査だけでなく，家族や多くの医療スタッフからの情報や画像所見など，総合的にとらえる必要がある．特に発症前の情報（**表3**）は，検査結果とてらし合わせて評価するために必要となる場合が多い．

情報収集にあたっては，コミュニケーションが重要であることは言うまでもないが，まずは最も特徴的で印象に残っていることを聞き出すことが必要である．そのためには，漠然と「○○さんはどうですか？」と問いかけてみる．そのような投げかけに対して，意外と問題として意識していなかったことに気づくことがしばしばある．また，家族や経験の少ない医療スタッフは，病気だから，高齢だから，ただ知的レベルが下がったから…などと安易な理由づけで理解し，高次脳機能障害を見過ごす場合がある．そのため，医療スタッフが特徴例を示して問いかけることで，「そういえば…」と情報を提供してくれることがしばしばある．このため，知り得た情報から臨床的特徴をあらかじめ予測しておく必要がある．

表3　発症前に収集しておきたい情報
・発症から現在にいたる情報 ・職業歴 ・教育水準 ・家庭環境 ・病前性格 ・既往歴 ・服薬歴

　この際，重要な情報として画像所見がある．特に医療スタッフが積極的に画像所見を確認し，脳のどの領域が損傷され，結果としてどのような臨床像や高次脳機能障害が予測されるか，画像所見と臨床像を対比して考えることが必要である．対象者の機能を臨床場面で観察・検査している経験から，医師とは異なった局面と視点で，情報を反映させた画像所見の解釈をすることが可能である．また，損傷部位やその広がりからどのような失行や失認，高次脳機能障害による行為や行動障害が出現するか，脳神経生理学の視点と損傷部位をてらし合わせ，おおむね予測がつく場合もしばしばある．結果として，いくつもの過剰な評価を実施しなくても予測可能な検査に的をしぼり，実施することで，中核となる高次脳機能障害をみつけることが可能であり，対象者の疲労を最小限にとどめることができる．

4 観察と神経心理学的検査のさじ加減をつかむ

　神経心理学的検査は，ある特定の場面と課題（刺激のカテゴリー）に対してどのような反応をしたかについて，その反応の結果をある局面からみるもので，カットオフ値や標準偏差値から判断するにしても，幅の広い高次脳機能障害にとって網の目に引っかかる場合や引っかからない場合があると筆者は考えている．そのため，結果が導かれた過程については，検査結果だけで確認することは困難な場合がある．神経心理学的検査などの客観的データの解釈や対象者の全体像を把握するためには，さまざまな場面で観察した情報とてらし合わせることが必要不可欠となる．

　観察した特徴的な場面と，生活・訓練のなかで観察した場面をかさね合わせ，関連性を分析することを心がけ，観察力と分析力を身につけることである．観察点としては，どのような感覚カテゴリーにどんな反応をしているのか，その反応形態や時間などを意識しながら，現象をありのままに観察し，必要に応じて記録を残すように心がける．また，ビデオ録画や記録機器などを用いた繰り返しの観察が必要とされる場合もある．

　対象者の単一刺激から多刺激への対応の仕方や速さ，各場面と課題における表情や姿勢，運動や行動を観察することも必要である．さらに，観察から得られた特徴につ

いて共通点をまとめ，中核となる症状とその周辺症状を知る必要がある．これらの観察した点に，さらに客観性をもたせるためには，観察場面の選択と枠組みを明確にして行うことが重要である．たとえば，病院であればベッドサイドや訓練室，検査場面などがあり，在宅では寝室や居間など特定の部屋や場面などがある．毎日繰り返し観察できる場所や場面で観察し，限定した場面でさらに特定の動作・行動に的をしぼりこむ．また，状況や環境がリアルタイムで変化する場面と，一定して変化しない場面で比較して評価する．姿勢や運動，行動の観察点としては，それらの全体的特徴以外に頭部，上肢，手，下肢や眼の動きなど，身体の一部の動きにスポットをあてて観察する．さらに検査道具や日常物品など特定の対象の操作場面で，対象物とのかかわりを観察する．検査，日常・社会生活のなかで，ある程度の時間枠を設定し，継続的な観察が必要な場合もある．特に検査場面は，このような枠組みがあらかじめ設定されていることから，有効な場面でもある．

　高次脳機能障害は，検査結果にいたる過程のなかでさまざまな問題をみせる．そのため，検査開始時から実施中，終了時の充分な観察と結果が，日常生活場面でどのようなつながりをもち表現されているかを予測し，実際の訓練や日常生活場面とてらし合わせることで，関連性のある問題点をみつけることが必要である．

　このように，紙面で表現された結果や点数のみで評価するのではなく，課題遂行時の観察，結果にいたるまでの手順，かかった時間，結果として表現された描画，客観的数値データなどから，対象者の高次脳機能障害を把握する．また，それとは反対に，観察のなかで特徴的にみられた動作や漠然ととらえた高次脳機能障害に神経心理学的検査を適応させることで，より客観性をもって再確認することが可能となる．

5　疾患や時期，年齢，場面による違いを考慮する

　高次脳機能障害は，原因疾患，発症時期，経過，年齢，脳の損傷部位と大きさ，回復状態，感覚のカテゴリー，活動場面などに常に影響を受け，変化する．このため，これらを考慮した評価が重要である．

　疾患による違いとして，脳血管障害では皮質損傷部位により違いが現れることは明らかである．多くの脳血管障害では，皮質下や基底核，視床，脳幹，小脳といった部位が損傷されている．そのため，損傷部位の機能特性や線維間連絡と連合野への影響を考慮して高次脳機能障害をとらえる必要がある．すでに陳旧性脳損傷や多発性病巣，脳全体の萎縮があったり，脳出血による損傷周囲への影響もある．また，脳室内への出血の流入などの場合は損傷が広範囲になり，機能低下が著しく多岐にわたり，いくつかの高次脳機能障害がかさなり合っていることがある．

　頭部外傷では，損傷部位とは異なる高次脳機能障害が現れることや，機能障害や記憶障害のように画像では確認が困難な軸索損傷による影響が現れる．脳炎では，脳全体の機能低下のため，特に意識障害の時間と経過，意識レベルや全般的注意の回復の程度などを考慮する．

　発症からの経過でみると，急性期は混乱期でもあり，覚醒状態が不安定で意識レベルの低下や混濁など，身体的にも精神的にも不安定な場合がある．このような状態や時期では，○○失行や○○失認などのように診断・評価をすることは非常に困難であ

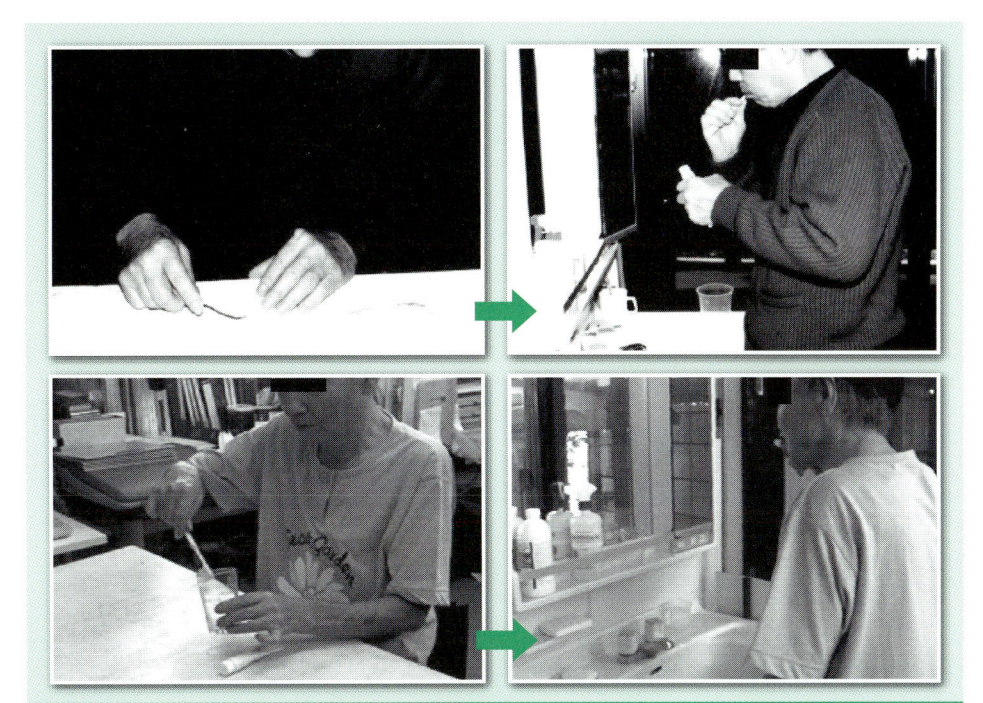

図4 ADL動作の家庭環境による変化
机上検査場面では歯ブラシ動作ができない（左側）が，使用物品を洗面台で使用すると問題なく実施している（右側）．

る．しかし，一時的にしろ，同様の症状を示していることも事実であるため，私たち医療スタッフはそのような症状に素直に目を向け，対処する必要がある．また，初期に現れている高次脳機能障害様の症状を評価し，特徴を明確にとらえることは，後の回復期や維持期に症状が継続・変化した場合，その後の治療の手がかりとなる．

　回復期においては，急性期ではあまりみられなかった高次脳機能障害が身体・精神活動の向上とともに現れてくることがしばしばある．特に，歩行や車椅子などの移動能力が向上した時期や，訓練が増加した時期には症状に変化が現れる．また，回復の過程に伴い，無視や失行などがさまざまなADL動作にチャレンジする過程で明らかになる場合もある．また，急性期にみられた高次脳機能障害が改善・軽減しても，ある特異な場面や状況で突如として現れることがある．

　維持期では，一度軽減していた高次脳機能障害が，新たな生活環境の変化で再度現れたり，加齢に伴い脳の老化とともに現れることもある．高次脳機能障害は，年齢を考慮して評価する必要があるが高齢者ほど個人差が大きく，判断が困難なことがある．

　また，ベッドサイド，外来，訓練室，生活場面など，高次脳機能障害は環境からの影響を受けやすい．ベッドサイドでは臥床していることが多く，意識レベルの低下による影響があったり，訓練室や検査場面では失行がみられていても，家庭での実際の洗面所など慣れ親しんだ場面では消失することもある（図4）．

　いずれにしても高次脳機能障害は，さまざまな情報処理と統合にかかわる連合野の機能を反映しており，身体内外からの影響を微妙に受けて変化する．その変化は，正常な脳がある一定の恒常性を維持しているのに対して，損傷された脳はより環境の影響を受けやすくなっていることも，充分に考慮すべき点と考える．

参考文献

1) 宮森孝史：総合的評価表法．臨床リハ別冊／高次脳機能障害のリハビリテーション Ver.2, 医歯薬出版, 2004, pp153-154.
2) 横田裕行：意識レベルの判定法．*Clin Neurosci* 21(3)：258-260, 2003.
3) 江藤文夫：高次脳機能障害とリハビリテーション．臨床リハ別冊／高次脳機能障害のリハビリテーション Ver.2, 医歯薬出版, 2004, pp6-12.
4) 宮森孝史：失行・失認の評価と治療, 第2版, 医学書院, 1992.
5) 河内十郎監訳：失行・失認の評価と治療, 第3版, 医学書院, 2001.
6) 鎌倉矩子編：高次神経障害, 協同医書出版, 1999.
7) 石合純夫：高次脳機能障害学, 医歯薬出版, 2003.
8) 山鳥 重：神経心理学入門, 医学書院, 1985.
9) 小山珠美, 所 和彦：脳血管障害による高次脳機能障害ナーシングガイド, 改訂版, 日総研, 2005.
10) 鹿島晴雄, 種村 純編：よくわかる高次脳機能障害, 永井書店, 2003.
11) 林 克樹：観念失行の評価と治療．OTジャーナル 28(8)：594-601, 1994.
12) 酒田英夫, 外山敬介：脳・神経の科学Ⅱ, 岩波書店, 1999.
13) 林 克樹：観念失行の評価と治療．ボバースジャーナル 23：123-130.
14) 宇野 彰編：高次神経障害の臨床, 新興医学出版, 2003.
15) 浅川和夫：認知障害の検査法．*Clin Neurosci* 6(12)：1304-1307, 1988.

執筆

林　克樹　誠愛リハビリテーション病院リハビリテーション部（作業療法士）

3 観察の方法

1 観察の位置づけ

　最近，高次脳機能障害に対する認識は大きく変わりつつある．専門職のみならず，家族や一般の人々も大きな関心を寄せ，対象者を正しく理解，援助しようとしている．また，専門職は医学的診断に加え，日常生活または社会生活への制約との関連を正しく把握することが求められている．このような背景のなかで，高次脳機能障害の評価として，対象者のさまざまな場面での観察は大変重要となる．

　では，どのようにして評価するのか．評価の方法については，前項ですでに詳細に述べられているが，①情報収集，②観察，③神経心理学的検査に大別される．本項では，これらの評価を構成する各項目における観察の位置づけや具体的方法について述べる．

（1）観察の意義

　評価において，観察の重要性はいまさらいうまでもない．しかし，なぜ重要なのであろうか．また，何を観察するのか目的ははっきりしているのだろうか．筆者自身も改めて問い直すと，はたと考えてしまう．それだけに，本書においてこの項を独立させて設定していることは興味深くあり，また困難さも感じる．このような前置きをふまえて，観察の目的・意義について考えたい．

　観察には，二つの意義があると考える．まず"意識されない半側身体失認"について，「第三者からみて患者が半身がないかのように振る舞う現象のことである.」[1]との記述があるように，観察が生活上の高次脳機能障害の現象をみつけることである．または，複数の高次脳機能障害を合併していて，個別の神経心理学的検査を実施することが困難であり，高次脳機能障害を特定できない場合，日常生活場面の観察でその特定を行うことができる．これらのことは，観察の目的が「特定の高次脳機能障害を検出するための」ボトムアップ的な評価となる．

　これに対し，日常生活全般を注意深く観察することにより，なんらかの高次脳機能障害をみつけたり推測をすることができる．または，複数合併している高次脳機能障害のなかで，生活への影響力の重大性や順序性，相互性を評価することができる．つまり，観察の目的が，高次脳機能障害を全体からつかむ，または生活障害を形成している複合した高次脳機能障害の全体像をつかむためのトップダウン的な評価となる．

図1 評価の概要—観察の位置づけ

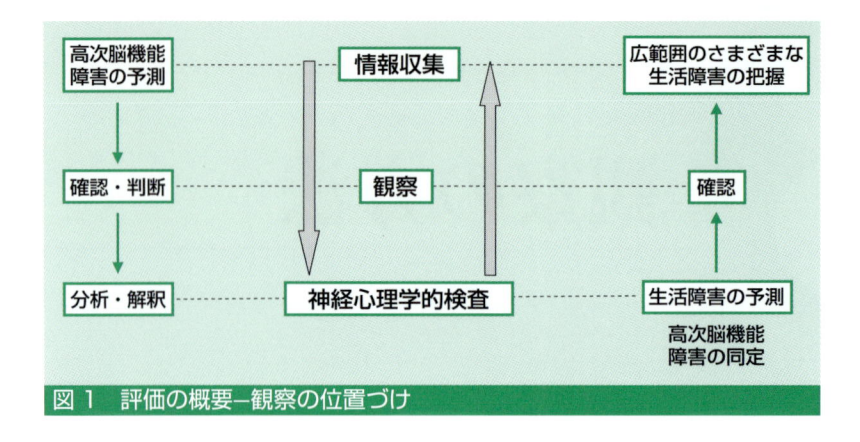

(2) 評価の手順

これらを実施する手順としては，まず情報収集をすることにより，高次脳機能障害の有無やその詳細の見当をつけ，予測を行う．この情報に基づき実際の場面で観察を行い，より詳細に高次脳機能障害であるかについての確認や判断をする．さらに観察された項目について高次脳機能障害を背景としているのかの分析・解釈を正しく行うために，適切な神経心理学的検査を実施する．逆に，神経心理学的検査の実施により，高次脳機能障害の有無や，その程度について評価し，同定する．この結果から，生活への影響を予測・見当をつけて観察し，生活障害を評価する．これらから確認できた内容をふまえて，さらに情報収集を行い，広範囲にわたる生活全般の評価を聞き取りから行う．実際にはこの両方向性で対象者の高次脳機能障害を理解できる（**図1**）．

また高次脳機能障害に関連して，早急に対応すべきこと，大きな問題が，さまざまなところから浮きぼりになることがある．たとえば，転倒，離院，暴力，パニック状態など行動上の問題が生活場面でおこり，評価を待たずして対応が必要となることがある．その際にも，これらの行動がどのような前後関係・背景のもとにおこったのか，なぜ問題となるのかについても注意深い観察が必要となる．

これらの結果から，対処方法を検討し即応する介入計画を立て，計画的に実践する，さらには，家族や取り巻く人々が対象者を充分に理解して接することができるように援助する．かかわる多くの人の相互作用によって，対象者のリハビリテーションをすすめていくことができる．

2 観察の実際

実際に生活を観察するといっても，漠然と対象者を眺めているだけでは高次脳機能障害の評価は成立しない．観察するにあたり，①観察する場面・環境，②観察する基本的要素，③実際の生活場面における観察のポイント，④観察の流れ，の4つの視点を確認する．

(1) 観察する場面・環境

観察はどのような場面で行うか，実施した観察はどのような環境であったのかなど，観察の背景情報は高次脳機能障害を評価するにあたりとても重要な視点であり，

またこれらのとらえかたにもいくつかの視点がある．

　まず，環境とは多くの情報の複合体である．この情報は，われわれにとっては感覚刺激であり，これらを適切に認識し反応することが環境適応である．環境に適応するためには，高次脳機能の情報処理システムが必要である．つまり，要素的な運動として行えても，生活のなかで実用的に行えるかどうかが重要なかぎとなる．たとえば歩行の場合，要素的な個々のステップや交互の下肢運動は可能で訓練室内では歩けても，人ごみのなかでは歩けないといった，歩行における環境変化に対する適応行動ができず，実用的な活動とならない場合も認められる．これは，人ごみが視覚，聴覚，体性感覚などさまざまな感覚刺激の複合と，感覚刺激量の増加であり，これらに対する情報処理が不充分であった結果の不適応行動であると考えられる．このように，背景となる場面や環境における刺激の量的・質的な変化によっておこる対象者の変化を観察することにより，高次脳機能障害を評価することができる．

　次に，検査室では歯磨き動作ができない失行患者が，洗面所に行くと，途端にいとも簡単に動作の実行が可能となることがある．作為的な状況下では行えない行為も，一般的な環境下，または慣れ親しんだ環境や道具使用により実行可能となる．これは，日常生活動作そのものが，環境に依存したほぼ自動的な運動行動であるためである[2]．

　さらに，たとえば"りんごをむく"という動作において，動作のプロセスのみならず，1人で食べたいときにおもむくままにむいて食べるという状況と，2人の来客に1個しかないりんごをどのように分配し，もてなすかといった環境においては，単純な感覚情報処理のみならず，複数の情報の組み合わせ，さらには前後関係を含んだ行動文脈をふまえた，複雑な環境のなかでの動作を観察することになる．

　このように，高次脳機能障害を評価するための観察は，その背景となる環境条件により大きく変化することから，評価者は観察している背景を充分に理解し，位置づけを明確にしておくことが重要である．

(2) 観察する基本的要素

　次に，さまざまな生活場面・環境において観察するに際し，基本的な要素として以下の項目をあげる．これは，それぞれの生活場面に共通する視点であると考える．

　①目の動き，表情，態度：目は口ほどにものを言うといわれるように，目の動きや視線，輝きは，覚醒度，注意機能，意欲・発動性など，高次脳機能障害の基礎となる機能をみることができる．目の輝きが鈍く，動きが乏しい，ボーッとしているなど，目の動きに関連した活動が低ければ，精神活動の全般的な低下を示し，逆に目がきょろきょろせわしなく動く場合は，落ち着きのなさ，精神活動の亢進，多動傾向を示していると考えられる．表情においても同様に，精神活動の高低の両側面が評価できる．表情の変化が少ない場合や，逆に泣く，怒る，笑うなどの感情表現が極端で，感情のコントロールがきかないなど，情動面の障害をみることができる．ただし，この感情は個人差が大きく，家族などから発症前の情報を聞き取り比較することが必要である．また，単に情動に関連した評価のみならず，異常に不安そうな表情は，失語症などにより置かれている状況を充分に理解できないことからの不安の現れや，逆に，妙に楽天的でこだわりのないところなどは，失認などにより自分の障害やその重篤さがわからず，やはり自分の置かれている立場が全く理解できていないなど，外界や自

己を理解するための言語・知覚・認知機能を評価することもできる．しかしこれらについても，発症前の患者の性質等に関連するため，慎重に判断する必要がある．ただ，「もともとこんな性格だから」という短絡的な解釈だけは避けなくてはならない．

②姿勢，身体運動，バランス能力：姿勢や運動は，一般には身体機能を構成する要素と考えられている．しかし，その背景には，外界や自己身体を認知し，環境に適した姿勢運動を指令する高次脳機能が存在する[3]．バランス能力においても各種感覚系と運動系の統合された機能であり，高次脳機能が関連する[4]．これらのことをふまえ，高次脳機能障害の影響が示唆される実際の姿勢，運動，バランスについての観察ポイントをあげる．

まず姿勢は，臥位，座位，立位などさまざまあるが，いずれも重力という感覚を背景とした環境に対し，結果としてバランスをとった最適な適応状態として現れる．高次脳機能障害の影響としては，身体軸のずれや歪みといった症状で観察される．運動麻痺のため充分に姿勢を保持できない，姿勢変化に対応できないこととの鑑別が必要である．図2aでは背臥位において右向き傾向が強く，症例本人は身体軸がずれた状態で左右対称であると感じている．しかし，水平方向においては，水平なマット上にいるにもかかわらず，左への傾斜を訴えており，無意識的に右手はマットの縁をつかんでいる．別の症例ではこの症状が非常に強く，「左側に転げ落ちていきそうだ」と訴え，ベッド柵を握りしめて放さないこともあった．図2bは車椅子上の座位姿勢であるが，左への傾きと右への捻転を示しており，何回修正してもこの姿勢となる．左片麻痺により重力に抗した姿勢がとれないとの解釈ができるが，右上肢は強く突っ張り，修正に対して強い抵抗を示すことから，空間における自己身体の中心軸のずれと考えられる．さらには，図3aのように，右向き傾向が非常に強く，支えていないと倒れてしまう症例に対し，右側へついたてを置き，右方向への視覚注意を制限すると，途端に真っ直ぐな姿勢となり，立位保持も可能となった（図3b）．これらは左視空間失認や身体失認の結果，外空間や自己の内空間を正しく認識できず，その結果として，誤った適応反応としての姿勢やバランス反応であると考えられる．しかし，症例を外からみただけでは判断できないため，症例がどう感じているかを聞いたり，修正するという体性感覚刺激を加えたり，また視覚刺激の調整をするなどした結果，高次脳機能障害が影響していると解釈できた．

これらの姿勢・運動については，実際の生活場面において，基本動作のように動作そのものを観察する場合と，食事，更衣などでは，その背景となる姿勢運動を観察する場合がある．

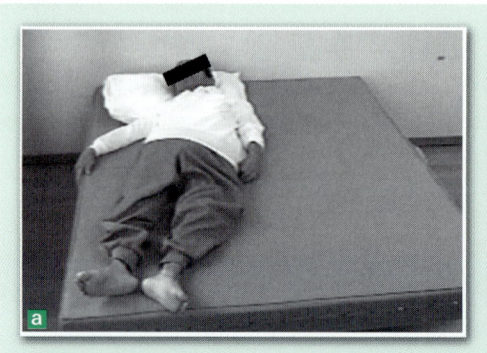

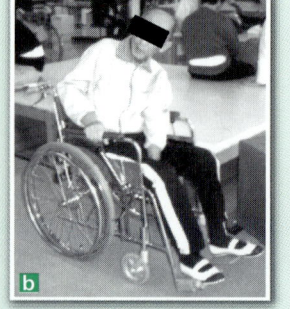

図2　各姿勢における身体軸のずれと歪み

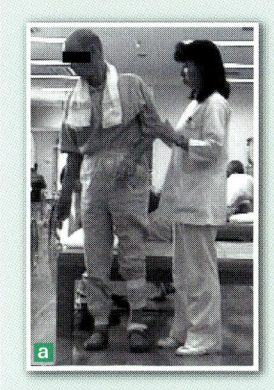

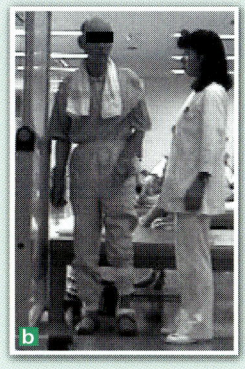

図3 強い右向き傾向によるバランス障害と右向き修正による立位保持

③目的活動：われわれの日常の生活動作は，ほとんどが目的をもった随意運動である．前述の自動的要素の強い運動行動に対し，この随意性の高い運動行動は，さまざまなレベルの行動がある．まずは，意志の発動である．意志の発動が低い人は，一般にやる気がないと評価されがちである．この意志の発動には，食欲やその他生理的欲求などの内的環境や，外的環境の変化，つまり外からの刺激によって行動が引き起こされる．自分から動こうとしない患者でも，食事になると起き上がる，平行棒を見ると立ち上がるといった行動上の観察では，その背景に内的・外的な変化があり，そのなかでもどのようなことが引き金となっているのかを充分に観察する必要がある．これは，内的欲求と外界認知により動機づけられた行動発現であり，動機づけとともに認知機能が必要である．このため，認知障害が大きく影響するとも考えられる．

認知機能は充分に保たれていても，その対象をどのように操作するかにより，目的動作の成立に影響を及ぼす．道具使用の誤りを示す観念失行の患者は，日常生活でも通常とは異なる道具使用が観察される．または，順序のある動作を正しい手順で行うことができない系列動作の障害が観察される．これに対し，道具操作の誤りはないが，操作が拙劣である肢節運動失行の場合，軽度の運動麻痺や感覚障害との鑑別が必要となるが，道具操作をしていないときには，分離した指の運動がみられるにもかかわらず，道具や対象に対し，その形状や動作に適した持ち方ができない，持った道具を操作対象に適合させられないことが観察される（これらはADLの実際の場面で後述する）．また，それぞれの手の動作はできるものの，両手の協調動作ができないことも観察される．このように目的動作にもさまざまなプロセスがあり，これらの背景にも高次脳機能の関与が示唆される．日常の活動を観察する際に以上の視点で手の動作をみていくことが必要である．

④記憶：記憶に関連した生活上の問題はさまざまなところに観察される．それは，記憶と一言でいってもその分類により多岐にわたるからである．一般には新たなエピソードを覚えられず，何回も聞き返す，または人と約束ができない，買い物に行っても何を買うのか忘れてしまうなど，特徴的な行動を示す．これらに対し，症状を一つずつ定義づけすることも重要であるが，生活全体としてどのような介入が必要か，どのような見守りが必要かとトップダウン的にみたとき，身体活動への介入や見守りに比べ，生活管理に関連した介入や見守りのなかに記憶の問題を含んでいることが多い．一日の生活のなかで何に対して指示をしたり確認が必要なのかを抽出し，それを時間，人，場所，エピソードなどの項目に分類し，どの程度保持ができるかを観察する．そして，これらが1週間，1ヵ月という期間に拡大することや，慣れ親しんだ毎日くりかえす事項と，偶発的・突発的で初めて経験するような事項で異なるのかなどが記憶の観察ポイントである．

3 日常生活場面における観察のポイント

　日常生活動作（以下 ADL）を中心としてみるなかで，できる・できないの判断のみならず，安全性，実用的時間，効率性，快適性，できばえなど質的な観点から観察し，その背景として高次脳機能障害との関連をみていく．また自然の状態観察では，その背景は探れず，実際には推論のもとに介入して高次脳機能障害の影響を確認できることが多い．

(1) ADL の観察

　①基本動作：ベッドや床など支持基底面上での身体活動と，移乗のように身体を移す動作があるが，身体そのものを環境に適応させる動作である．麻痺の影響もあるが，自己身体の認識と外空間の認識の連合であり，空間失認の影響を強く受ける．これらの実例として，図4ではマットに対して身体を真っ直ぐにできず，また枕に対して背中まで乗せており，外空間に対して正しく身体を適応させられない．また起き上がりの際，麻痺側身体の存在を忘れて起き上がろうとする．図5aは左身体を全く忘れているわけではないが，麻痺側の重みを考慮すると，もう少し体を側臥位まで移動して起き上がるほうが効率的である．これらのことを配慮した介入後は，図5bのようにスムースな動作へと変化する．トランスファーでは，図6のように右身体を全く配慮することなく立ち上がり，その重みで前方に転倒しそうになっている．また車椅子へ方向転換するなかでも，右足を全く無視して，左足のみのホッピングで移動した．このように自己身体の認識の低下や，外空間に自己身体を適切に合わせることの障害が顕著に現れる．

　②食事：食事をすることは道具を使用して操作する動作であることから，失行の影響を受け，箸やスプーン，フォークを使えない，誤って使うことなどが観察される．または，動作の誤りではないが，箸操作が拙劣で，箸の口への方向づけが正しく行えず，こぼしにつながることもある（図7）．次に，空間失認の患者では，視覚的に対象の左側を無視し食器内の食べ残し（左側）が認められ，また口腔内の半側無視により左側に食

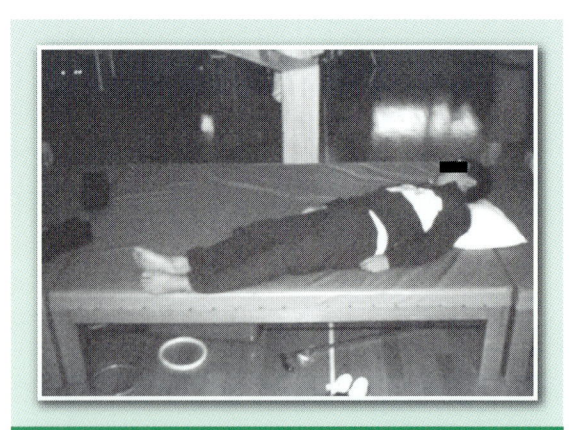

図4　マットの方向や枕の位置と正しく体を合わせられない

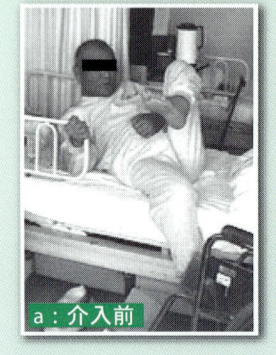

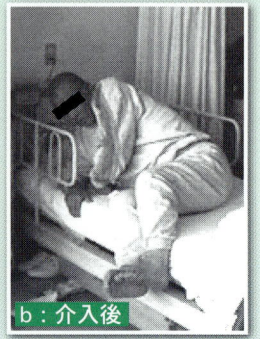

a：介入前　　b：介入後

図5　起き上がりにおける左身体の認識の低下

物残渣が観察される．視覚失認の患者は，対象が正しく認識できないために，結果として異食を呈すことがある．しかしこの場合，食べると何であるかはわかることから，認知症の人が最後まで食べてしまうという行動の誤りとは本質的に異なる．

　③整容：主として歯磨きや洗顔，整髪，爪切り，また性差のある活動として髭剃り，化粧などの項目が含まれる．これらは，爪切り以外はすべて口腔顔面周囲の動作である．道具の違いはあるが，道具操作と口腔内や顔・頭部に対する適切な道具の方向づけが必要である．これに対し，失行例では道具の操作の誤りや方向性の誤り，または操作の拙劣さが認められる（図8，9）．

　④更衣：更衣は，外的対象である衣服を自己身体にまとう動作である．主として，着衣に影響する高次脳機能障害としては，対象である衣服を見てもわからない視覚失認と，衣服はわかるもののその左右，前後，表裏が見てもわからない視空間失認，さらに着かたがわからない失行に大別される．

　実際の動作での観察ポイントは，まず衣服を操作する際に，視覚失認例では全く反応しないか，何だろうと考え込んで，ああでもないこうでもないとつぶやきながら触っていくうちに，しだいにわかって着衣を始めることがある．視空間失認例では，衣服の部位や位置関係がわからず，せわしなく衣服のあちこちを触り，くるくる回転させて

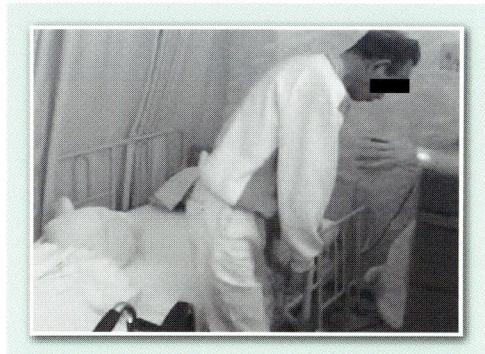

図6　トランスファー時の右身体への認識が低くバランスがとれない

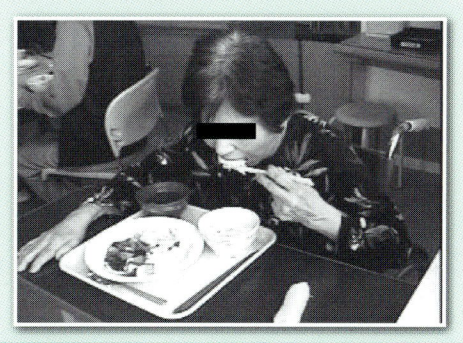

図7　摂食動作：口に対する道具の不適切な接近

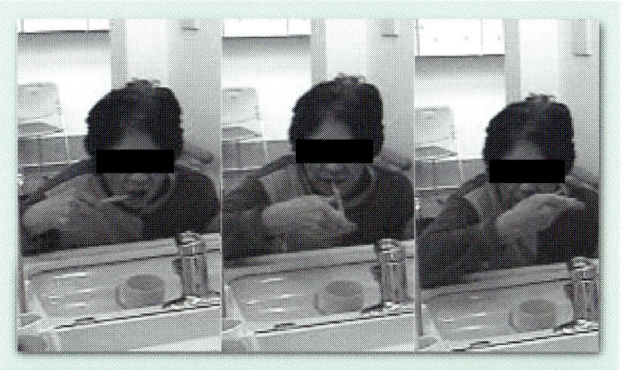

図8　歯磨き動作：歯ブラシの向きの変更に伴う握り手の方向の誤り（鏡にうつった動作，右片麻痺患者）

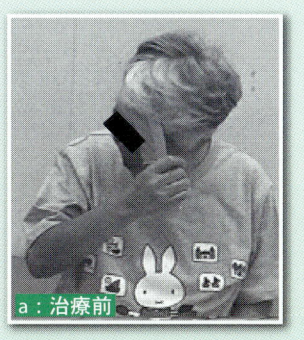

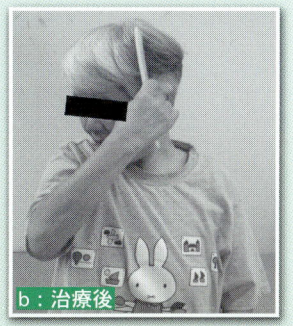

図9　整髪の際の櫛の頭部に対する方向の誤り：失行治療前後での比較

探索する行動がみられる．失行例はどう着てよいかわからず困惑したり，探索操作がぎこちない．大まかではあるが，まず衣服の触りかたから背景となる高次脳機能障害を推測し，観察する．

身体へまとう動作では，視覚失認例ではいったん対象が何であるかわかれば，着衣動作そのものはスムースとなる．次に，視空間失認および身体失認の影響では，左右袖を誤って通す，前後反対にかぶるなど，衣服を身体に適合させるところの誤りが観察される．また，左半側身体失認例では，左腕を通すことに大きな問題を示す．図10aのように左袖を充分通さず右袖を通したことによる問題や，図10bのように充分に左袖を通すことを学習し，意識づけができているものの，適度に腕にフィットさせるという微調整ができず過度に上げている．長袖を上腕まで上げてしまう症例もよくみかける．また，ボタンのかけ違いや，左すそがはみ出しているなど，全体的に整っていない印象も観察される．失行の人では，対象に適した動作がわからず，下衣をかぶったり，襟ぐりに腕を通すなど動作の誤りや，動作が拙劣でたどたどしさが観察される．また，ボタンやファスナーなどの動作の混乱がみられる．

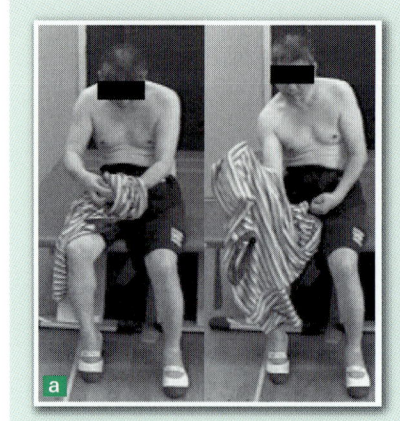

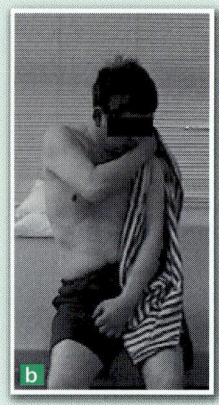

図10　左身体失認患者の左袖操作の問題

⑤排泄：トランスファーや下衣の上げ下ろし動作などは割愛するが，高次脳機能障害の影響としては，失行によりトイレットペーパーや水洗のレバーの操作ができないこと，また便器や手すりにうまく身体を合わせられず，安全なトランスファーができない場合がある．後者は，外空間に対する認識の低下である空間失認の影響と，失行の影響でその空間をうまく使えない場合の両面が考えられる．観察のポイントとしては，空間失認のある場合は行動が性急で無造作に動作した結果，便座に身体が適応せず臀部がはみ出しているといった状況を認め，失行の場合は手すりの使用や座る動作がたどたどしく，また力んでいることが多い．

⑥入浴：最も難しい動作のひとつである．他の活動よりバランスを必要とすること，本来はプライベートな空間であり，かつ個性が現れやすい動作でもある．バランスの課題から，先に述べた姿勢へ影響が強く出現する．また，強い恐怖感から他の動作場面より体の抵抗を示すこともある．また道具の使いかたや洗いかた，浴槽への入りかたなど個人差が強いため，病院や施設等の環境で失行が出やすい動作であり，混乱した様子が観察されることが多い．

⑦その他：自発的・随意的な運動を主眼として観察のポイントを述べてきたが，実際には対象者が介助されることも多くある．特に，高次脳機能障害者では，身体障害者以上に自立度は低い．この介助される際の協力感，抵抗感も観察の対象となる．

抵抗するケースに高次脳機能障害をもつ人は多い．その抵抗感には2つの視点がある．1つは，方向を伴った身体活動の介助であるため，その方向に抵抗する場合がある．たとえば，トランスファーの際に協力しようとはしているが，逆方向に力を出し

抵抗感となる空間失認の患者である．もう1つは，動作の概念がわからず抵抗する場合がある．たとえば実際にどう動いてよいかわからず，無秩序に抵抗する失行例がある．このような介助に対する反応も，直接観察したり，介護の実際場面を観察することも重要である．

（2）日常生活における観察の流れ

さまざまな場面に共通する観察の基本的要素と，これらをふまえて実際の生活を観察し評価する流れについて図11に示した．まず，ADLの観察を通して評価を行う．基本的にできるかできないかの能力を各動作ごとに機能面を中心に評価する．ここで，できない場合とできる場合があるが，できない場合にはなぜできないかの分析のなかで，上記の基本的要素をふまえながら高次脳機能障害の影響を探る．できる場合にも，どのように行っているかの様子をできない場合と同様な視点で観察する．さらに，実際の生活場面で対象者は自分でしているのか，していないのかを聞き取り，対象者のおかれている環境のなかで観察する．そして，環境と能力，さらにはその相互性についてチェックする．この際，まず能力評価と実際場面でしているかの評価にギャップがないかが第1の観察ポイントである．できると判断したにもかかわらずしていない場合，その原因を探るなかで，前述の環境因子の影響を考えながら，高次脳機能障害の存在を見極める．また，自分でしているという聞き取りの結果でも，実際の場面でどのようにしているかについての観察は重要である．なぜなら，自分でしていても問題を認めることは多いからである．なんだか変だなあ，うまくはないなあ，と感じるところに高次脳機能障害が影響している場合がある．これらの主観的評価に加え，安全性，時間，効率性，快適性，できばえ，将来への影響などを質的な要素として分析し，高次脳機能障害の影響を考察し介入することで，活動の質を上げることができる．また，自立という概念のもとに手を出さない（介助しない）ことの正当性を強調しすぎるきらいがあるが，日常生活場面に適切に介入することによって，高次脳機能障害の改善につながることが多々ある．

ADLは最も一般的な観察場面であるが，同様の流れで，日常生活関連動作（以下APDL）や社会生活などの場面で評価することができる．また観察する背景や活動の範囲を拡大することはとても重要である．なぜなら，ADLのなかで高次脳機能障害の影響は認められなくとも，APDL，IADLなどに範囲を拡大することにより，高次脳機能障害の影響をみつけることができる．

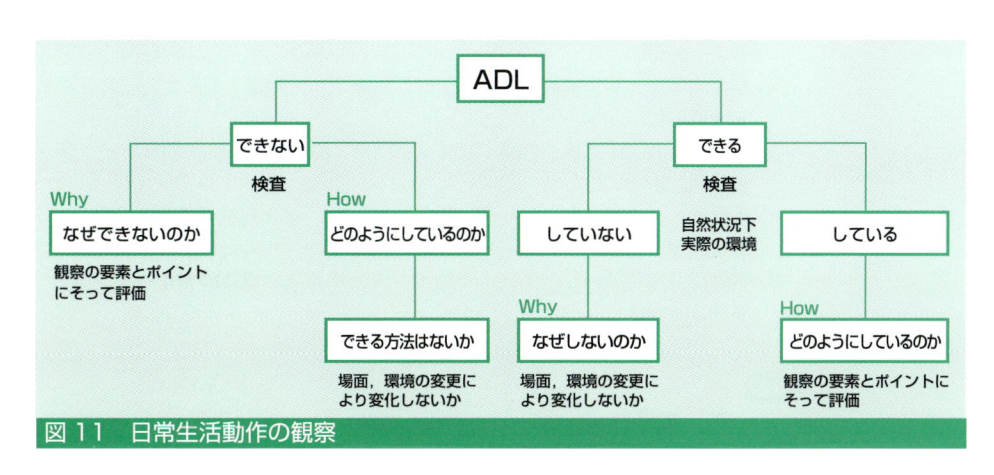

図11　日常生活動作の観察

4 まとめ

　この項を終えるにあたり，観察について2つの課題を提案したい．第1に，観察は他の評価の方法と協調させながら，より対象者への理解を深め，生活障害の解決に努めるためのひとつの切り口（視点）であると考える．そのため，大変抽象的である感は否めないし，観察者の経験とスキルが大きく作用することも否定できない．そのため，これからも多くの情報を収集・統合しながら，よりよい評価の一部として発展させていくことが望まれる．

　第2に，高次脳機能障害を背景にした生活障害をもつ方のリハビリテーションの終了時期は簡単に判断することはできない．なぜなら，対象者が次々に社会参加にチャレンジし，またよりよい生活を送るためのさまざまな課題にトライすることにより，解決すべきことが新たに生まれてくるからである．これらのチャレンジ，トライは，障害の有無にかかわらず，人間の資質であると考えられる．もちろん障害があることにより，そのプロセスになんらかの制限を受ける．それはすべてはじめから予測できるものでもなく，対象者の生活の変化に伴って現れるものであり，また高次脳機能障害そのものも，時々刻々と変化する．これらのことから，生活障害や社会的制約については，変化とともに解決方法を検討していく必要がある．高次脳機能障害とのつきあいは，限りなく範囲の広いものであり，また時間経過の長いものであると考える．

　観察は，これらの目的を果たすために大変重要な鍵を握る．生活のなかで制約されているものを，高次脳機能障害という視点から考えていくためには，これまで述べてきた観察は有効な方法であると考えられる．そのためにも，高次脳機能障害の奥深さを，さまざまな角度からみつめていくことが重要である．

文献

1) 鹿島晴雄，種村　純編：よくわかる失語症と高次脳機能障害，永井書店，2003，p290.
2) 丹治　順：脳と運動，共立出版，1999.
3) 高草木　薫：移動知：行動から知能理解．計測と制御44（9），2005.
4) 内山　靖：姿勢調節障害の理学療法，医歯薬出版，2004.

参考文献

1) バーバラ・ウィルソン：事例でみる神経心理学的リハビリテーション（鎌倉矩子・他訳），三輪書店，2003.
2) 若年痴呆班・高次脳機能障害研究班：最適ケアを実現する高次脳機能障害アセスメントブック，日総研出版，2004.
3) 江藤文夫，武田克彦・他編：臨床リハ別冊／高次脳機能障害のリハビリテーションVer.2，医歯薬出版，2004.
4) 千野直一・他編：リハビリテーションMOOK　高次脳機能障害とリハビリテーション，金原出版，2001.
5) 神奈川県総合リハビリテーションセンター：高次脳機能障害ナーシングガイド，改訂版，医学書院，2005.

執筆

渕　雅子　誠愛リハビリテーション病院リハビリテーション部（作業療法士）

4 神経心理学的検査の使い方

1 障害メカニズムを確認するための検査

　神経心理学的検査を単独に用いても，障害の核心に迫ることはできない．しかし，他の観察・評価と組み合わせることにより，障害理解の出発点となり得る．この理解は高次脳機能障害の日常生活への影響を明らかにし，リハビリテーション介入のヒントを生み出す．神経心理学的検査を評価の一手段として用いるならば，特定の症候の確認だけで終わるようなことがあってはならない．

　神経心理学的検査という評価手段には，3つの役割があると考える．第1に，対象者に生じている高次脳機能障害を大まかに把握する役割（スクリーニング），第2に，その大まかに把握した障害を詳細に分析し，核心に迫る役割（掘り下げ検査あるいはディープ検査），第3に，経過における変化や訓練効果を確認する役割である．

　本項では，神経心理学的検査を「障害メカニズムを確認するための検査」ととらえ，第1節で総論的な事項を述べ，第2節で臨床場面で用いることの多い代表的な検査を紹介する．ここで留意したいのは，各検査が先の3つのどの役割を果たすかは，評価者の意図や対象者の障害に依存するということだ．検査の選択にあたっては，まず知りたいことを明確にし，充分検討したうえで行うべきである．神経心理学的検査の理論的な解説や，実践的な研究法に関する書籍は多く刊行されている[1-5]．詳細は他書を参考にされたい．

(1) スクリーニング

　高次脳機能は，知覚した情報を分析・統合し，その情報を記憶と照合し，行うべき行動を選択・出力するという過程すべてを含む．最初にこの過程のどこに問題があるのかを大まかにとらえるため，スクリーニングを行う．

　手順としては，まず基盤となる機能について把握する．つまり，意識，知能，人格，情意などである．これらを確認するうえで必要なコミュニケーション能力も同時に確認する．注意や記憶は詳細な研究により細分化しているが，ここでは，他の検査へも影響する基礎的な機能を把握することと，今後詳細な検査が必要か否かを見極めることが重要である．たとえば，受け答えがスムースでないことは，覚醒が低いためなのか，記憶が曖昧なのか，失語症が背景にある可能性があるのか，といった「あたり」をつける．覚醒の問題であれば，今後他の検査を行ったとしても充分なパフォー

マンスが得られない可能性があるし，他の問題であればそれらの領域に関するさらなる検査が必要になる．次に，様式特異性のある各感覚の認知的側面や，言語，行為を把握する．病巣特異的な症候群として，前頭葉機能や右半球機能なども考慮する．

スクリーニングでは，高次脳機能を比較的「広く浅く」確認し，対象者の問題の核心を予測するものである．筆者らはインテークの様子の観察と，簡単なタスクを組み合わせた検査をスクリーニングとして用いている[6]．

(2) 既存の検査の利用と「創作」検査

スクリーニングによって大まかな障害像がとらえられたら，いよいよ特定の機能を詳細に評価する．多くの神経心理学的検査が世界中の研究者によって開発されているが，すべての検査が標準化され市販されているわけではない．臨床場面では，先人が有用と考えコピーされたものが流布し，いつのまにか不正確な内容や意図的な変更が入り込み，「標準」が意味のないものになっていることがある．特に外国で開発されたものは，使用言語や生活習慣も異なり，充分な信頼性や妥当性があるかは明らかではない．使用にはオリジナルにあたることをお勧めする．

神経心理学的検査は，「神経心理学」という学問の特性上，複数の領域を下敷きとしている．たとえば，意識状態や脳の損傷部位に対応した検査などは臨床神経学，知覚認知系の検査は実験心理学や認知心理学，人格や情意の検査は臨床心理学や精神医学といった具合である．用いる検査の背景を知ることも解釈に役立つと考える．

前述したように，ある検査がスクリーニングなのか掘り下げ検査であるのかは，評価者の意図や対象者の障害に依存する．掘り下げ検査は障害により多彩で，個々の対象者に合わせて作ることも多い．ここでは，それを「創作」検査と呼ぶことにする．

既存の検査の利用と「創作」検査については，よくデザインされた高次脳機能障害に関する症例報告を参照することでご理解いただけると思う（「***Brain***」「***Cortex***」「***Neurocase***」「神経心理学」「高次脳機能研究」などの雑誌を参照されたい）．一般的な報告では，まず現病歴などの情報，神経学的所見，画像所見（最後に記載されることもある）などに続き，神経心理学的所見が記載されている．そこでは，全般的な高次脳機能について残存している機能と障害された機能が呈示され，Mini Mental State Examination (MMSE) やウェクスラー成人知能検査などの全般的な精神機能検査，そして標準失語症検査，標準高次視知覚検査といった領域特異的な検査の結果が示されることが多い．これらの検査は既存の各領域のスクリーニングテストといえる．この結果からさらに探求すべきことが見出される．たとえば，失語症検査で「読み」の領域だけが突出して成績が悪ければ，掘り下げ検査として，読む文字種や意味と関連する検査の必要性を見出すかもしれないし，視知覚検査で相貌認知が不良であれば，相貌に関しての掘り下げ検査として，これまでの文献を参考に既存の検査を利用することもあるし，特別に作り出した「創作」検査が実施されることも多いのはそれにより障害の核心に迫るという，第2の役割を担うこととなるからである．

リハビリテーションにおいては，第3の役割である，経過における変化や訓練効果を確認するため，神経心理学的検査を利用することも重要である．複数の時点，たとえば初期評価時，終了時で同様の検査を行い変化を確認するために用いることができる．これには一定の手順をもって検査していれば，既存の検査，「創作」検査ともに使用可能である．検査した項目が改善していれば，その機能が改善した可能性があ

る．しかし，MMSEやウェクスラー成人知能検査などが大きく変化しているのであれば，初期の意識障害が改善したのであり，特定の機能障害の改善ではない可能性もある．また神経心理学的検査は変化していないが，訓練した動作が獲得された場合には，特定の機能の改善ではない訓練の効果を証明できるかもしれない．

このように神経心理学的検査を利用することで，臨床で行った介入の結果を考察することが可能である．その際，繰り返して同じ検査を行ったことによる学習効果と，真の改善とを区別する工夫も必要である．既存の検査では同質の検査でいくつかのパターンが用意されているものもあるので，それらを利用するのも一案である．

（3）実施時の留意点

ここでいう検査の「実施」とは，検査の準備から解釈までを含む．検査を対象者に行う前に，検査者は検査の手順を理解し必要な物品を準備しておく．これは最低限必要なことである．対象者に対する礼儀といってよい．はじめて行う検査であれば，第三者で練習をしておくことが望ましい．また検査に要する時間も考慮し，対象者に行う際の時間を見積もっておく．既存の検査では，教示法や手順，記載方法などが厳密に決まっていることが多い．そのとおりに実施してこそ，標準化された数値との比較が可能になる．よってその手順に準拠して行わなければならない．しかし実際の臨床場面では，理解の問題や運動器官の問題等で，標準的な検査方法を変更する必要が生じる場合もある．たとえば，規定の制限時間より長い時間が必要になることや，言語的に答えるところをポインティングに変更するなどである．変更する場合は，検査の目的が果たせること，対象者の示した結果から妥当な推論が立てられる方法であることに留意すべきである．

神経心理学的検査は，多くの場合，対象者の弱点を露わにし，少なからず自尊心に影響を与える可能性をはらんでいる．対象者にしてみれば，集中を要するし，失敗しやすい課題ばかりが現れることになるであろう．

検査を実施するうえで最も大切なことは，障害を理解するために，対象者・評価者がともに検査に取り組むのだ，という姿勢をもつことである．評価者は対象者に検査の説明をしなければならない．この検査は何をするためのもので，どんなことを行い，どう役に立つのかを対象者に伝える．通り一遍に話すだけでなく，日常生活の状況と検査との関連性がわかるように，理解していただける手段を用いて伝える．さらに，それに対する対象者の意見や訴えなどにも耳を傾けることが大切である．

検査は，健常者でも緊張を強いられる場面であり，実力が発揮されにくいことが多い．緊張場面で発揮できる力を評価するといった特殊な場合以外は，不安を和らげ，対象者にとって良い環境のもとに行うことが必要である．家族などの同伴が必要なときもあるし，検査する場所の気温，静かさ，明るさ，机・椅子の心地よさ，疲れたら休息できる雰囲気などは，検査の前後だけでなく検査中も配慮することが重要である．最近ではコンピュータを用いた検査法が徐々に増加している．しかし，生活のなかでコンピュータに向かうことに慣れている人とそうでない人では心理的緊張が異なる可能性がある．実際的な妥当性を考慮して使用する必要がある．

評価者が充分に準備し，必要性を感じて行う検査であっても，場合によっては積極的な参加が得られないこともある．説明しても取り組んでいただけないときは，無理強いしないほうがよいことが多い．それは，その検査の結果を解釈しづらくなるし，

さらには今後の関係そのものにも影響を与えかねないからである．こういった場合，全く別の検査で様子をみたり，できそうなときにまた機会をもつと告げ，その後検査が可能であれば行うし，検査以外で評価できる方法を探り，検査そのものを行わないこともある．

検査結果の解釈は，本来，検査を計画し選択したときの評価者の考えに依存するものであると考えている．それは，検査の実施そのものが特定の目的をもっているからである．誤解を恐れずいうならば，信頼性や妥当性の問題は，検査を準備する段階でクリアされているべきであり，結果が出てから云々すべきことではない．検査によって評価者が知ろうとしていることが明らかになればよいのだ．ただし，その結果に基づく解釈は，対象者を納得させ，他のスタッフや家族も納得できるものでなければならない．独り善がりの解釈では，リハビリテーション介入への一助とはなり得ない．

神経心理学的検査は，対象者，評価者ともにエネルギーを要する評価法である．より有効な手段として活用するためには，綿密な計画と仮説，充分な準備が不可欠である．

2 各領域の検査

(1) 一般的精神機能

①覚醒

あらゆる神経心理学的所見の最も基盤となる．特に急性期の臨床では日々覚醒状態は変化し，ときには同日内でも時間帯による変動がみられることもある．したがって，ある神経心理学的検査を実施し，仮に何らかの低下を示す項目がみられたとしても覚醒レベルの低下がベースに存在するとすれば，その結果の意味するところは，元来予測していた症状を抽出したのではなく，単に意識障害の反映に過ぎないことがしばしばあり，留意が必要である．日本で用いられている代表的な評価尺度に **JCS（Japan Coma Scale）**[10]がある（**表1**参照）．

②知能

知能とは単一の概念ではなく，知覚，言語，記憶，思考，推理などの因子から複合的に構成される能力である[2]．短時間で施行可能なスクリーニング検査としては，**長谷川式簡易知能評価スケール**，**MMSE**があげられる．しかし，これらの検査は見当識についての項目も含まれ，認知症症状のスクリーニングとしての色合いが強い．言語を媒介しない動作性知能検査であ

表1 JCS（Japan Coma Scale）による意識障害の分類

Ⅰ	刺激しなくても覚醒している状態（1桁で表現）	
	1	大体意識清明だが，今ひとつはっきりしない
	2	見当識障害がある
	3	自分の名前，生年月日がいえない
Ⅱ	刺激すると覚醒する状態－刺激をやめると眠り込む－（2桁で表現）	
	10	普通の呼びかけで容易に開眼する（合目的的な運動をするし言葉もでるが間違いが多い）
	20	大きな声，または体を揺さぶることにより開眼する（簡単な命令に応ずる．例えば離握手）
	30	痛み刺激を加えつつ，呼びかけを繰り返すとかろうじて開眼する
Ⅲ	刺激しても覚醒しない状態（3桁で表現）	
	100	痛み刺激に対し，はらいのけるような動作をする
	200	痛み刺激で少し手足を動かしたり，顔をしかめる
	300	痛み刺激に反応しない

るレーヴン色彩マトリシス検査（Raven Colored Progressive Matrices；RCPM）[7]は10〜20分程度の短時間で施行可能で簡便であり，各種知能検査との相関も高く，非常に有用な検査である．また，同じく言語を媒介しない動作性知能検査にはKohs立方体組み合せテスト[8]もあげられる．一方，言語性／動作性検査に分かれた総合的知能検査としては，ウェクスラー知能検査（WAIS-R，現在WAIS-Ⅲが標準化され発売されている）[9]がある．いずれの検査でも，動作性検査では構成障害，そして言語性検査では失語症など知能以外の因子を敏感に反映することがあり，結果の解釈にはこれらの機能の評価とあわせた検討が必要である．

③人格・情動

うつ状態に関する評価としては，**日本版自己評価抑うつ尺度**（Self-rating Depression Scale；SDS）[11]，**ミネソタ式多面人格目録**（Minnesota Multiphasic Personality Inventory；MMPI）[12]，**東大式エゴグラム**（TEG）[13]などがあげられる．

なお，現在，日本高次脳機能障害学会において**標準意欲評価法**（Standard Clinical Assessment for Spontaneity；SCAS）の開発および標準化の作業が進んでいる．前頭葉損傷後の人格・情意の障害の評価については，前頭葉機能検査の項で後述する．

(2) 注意

①汎性注意

汎性注意とは，意識状態を一定に保ち，多くの刺激からその個体にとっての必要性，過去の経験，外的環境からの要求などにより適切な刺激を選択すること，そして継時的に意識の焦点を柔軟かつ合理的に移動させていく過程をいう[14]．注意の特性に関する分類の詳細については，諸家の報告を参照されたい[15,16]．

持続性注意（sustained attention）の検査として，**等速打叩検査**があげられる．これは，被検者に健側の手に持った鉛筆で机上を毎秒1回の速さで中断しないように叩くことを求める課題である．また，audio-motor method（AMM）は，「ト，ド，ポ，コ，ゴ」を1秒に1音の速度で提示し，被検者に目標音「ト」のときのみタッピングを求める課題であるが，持続性注意のみならず選択性注意（selective attention）をも反映する課題と考えられる．ランダムに配列された数字ないしは平仮名のなかから，特定の数字ないしは平仮名を抹消していくことが求められる抹消検査も同様に，持続性注意および選択性注意を検出する課題である．**Trail Making Test**では，Part Aでランダムに配置された①〜㉕までの数字を順に，そしてPart Bではランダムに配置された①〜⑬までの数字とあ〜しまでの平仮名を，数字と平仮名を交互に順番に結んでいくことが求められる．Part Aでは選択性注意，Part Bでは転換性注意（alternating attention）と分配性注意（divided attention）が検出される．このほか，ステレオタイプの抑制をみる検査として，**Modified Stroop Test**や**高・中・低テスト**があげられる．また，分配性注意の検査として，聴覚的に提示された1桁の数字を順に足していく**PASAT**もあげられるが，比較的難易度が高く，適応は中軽度〜軽度に限られる．

なお，現在，日本高次脳機能障害学会で**標準注意検査法**（Standard Clinical Assessment for Attention；SCAA）の開発および標準化の作業が進んでいる．

②方向性注意

左ないしは右方向への注意の程度を評価する．この機能の障害は一般に半側空間無視としても記載され，半側空間への"失認"ともとらえられるが，本稿では便宜上方

向性注意の項に記載する．日常観察として，片側からの呼びかけに反応しにくい，体幹や頸部が半側に大きく向いているといった徴候は重要な所見である．従来から用いられてきた代表的な検査には**線分抹消課題**，**線分二等分課題**，**図形描画**があげられるが，このほかに標準化・定量化された検査として，**BIT行動性無視検査日本版**（The Behavioral Inattention Test）[17]がある．なお，検査に先立ち視野障害の合併の有無について，対座法やGoldman視野検査などで確認することが重要である．その結果，半盲の合併が認められた場合は，机上課題での刺激を半盲視野内の外に提示する配慮が必要となる．

(3) 記憶

記憶機能は臨床的あるいは心理的にいくつかの下位項目が認められ，すべての記憶機能に障害をきたすというよりは，障害されている機能と比較的保たれている機能がみられることがしばしばある．したがって，下位項目ごとに障害の有無を観察することが求められる．分類の詳細は成書[4, 14, 18]にゆだね，本稿では項目ごとに必要とされる検査のみをあげることにする．

近時記憶検査では**Benton視覚記銘検査**[19]，**三宅式記銘力検査**，**ウェクスラー記憶検査**（Wechsler Memory Scale-revised；WMS-R）[20]，**日本版リバーミード行動記憶検査**（Rivermead Behavioral Memory Test）[21]などが市販されている．リバーミード行動記憶検査には生活健忘チェックリストが添付されており，日常生活での記憶の問題をチェックするのに有用である．

遠隔記憶では，一般に，発症時に近い過去よりも遠い過去の記憶のほうがよく保たれているという時間的勾配が認められることが多い．社会的な事柄と個人的な事柄の2つに分けた検査法の詳細については，吉益ら[22]を参照されたい．

手続き記憶とは，行為や動作の学習により，それらをskillとして獲得・保持する能力を指す．代表的な検査としては，**ハノイの塔**[23]や**トロントの塔**[24]がある．手続き記憶の障害には，基底核病変の関与が指摘されている．

意味記憶とは，たとえば「りんごは赤くて丸く，甘い果物である」というように，私たちが成長の過程でいつのまにか獲得してきた「知識」に相当する記憶である．脳損傷例において，他の記憶機能と意味記憶との乖離や，失語症と意味記憶障害との合併例の報告がみられている．検査法としては，物品や線画のカテゴリー分類，意味的連合課題などがあげられる．詳細は遠藤[25]を参照されたい．

(4) 感覚様式特異性のある認知

聴覚・視覚・触覚などの感覚様式特異的な失認の有無を検索する検査について述べる．視知覚機能の障害については，わが国では**高次視知覚検査**（Visual Perception Test for Agnosia）[26]が標準化された検査として市販されている．この検査は，1.視知覚の基本機能，2.物体・画像認知，3.相貌認知，4.色彩認知，5.シンボル認知，6.視空間の認知と操作，7.地誌的見当識，の7項目からなっている．

聴覚モダリティ特異的な失認である聴覚失認，感覚性失音楽の鑑別・評価には，聴性脳幹反応（ABR），純音聴力検査，語音聴力検査の施行とともに，環境音認知検査，音楽認知検査が必要とされる．環境音認知検査の例としては，橋本ら[27]，杉下[28]の報告があり，音楽認知検査としては，**Seashoreテスト**[29]が標準化された検査として

知られている．しかし，特に音楽認知については発症前の音楽能力や嗜好，年齢差も大きく関与していると思われ，症例によってはキーボードでなじみのある曲のメロディラインを聴かせ，曲名や既知感の有無を確認する方法も有用である．

触覚認知については，標準化された検査はないが，遠藤ら[30]に詳細な評価法の記載がある．①前提検査（要素的感覚障害，運動障害など），②触覚呼称検査，③触覚定位検査，④触2点弁別検査，⑤素材弁別検査，⑥形態弁別検査，⑦物品の意味的連合検査から構成されている．

手指失認・左右失認は感覚様式特異性のある認知障害とは性質を異にするが，便宜上この項で述べることにする．手指失認の評価は，①与えられた手指名に対応する指のポインティング，②指名の呼称を自己および検者の指で，左右ともに実施する．また左右失認は，口頭命令で，①自身の身体の左右をポインティング（例：左の耳，右の肩），②検者の身体の左右のポインティングで評価される．検査法の詳細は成書[3]を参照されたい．なお，半側空間無視については「（2）注意，②方向性注意」の項で既述したのでこの項ではふれない．

（5）言語

失語症状の有無やタイプ，重症度を測定するため，話す，聴く，読む，書くの各側面から評価することが求められる．現在，標準化された検査としては**標準失語症検査**（Standard Language Test of Aphasia；SLTA）[31]，**WAB失語症検査**（Western Aphasia Battery）[32]の2つがある．WABでは失語指数（AQ）の算出およびタイプ分類が操作的に可能であり，さらに失行・失認症状の検査とともに大脳皮質指数（CQ）が算出できる．

しかし，急性期のベッドサイド臨床でこれらの検査を施行することは，対象者の耐久性などの問題から困難であるのが一般的である．そこで，より簡便なスクリーニング検査を行うことが求められる．この場合でも，①自発話，②呼称，③復唱，④聴覚的理解，⑤音読・読解，⑥書字，の各項目が包含されるよう，対象者の重症度を配慮しながら，身の回りの物品（例：時計，テレビ，枕など）を用いて評価を行う．具体的なスクリーニング検査の例は吉野[6]を参照されたい．

SLTAやWAB失語症検査で失語症状の全体像の把握が可能となったら，それぞれの下位項目につき，さらに掘り下げ検査を実施していく必要がある．わが国で標準化されている総合的な掘り下げ検査には，**標準失語症検査補助テスト（SLTA－ST）**がある[33]が，すべての下位項目を網羅しているわけではなく，個々の症例の重症度や障害像を考慮し，検者が適切な掘り下げ検査を選択し，ときには自ら作成して施行することが求められる．言語情報処理過程のどこに障害があるかを考えることは，適切な訓練プログラムの立案に必須となる．以下に，わが国で標準化されている代表的な掘り下げ検査をあげることにする．

呼称検査は，従来さまざまな線画を用いたいわゆる「100語呼称」が作成され，流布されてきたが，標準化された検査としてはSLTAでの呼称20語に，前述のSLTA補助テストの「呼称テスト」80語を合算するのが一方法である．

語彙のレベルの理解を検出する課題としては，**標準抽象語理解力検査**（The Standardized Comprehension Test of Abstract Words）[34]が市販されている．失語症者にとって一般に具象語に比して理解が困難とされる抽象語の理解を聴覚／視覚両経路か

ら検索するこの検査は，ごく軽度の理解障害をも検出できる鋭敏な検査である．

文レベルの聴覚的理解検査では，**Token Test**，**失語症構文検査**（Syntax Test of Aphasia）があげられる．Token Testでは形・大きさが2種類，色が5種類の計20枚のトークンを用い，単一トークンのポインティングから複数のトークンを用いた操作までを求め，文レベルの聴覚的理解力を測定する．失語症構文検査は，Ⅰ．語の意味，Ⅱ．語順，Ⅲ．助詞補文（−），Ⅳ．助詞補文（＋），の4レベルに加え，関係節の理解について評価をする，統語・文法理解能力の検査である．この検査では，聴覚的理解に加え読解や産生課題も含まれており，モダリティ別の成績比較や産生レベルの評価も可能である．

近年，認知神経心理学的な立場からの失語症状の分析が盛んになり，わが国でも2つの検査が標準化された．1つは藤田ら[35]の**失語症語彙検査**（A Test of Lexical Processing in Aphasia；TLPA），もう1つは，**SALA失語症検査**（Sophia Analysis of Language in Aphasia）[36]である．失語症語彙検査はその名の示すとおり，語彙のレベルでの理解と産生に焦点を絞った検査であるが，SALA失語症検査は聴覚的音韻分析や文レベルの理解・産生，さらに表記妥当性や心像性，頻度を統制した単語音読，非語音読の検査も含まれた総合的な検査である．また，SALA失語症検査は同じ項目を使用しているテストを組み合せて用いることで，モダリティ間の比較が可能である[36]点でも非常に優れた検査である．

（6）行為

食事，更衣，整容場面の観察は，日常生活場面での行為の障害の検出として有用であるだけでなく，机上検査との乖離の有無を評価するうえでも重要である．また，上下肢の麻痺や感覚障害，意識障害，認知症の有無の検索も失行との鑑別のうえで重要である．わが国で標準化された検査には，**標準高次動作性検査**（Standard Processing Test of Action；SPTA）[37]がある．行為障害の評価は定量的側面のみならず定性的側面が非常に重要であり，この検査では誤反応を9つに分類している（**表2**）．

（7）前頭葉機能

セットの転換を評価する検査として知られているものに，**ウィスコンシンカード分類検査**（Wisconsin Card Sorting Test；WCST）がある．鹿島ら[38]の修正版（**慶應版**

表2　誤反応分類（日本失語症学会「標準高次動作検査」より）

正反応	N	normal response	正常な反応
錯行為	PP	parapraxis	狭義の錯行為や明らかに他の行為と理解される行為への置き換え
無定型反応	AM	amorphous	何をしているのかわからない反応，部分的行為も含む
保続	PS	perseveration	前の課題の動作が次の課題を行うとき課題内容と関係なく繰り返される
無反応	NR	no response	何も反応しない
拙劣	CL	clumsy	拙劣ではあるが課題の行為ができる
修正行為	CA	conduite dápproche	目的とする行為に試行錯誤しながら近付いていく
開始の遅延	ID	initiatory delay	動作が開始されるまで，ためらいがみられ，遅れる
その他	O	others	B.P.O（body parts as object），verbalization，USNなど

WCST）は48枚と枚数が少なく，40分程度で施行が可能なため，わが国でよく用いられている．この検査は，色・形・数のいずれかの属性でカードを分類する課題であるが，被験者は何を基準に分類するべきかは教示されず，自らの分類に対して正誤のフィードバックのみが与えられ，それをもとに分類方法を変えていくことが求められる．正反応が6枚続いたら予告なしに分類カテゴリーが変わり，分類基準を再度転換しなければならない．分類カテゴリーが変化した後も以前のカテゴリーで分類した誤りをMilner型の保続，直前の誤反応と同カテゴリーに分類した誤りをNelson型の保続と分類する．

遂行機能検査として市販されている検査には，**遂行機能障害症候群の行動評価（Behavioural Assessment of the Dysexective Syndrome；BADS）**[39]がある．この検査は，①規則変換カード検査，②行為計画検査，③鍵探し検査，④時間判断検査，⑤動物園地図検査，⑥修正6要素検査，の6種類の検査と，遂行機能に関する質問表（DEX）からなる．

前頭葉眼窩面損傷による社会行動障害，意思決定の障害を検出する課題として，ギャンブリング課題があげられる．わが国で報告された検査には加藤[40]の報告がある．

3 神経心理学的検査に際して大事なこと

以上，本項では観察すべき神経心理学的所見にそって，各種検査を紹介した．検査はあくまでも症状を抽出するための"道具"にすぎず，個々の結果から障害のメカニズムや構造を把握するためには，そして神経心理学的徴候名のラベリングを決定するためには，検査結果の質的・量的側面からの分析的解釈が必要とされる点をも忘れてはならない．たとえば，高次動作性検査で誤反応分類の例をあげたが，失語症においても発話モダリティでの誤反応パターンが，その症例の障害のメカニズムの理解に重要な示唆を与えることが多い．同様にいずれの神経心理学的徴候においても，どのような誤反応がみられるのか，そして下位項目間での成績の差は何を意味しているのかを充分に吟味することが，ひいては訓練への手がかりとなることを強調したい．

"道具"としての諸検査は，それを用いる臨床家の技量しだいで，大きな収穫を得られることも，単なる侵襲と疲労を生み出すだけにすぎないことも，どちらもありうる諸刃の剣であることを肝に銘じ，眼前の症例にあたることを忘れてはならないであろう．

文献

1) Lezak, MD（鹿島晴雄監修，三村　將，村松太郎監訳）：レザック神経心理学的検査集成，創造出版，2005.
2) Spreen, O, Straus, E（秋元波留夫監修，滝川守国訳）：神経心理学検査法，創造出版，2004.
3) 田川皓一編：神経心理学評価ハンドブック，西村書店，2004.
4) Golden, CG et al（櫻井正人訳）：高次脳機能検査の解釈過程－知能，感覚-運動，空間，言語，学力，遂行，記憶，注意，協同医書出版，2004.
5) Strub, RL, Black, FW（江藤文夫訳）：失行・失認・失語の本態と診断．高次脳機能検査法，第4版，医歯薬出版，2005.
6) 吉野眞理子：脳卒中急性期の言語臨床．*MB Med Reha* 1：51-57, 2001.

7）杉下守弘，山崎久美子：日本版レーヴン色彩マトリックス検査，日本文化科学社，1993.
8）大脇義一：コース立方体組み合せテスト使用手引，第3版，三京房，1996.
9）品川不二郎，小林重雄・他：日本版WAIS-R成人知能検査法，第3版，日本文化科学社，1991.
10）太田富雄・他：数量化的表現（Ⅲ群3段階方式）の可能性について．意識障害の新しい分類法試案，脳神経外科2：623-627，1974.
11）福田一宏，小林重雄：日本版SDS自己評価抑うつ尺度日本版使用手引，三京房，1983.
12）MMPI新日本版研究会編：新日本版MMPIマニュアル，三京房，1993.
13）東京大学医学部心療内科編：新版TEG（東大式エゴグラム）実施マニュアル，金子書房，1991.
14）石合純夫：高次神経機能障害，新興医学出版，1997.
15）鹿島晴雄・他：注意障害と前頭葉損傷．神経進歩30：847，1986.
16）本田哲三：注意障害と記憶障害の評価法．臨床リハ別冊／高次脳機能障害のリハビリテーション．1995，p129.
17）石合純夫（BIT日本版作成委員会代表）：BIT行動性無視検査日本版，新興医学出版，1999.
18）山鳥　重：記憶の神経心理学，医学書院，2002.
19）高橋剛夫：ベントン視覚記銘検査使用手引，増補2版，三京房，1995.
20）杉下守弘：日本版ウェクスラー記憶検査法（WMS-R），日本文化科学社，2001.
21）綿森淑子・他：日本版リバーミード行動記憶検査，千葉テストセンター，2002.
22）吉益晴夫・他：遠隔記憶の神経心理学的評価．失語症研究18（3）：205-214，1998.
23）Cohen, NJ et al：Different memory systems underlying acquisition of procedural and declarative knowledge. In：Memory dysfunctions；An integration of animal and human research from pre-clinical and clinical perspectives, Olton, DS, Gamzu, E et al（eds）, New York Academy of Sciences, New York, 1985, pp54-71.
24）Saint-Cyr, JA et al：Procedural learning and neostriatal dysfunction in man. *Brain* 111：941-959, 1988.
25）遠藤邦彦：失語性および非失語性呼称障害；物品呼称の神経学的メカニズム．聴能言語学研究10：66-78，1993.
26）日本失語症学会：標準高次視知覚検査，新興医学出版，1997.
27）橋本佳子・他：環境音認知テストの検討．失語症研究9：227-236，1989.
28）杉下守弘：環境音テスト．*JOHNS* 15：121-124，1999.
29）進藤美津子：音楽認知テスト．*JOHNS* 15：121-124，1999.
30）遠藤邦彦，宮坂元麿：触覚失認．神経心理学と画像診断（岸本英爾・他編），朝倉書店，1988，pp158-169.
31）日本失語症学会：標準失語症検査マニュアル，新興医学出版，1997.
32）WAB失語症検査作成委員会：WAB失語症検査（日本語版），医学書院，1986.
33）日本失語症学会：標準失語症検査補助テストマニュアル，新興医学出版，1999.
34）春原則子・他：標準抽象語理解力検査，インテルナ出版，2002.
35）藤田郁代・他：失語症語彙検査―単語の情報処理の評価―，エスコアール，2001.
36）藤林眞理子・他：SALA失語症検査― Sophia Analysis of Language in Aphasia ―，エスコアール，2004.
37）日本失語症学会：標準高次動作性検査，新興医学出版，2001.
38）鹿島晴雄・他：慢性分裂病の前頭葉機能に関する神経心理学的検討；Wisconsin Card Sorting Test新修正法による結果．臨床精神医学14：1479-1489，1985.
39）鹿島晴雄・他：BADS（Behavioral Assessment of the Dysexecutive Syndrome）遂行機能障害症候群の行動評価，新興医学出版，2001.
40）加藤元一郎：前頭葉と情動；特に眼窩面の機能について．神経心理学17：110-120，2001.

執筆

早川裕子　横浜市立脳血管医療センターリハビリテーション部（作業療法士）
浦野雅世　横浜市立脳血管医療センターリハビリテーション部（言語聴覚士）

5 評価のまとめ
－介入につなげる解釈

1 評価のポイントを確認する

　高次脳機能障害の評価の概要については，第1〜4章にわたって充分に説明されているが，本項ではそのポイントについて整理し，評価のまとめを概観したい[1]．

①**評価はまず観察から実施すべし**
　対象者が何に困っているのか，大まかな「あたり」をつけ，生活上の困難さの原因を探索する態度で観察するとよい．もちろん情報収集などが先行する場合もありうるが，少なくとも神経心理学的検査から実施すべきではないし，たとえ神経心理学的検査から行ったとしても，スクリーニング検査の時点で大まかな「あたり」をつけて実施することが原則である．

②**高次脳機能障害評価＝標準化された神経心理学的検査を多く実施することではない**
　高次脳機能障害を評価するということは，個々の標準化された神経心理学的検査をできるだけ多く実施するということではない．「検査」というと標準化されたものだけを想定しがちであるが，評価過程の途中で試しに入力した刺激に何回反応できたかなどのちょっとした確認や特定の領域に特異な創作検査も，立派な「検査」であるといえる．これは，介入計画を立てる際には重要な情報となる．

③**神経心理学的検査の実施手順を考える**
　神経心理学的検査を実施する前には必ずその手順を整え，検査結果によっては予定していた検査の変更ないしは予定外の検査の追加をも考慮して実施すべきである．

④**神経心理学的検査は各部門からの情報・インタビュー・観察結果の確認である**
　神経心理学的検査は，介入の効果判定に使用する目的もあるが，評価過程で用いる場合には，家族を含めた関連各部門からの情報・インタビュー・観察の結果を確認する意味合いが重要である．もちろん，神経心理学的検査の結果により，新たに発見される側面もあるが，その場合は観察などで充分には把握できなかった病前の性格や生活の特徴などや，妨げられた活動の側面が露呈されたことであり，その後のさらなる充分な観察につなげられることと心得る．新たに観察を行った結果，対象者が現在陥っている状況を理解できれば検査の目的は達成されたと考える．

⑤**情報の分析・整理・統合→利点と問題点の整理**
　観察や神経心理学的検査からの情報を含め，さまざまな分野からの情報を整理・統

合し，利点と問題点にまとめあげ，残存している機能と障害されている機能を見極め，どのような機能がどの程度残っているのかを考察することが介入にとっては重要である．

⑥解釈

対象者の状態像を理解し，今後の介入計画の段取りが漠然とでもついたならば，評価のまとめができたと考えられる．そして，①対象者の問題についての理解，②その原因となる脳機能の低下，③残存している脳機能（健康な部分），④現状を改善するための価値ある試みを対象者・家族に平易なことばで伝え，評価を締めくくることができれば，対象者について解釈できたということになる．

2 介入につなげる解釈のポイント

第1章でもふれたように，「解釈」とは，受け手の側から対象者の状態を理解し，それを説明することである．まずは各種の情報やインタビュー・観察・神経心理学的検査の結果の羅列に終わることなく，得られた情報を深く噛みしめ，総合的にさまざまな側面との関連性を検討したうえで，医療スタッフが理解し得た対象者全体の状態を整理することである．そして，対象者やその家族に医療スタッフが理解し得たことをわかりやすく具体的に説明することが求められる．以下に，介入計画を立案する段階に至るまでのポイントを解説する．

(1) 対象者および周囲の現状把握と医療スタッフの思惑

第三者である医療スタッフが対象者の現状を客観的に把握するだけではなく，高次脳機能障害が主な原因となった生活障害を対象者自身に考えてもらうためには，まずはその障害について気づいてもらわなければならない．つまり，アウェアネスの促進とさらには直接意識（自己意識）の獲得が欠かせないのである．これはリハビリテーション（以下リハ）にとっては最も重要な視点であり，ここに到達するための出発点は，やはり「解釈」，すなわち対象者・家族に平易なことばで伝えることにあるといえる．特に右半球症状を呈する対象者にあっては，アウェアネスの低下が顕著で，自分自身のおかれている状況が認識できないことが多く，周囲の状況や自分自身の状態についての具体的なフィードバックが必要である．

①対象者は何に困っているのか

日常生活の観察により，具体的にどの活動が，どのようにできないかを想像できる段階に至ったら，対象者自身に口頭で質問し，実際の活動で確認してみるとよい．対象者が左片麻痺の場合は，右手・右足で車椅子をまっすぐに駆動することができるはずであるが，その場で左回転をするしかできない場合でも，「きちんと車椅子をこぐことができます」などと話すことは多い．自分自身で困っていることがわからないままでいるのである．右半球損傷の場合は，このギャップがなかなか埋められないことが多いが，その場で確認し，対象者自身への具体的なフィードバックを継続しつづけることは重要である．また，失行症などの場合は，自分自身で具体的にどの活動ができないかがはっきりとわかるため抑うつ的になることもあるので，心理的なサポートも重要である．

このように，個々の場合に応じた対応方法を心得て，対象者に確認しながら，何が

できなくてどのように困っているのかを把握することが大切である．

②対象者（または家族ら）はどのような状態になりたい（対象者になってほしい）のか

対象者自身が，具体的にどの活動ができないかがわかり，そのうえでどのような状態になりたいかを医療スタッフに伝えることもあるが，困っていることがしっかりとつかめていないまま，漠然と元の状態になりたいと訴える対象者も多い．また，家族など関係者が，完全に元通りに戻ってもらわなければ困るなどと訴えることも多く，その場の対応に苦慮することがある．機能不全の程度により，回復の可能性が異なることは当然であるが，家族や周囲の人々にどの程度支援してもらえるかによっても，対象者の生活状態は激変する．したがって，対象者および家族・関係者の訴えは真摯に受け止め，到達不可能な状態なのか，到達可能でどの程度現状と乖離しているのかを見極めることが重要である．

③医療スタッフはどのような状態に変化させたいのか

医療スタッフが最終的にどのような状態に対象者を変化させたいのかを漠然とでもイメージできることが，介入にとって最も大切なことである．対象者やその家族がイメージする状態も大切だが，医療スタッフが対象者の到達可能な状態像を思い描けなければ，家族や関連する周囲の人々に具体的な接しかたや障害に対する対応方法などを説明することができず，訓練や支援などの介入手段が効果的なものとして選択できない．最終的に対象者が到達可能な状態像は，機能の向上だけでなく，生活するうえでの何らかの支援を受けての状態を含めて考えるべきで，そこに至るまでには何を伸ばし，何を補充すればよいのか，大まかな「あたり」をつけることが重要である．

(2) 原因となる脳機能の低下についての考察

脳機能の低下を考えるにあたっては，まずは画像情報を確認し，神経学的にどこの機能が障害されているのかを推定し，不全となる機能の「あたり」をつけることである．しかし，重要なことは，これまでの神経心理学的知見を基に，損傷部位から想定できる機能障害を理解したつもりになってはいけないのである．必ず想定した機能障害の有無を日常生活場面や検査場面で確認すべきである．

さらに，入力から出力までの情報処理モデルの過程[2]で，どの段階でどの程度機能不全に陥っているのかを見極めることが大切である．たとえば道具がうまく使えない対象者の場合，「失行症」の疑いをもちやすいと思われるが，いきなり行為面の検討をするのではなく，まずは感覚・認知面から考えてみる．道具自体を見る際に，斜めに構えて見ているので，見えかたについて聞いてみると，「曇りガラスを通して見ているような感じ」などの訴えが聞かれることがある．このようなときは対象認知は問題なく成立しているとは言いにくく，純粋な「失行症」ととらえるには問題がある．このような情報処理モデルの過程を参考にした検討をすることが大事である．

(3) 残存している脳機能（健康な部分）をいかに活用できるか

残存している脳機能は訓練により機能の向上が見込まれ，その機能の状態としては次の2つが考えられる．1つは，損傷を受けてはいるが部分的にでも回復の見込みがある機能である．怪我をしてしまったスポーツ選手が，復帰するまでに行う筋力トレーニングのようなもので，いわゆる「強化」訓練が可能である．もう1つは，損傷を全く受けていない部位が担っている機能で，基本的には100％発揮できるはずの状態

である．この機能を中心に，残存している機能を活用して失われた機能を代償することができるのである．さらには，画像情報からは判断できない対人関係などの「心理・社会的技能」までをも含めて残された機能ととらえ，これらを利用して代償の手段を考えていくことも有益である．

(4) 現状を改善するための価値ある試み

情報を分析・整理した結果，再度最終的に到達すべき状態像を思い描くこと（スケッチ）は，介入方法を検討する際には必須で，以下の点に注意する．

①何ができて何が不充分なのか
②何を訓練すればどの機能が向上するのか
③生活するうえで，どこを支援すれば障害が軽減するのか
④その結果どのような状態になるのかを想像する

障害されずに病前（受傷前）通りにできる機能は，代償訓練に活用すればよいし，多少なりとも障害されてしまった機能は，不全状態に陥っているのだから，回復させるための強化訓練を実施すればよい．しかし，完全に機能が失われてしまった場合は，外部から何らかの支援をしなければならない．

以上を熟考することが，対象者の現状を改善するための価値ある試みとなる．そして次の段階として，介入方法との結びつきを考えるのである．

(5) 介入方法とのリンク－介入方法について知る

介入方法には，大きく分けて，①評価の際に実施する「診断的介入」，②対象者が主体となって実施する「訓練」，③医療スタッフや家族など，対象者以外の周囲の人的環境や物的環境が与える「支援」がある（表）．なお，詳細はシリーズ『リハビリテーション介入』編を参照してほしい．

これらの介入方法を念頭におきながら，これまでに整理されてきた評価結果をどの介入方法へ結びつけるのかを考える．その際には，介入方法を組み合わせて用いることも忘れてはならない．場合によっては，残存している対人関係機能なども考慮して，代償の手段を考えていくことも有益である．

(6) 評価結果や予後予測を本人・家族に伝える際のポイント

「解釈」過程の最後の段階は人に伝える際の技術ともとらえられるが，その際には以下の点に注意する．

表　介入方法の種類

1. 診断的介入（医療スタッフが対象者の状態を判断する際の試み的な取り組み）
2. 訓練（対象者が主体となって実施する）
   ① 不全に陥った機能の回復訓練（強化）
   ② 障害されずに残存した機能を活用する代償訓練
   ③ 代償方略の使用法訓練
3. 支援（医療スタッフや家族などの人的環境や物的環境が与える）
   ① 指導（回復訓練・代償訓練と並行して実施する支援）
   ② 援助（回復訓練・代償訓練が適応できない場合の支援）

①本人へ伝える際のポイント
・ここがダメ，不充分などの否定的な表現は避ける．
・こんなに良いところがある，活用できるという肯定的な表現を使用する．
・このような工夫をすると楽になる，あのような援助があるだけで使いやすくなるなどの今後に向けた発展的なポイントをわかりやすく表現する．

②家族へ伝える際のポイント
・本人へ伝える際と同様，ここがダメ，不充分などの否定的な表現は避け，良い点，活用できる点について肯定的に表現する．
・一見しただけではわかりにくい目に見えない障害であることをあらかじめ周囲の関係者に伝えておくことを依頼する．
・これこれこのような良いところが一杯あるのだが，生活を改善するためにはあんなところに少々工夫や援助が必要であるので，家族にはぜひ協力してほしいと説明する．

3 フローチャート&チェックリスト

評価過程全体の流れは第1章で説明した通りであるが，対象者をみる際に評価過程全体を見渡せるように，介入に至るまでの過程をフローチャートに示した（図）．

基本的な流れは，一般的なリハを実施する際の評価過程と同様である．①家族を含めた各種関連部門からの情報収集・整理，②インタビューと観察による状態像の理解で，①と②とは前後してもかまわない．次に，各種の情報やインタビュー，観察によって理解された状態像を確認する意味で，③神経心理学的検査を実施する．このなかの「診断的介入」は試み的な取り組みで，介入計画に大きく影響を与えるので確実に実施する．ここまでの段階でほぼ情報が出揃い，状態像ができかかってきたら，さらに情報を分析することによって，④対象者の呈する利点と問題点を整理する．整理した段階で不充分な点や疑問点が生じれば，これまでの過程を繰り返す．最後に，⑤「解釈」し，⑥介入方針を決定し，介入計画の立案，その計画実施に至る．検査に頼りすぎず，観察から解釈までの一連の手順をきちんとふんで評価を実施することが大切である．

以下に，このフローチャートにそって各ステップの注意点をまとめたので参考にしてほしい．

(1) 入手すべき情報源の確認

①**医学的情報**：主治医（前医の情報も含む），精神科医など関与している他科の医師からの情報を総括する．

②**リハビリテーション部門（PT・OT・ST・臨床心理士・ケースワーカー・Nsなど）**：関与している各専門職からの情報で，職種ごとに訴えかたが異なることがあるので，そのギャップを確認する．日常生活での具体的な問題点などは，医師へよりもNsやOT・STへの訴えが多い傾向にある．

③**家族および対象者周囲の人々（病前・受傷前の性格や生活状況をよく知っている人）**：医療にかかる前の状態は家族や対象者周囲の人々からしか知りえないので，重点的に聴取する．

```
┌─────────────────┐                    ┌─────────────────┐
│ ① 情報収集・整理 │ ←──────────────→ │ ② 状態像の観察  │
│                 │                    │   インタビュー  │
└─────────────────┘                    └─────────────────┘
  ┌ 画像情報                    ↑               │
  │ リハチーム各部門からの情報  │               │
  ┤ （各検査結果を含む）        │   ┌───────────────────────┐
  │ 家族・支援者からの情報      └──│ ③ 神経心理学的検査での確認 │
  └                                 │   （診断的介入を含む）    │
                                    └───────────────────────┘
                                              ↕
                                    ┌───────────────────┐
                                    │ ④ 利点と問題点の整理 │
                                    └───────────────────┘
                                              ↓
                                    ┌───────────────────┐
                                    │ ⑤ 解      釈       │
                                    └───────────────────┘
                                              ↓
                                    ┌───────────────────┐
                                    │ ⑥ 介入方針決定     │
                                    └───────────────────┘
                                         訓練
                                         ── 不全に陥った機能の回復訓練（強化）
  ┌──────────────┐ ←──── 障害されずに残存した機能を活用する代償訓練
  │ 残存している機能 │       代償方略の使用法訓練
  └──────────────┘       支援
                         ── 指導
  ┌──────────────┐       援助
  │ 失われた機能   │
  └──────────────┘
```

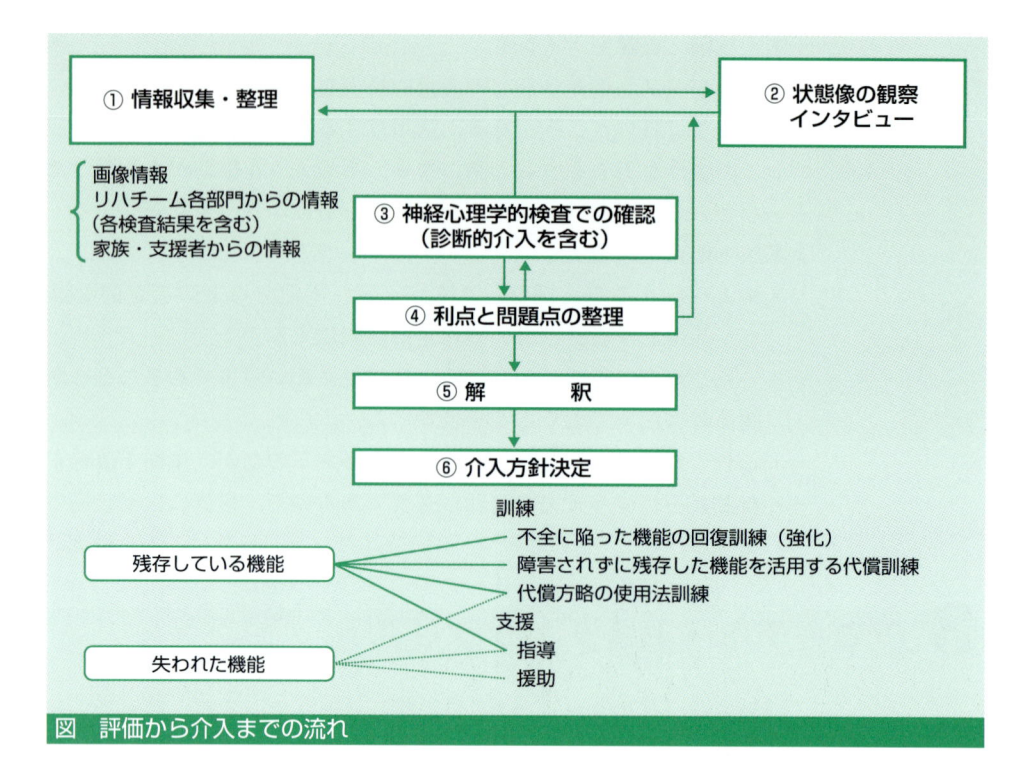

図 評価から介入までの流れ

④職場・学校などの家庭生活以外の活動場面に関係している人々：③と同様に，以前の状態は医療スタッフにはわかりかねるので，重点的に聴取する．また，これらの関係の人々とは実際に接する機会が少ないので，医療スタッフ側から積極的に働きかけることを忘れてはならない．

⑤**本人へのインタビュー・観察の結果**：対象者の主訴・行動など本人からしか知りえない情報と，別の情報源からも確認できる情報とを整理し，項目ごとにまとめ，本人から入手すべき情報に漏れがないかを確認する．

⑥**画像情報**：医学的情報の一部であるが，独立させて扱うほうがよい．損傷部位さらには投射される線維の道筋である神経路を考慮して，不全に陥っているであろう機能を整理する．

⑦**神経心理学的検査結果**：神経心理学的検査ですべてがわかるわけではなく，ほんの一側面であることを念頭に置き，上記①〜⑥までの情報とてらし合わせて慎重に結果をまとめる．

（2）観察の際のチェック項目

観察の際の判断指標としては，表情や姿勢，動作や行動，会話，感情表現等を中心に以下の8項目を確認するとよい．実際の確認場面としては，訓練や生活における動作，行動，検査，日常活動，の4つに分けるとよい．

①**観察の判断指標**

情緒的行動：泣いたり，笑ったり，怒ったりなどの情緒の表現．

表情や顔のしぐさ：微笑んだり，うなずいたり，見つめたり，眉をひそめたり，といった表情・しぐさ．また，顔面の筋の張り具合（ダランとしている・のっぺりしているなど）は軽度意識障害で変化することが多い．

身だしなみ：頭髪や衣服が整っているかの確認．

運動機能：眼球運動（視線），姿勢，麻痺，自発運動など．
　身体的ジェスチャー：そわそわしたり，ふるえたり，こわばったり，拳を握ったりなどの身体的表現．
　質問の理解力：医療スタッフが発する質問を，まずは聴覚的にどれくらい理解できるか，次には書いて提示した質問がどの程度わかるかを確認する．
　発話の状況：応答性，話す速さ，声の大きさ，抑揚，明瞭度，表現力，話の簡潔さなどについて確認する．
　生理的反応：発汗・呼吸などの自律神経系の様子を観察して，必要ならば呼吸数・脈拍・血圧などを測定する．

②**実際の確認場面**
　動作場面：対象に向かう頭部の位置や視線，動作の安定性や開始の遅れ，姿勢の変換や保持などに注意する．
　行動場面：移動・移乗時にとる行動パターン，行動にかかる時間，遂行する際のきめの細かさ（注意機能に依存すると考えられる）などに注意し，状況に適した行動か否かを判断する．
　検査場面：注意の持続・転導性，いらいら・怒りなどの感情表出，疲労感，動作の遂行状態（繰り返し，円滑さ，安定性など）を中心に検査中の状態を把握する．
　日常活動場面：動作の拙劣さ・繰り返し・取り組む時間（持続性），視線の移動，発動性，自発性，行動予測，判断，自己へのフィードバックなどに注意する．

（3）神経心理学的検査

　神経心理学的検査は，臨床で活躍する医療スタッフにとっては，インタビューや観察を含めた各種の情報を確認するためや，治療的介入の効果判定を目的に実施されるのであり，神経心理学的検査だけで機能障害の全容を説明できるわけではない．あくまでも参考であると考える．
　評価の一手段として，神経心理学的検査を用いた場合の確認事項としては，以下のことがあげられる．
　①意識水準，全般的な注意機能を評定したか．
　②観察の結果，問題がありそうな高次脳機能を把握するスクリーニング検査を実施し，大まかに「あたり」がついたか．
　③「あたり」がつき，詳細に分析すべき障害の核心に迫る掘り下げ検査を実施したか．
　④検査結果を総括したか．
　⑤検査以外の観察やインタビューなどから知りえた情報とてらし合わせて比較検討したか．

（4）各情報間の関連性の検討

　神経心理学的検査結果を含めた各種情報が出揃ったと考えたら，以下の点を確認するとよい．
　①情報に漏れはないか，情報源の違いによる食い違いはないかなどの検討．
　②日常生活場面や検査場面など，場面による状態像の違いがあるのか否か．
　③各情報の相互の影響．

(5) 利点と問題点の抽出

ここでの大原則は，まず利点を取り上げ，活用できそうな機能を想定する．次に問題となりそうな点について考察するという順番を心得る．そのうえで，以下の点を確認する．

①心身機能・身体構造，活動，参加の各側面で大つかみに生活機能での利点と問題点が把握できているか．
②大つかみに把握した利点と問題点について，病巣に関する画像情報の分析と情報処理モデルによる情報処理過程の分析を実施したか．
③利点と問題点の抽出にあたっては，必ず脳機能での処理レベルと生活レベルでの状態とを相互に往復しつつとらえること．

(6) 解釈

情報収集，インタビュー・観察と神経心理学的検査などの結果を整理し対象者の現状を分析をし，今後の方針を見極め，対象者本人や家族などに伝えることが解釈である．

この解釈過程では，具体的に以下の点を実施したかを確認する．
①対象者の問題についての理解
②その原因となる脳機能の低下
③残存している脳機能（健康な部分）の確認
④現状を改善するための価値ある試み（介入方針の検討）
⑤対象者・家族などに平易なことばでの説明

これらの解釈過程を通し，対象者・家族の了解が得られてから，介入方針を決定するのである．

文献

1) 鎌倉矩子：高次神経障害の作業療法評価―総論．作業療法特別号 19：50，2000．
2) 鎌倉矩子：高次神経障害と作業療法．作業療法学全書（鎌倉矩子編），第2版，協同医書出版，1999．
3) 鈴木孝治：認知心理学と作業療法．精神認知とOT 2：154-158，2005．

執筆

鈴木孝治 国際医療福祉大学小田原保健医療学部（作業療法士）

評価の実際

各論

評価の実際

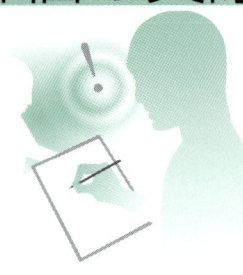

注意障害

障害の概説

注意はすべての認知機能の土台になるものである．注意が障害されると，多かれ少なかれ他の認知機能も影響を受ける．したがって注意の評価は，早い段階で行われる必要がある．

一口に注意障害といっても，「ほんやりして反応が鈍い」，「周囲の刺激に気が散って落ち着かない」，「1つのことに固執してしまい，他に気が向かない」，など症状はさまざまである．これは注意機能には多様な側面があることに由来する．以下に，その注意の特性について述べたい．

注意機能の分類

注意機能はその特性から，諸家により分類がなされている．本項では，臨床的に理解しやすい以下の分類に従う[1]．

①**覚醒度**：覚醒とは目を覚まして外界に対する刺激に適切に対応できる状態を指す[2]．覚醒度に問題があると，注意が散漫となり精神活動が活発でなくなる．開眼して簡単な会話が可能な場合は，一見覚醒しているようにみえる．しかし，動作が緩慢で，反応が浮動性であるため，複雑な神経心理学的検査を行うことが困難であることが多い．

②**持続的注意**：思考や行為を有効に成立させるために，選択した刺激に注意を向け続ける機能である[3]．重度な障害では，同じ動作を連続して行うことができず，すぐに中断してしまう．たとえば，車椅子を持続してこげない．より軽度な場合は，本を読んでも長続きしない．机上課題などを持続して行うとミスが増えてくるなどの症状がみられる．

③**選択的注意**：多くの刺激のなかから，ある特定の刺激を選び，そこに注意を集中する機能で，舞台の一部に当たるスポットライトにたとえられる[4]．人ごみのなかで知人を見分けたり，並んでいる商品から希望のものをみつける場合に働く機能である．

④**注意の転換性（転動性）**：一定の刺激に注意を向けつつ，必要ならより重要な刺激に向けて注意を切り換える機能である[3]．本を読んでいても，話しかけられればそちらに注意を向けて対応できるのはこの機能による．障害されると，1つのことに固執してしまい注意がうまく転換できない場合と，転動性が亢進してあちこちの刺激に

気が散ってしまう場合がみられる．1人の患者に，場面によって両方のタイプが混在することもある[5]．

⑤**配分的注意**：複数の刺激に同時に注意を配る機能で，より高度な機能である．周囲に気を配りながらの車の運転や，同時に何品かを作る料理などは，この機能が発揮されている．

上記の分類は，それぞれが独立した機能というわけではない．持続性や選択性が低下すれば，転動性が亢進し，注意が逸れやすくなるというように，密接に関係し合っている[5]．対象者を評価する際には，中心となる症状がどの辺にあるかを理解するために上記の分類を参考にするとよい．

注意障害の基本的な評価

(1) 臨床症状の観察

前述したように，注意の障害は多様で，対象者により，その重症度もさまざまである．まずは観察から，どのような注意の問題が考えられるかを整理し，そのうえで適した検査を選択していく．日常生活場面での注意障害の評価表を，**表1**に示す[6]．これらの項目は，観察のポイントとして役立つと思われる．

表1 脳損傷者の日常生活観察による注意評価スケール (Ponsford and Kinsella's Attentional Rating Scale)

not at all	まったく認められない	0点
occasionally	時として認められる	1点
sometimes	時々認められる	2点
almost always	ほとんどいつも認められる	3点
always	絶えず認められる	4点

1) 眠そうで，活力（エネルギー）に欠けて見える．
2) すぐに疲れる．
3) 動作がのろい．
4) 言葉での反応が遅い．
5) 頭脳的ないしは心理的な作業（例えば，計算など）が遅い．
6) 言われないと何事も続けられない．
7) 長時間（約15秒間以上）宙をじっと見つめている．
8) 1つのことに注意を集中するのが困難である．
9) すぐに注意散漫になる．
10) 一度に2つ以上のことに注意を向けることができない．
11) 注意をうまく向けられないために，間違いをおかす．
12) なにかする際に細かいことが抜けてしまう（誤る）．
13) 落ち着きがない．
14) 1つのことに長く（5分間以上）集中して取り組めない．

3）：麻痺のある場合には，そのことないしはその身体部位の動作の障害は除外ないしは差し引いて評価する．
4）および5）：失語や認知症がある場合にも，それを含めて評価する．

（文献6より引用）

(2) 注意障害の検査法

注意障害の神経心理学的検査を**表2**に示す．これらの検査は，注意のどの側面を測定するかによって難易度はさまざまである．たとえば，注意の持続や選択はより基本的な機能なので，必然的に検査としての難易度も低い．分配はより高次の機能であるため，その逆となる．

また検査に用いられる刺激も，視覚性・聴覚性・言語性などさまざまである．対象者が失語や半側無視など他の高次脳機能障害を伴っている場合には，それらの影響の少ない刺激を利用した検査を選択し，結果の判断も慎重にすべきである．

表2 臨床で利用しやすい神経心理学的検査

〈視覚性検査〉
- 抹消検査（BITの抹消課題など）
- Trail Making Test
- Stroop Test
- かなひろいテスト
- WAIS-Rの符号課題

〈聴覚性検査〉
- 等速打叩検査
- 数唱（WMS-Rなど）
- Audio Motor Method
- Paced Auditory Serial Addition Task

〈総合的な検査〉
- 標準注意検査（＊日本高次脳機能障害学会で現在開発中）

症例

患者さん紹介	20代，女性
原因疾患	脳出血
障害名	左片麻痺，注意障害

知り得た患者さんの情報

大学受験のため予備校在籍中に発症し，大学病院で保存的に加療．若年での発症であるが，原因疾患は特定できず．発症後1ヵ月半後，リハビリテーション（以下リハ）専門病院に転院．理学療法・作業療法を4ヵ月間実施（図）．屋内杖歩行自立レベルで自宅退院．その後，更生施設での生活訓練，専門学校への通学，更生施設での職業リハを経て，発症5年後の4月，身体障害者枠にて事務職として就職．就職して半年後，仕事上の効率の悪さやミスの多さに対して，会社から更生施設の担当者に相談があり．同担当者のすすめで，リハ専門病院を再び受診．評価目的にて作業療法・心理療法を開始した．

観察からわかったこと（初回面接）

主訴：細かい作業を続けていると，書類のどこを見ているのかわからなくなる．字を見ても頭に入らない．頭が真っ白になる感じ．ミスが多く，周囲から苦情が出ている．大事なことを忘れてしまう．記憶が悪いのではないか．先週も事務作業をしていて集中できなくなったので，別の作業をしようとして，大切な書類をシュレッダーにかけてしまった．会社にも迷惑をかけている．こんな状態では，辞めたほうがいいかもしれない．

本人の様子：職場での状況が非常に

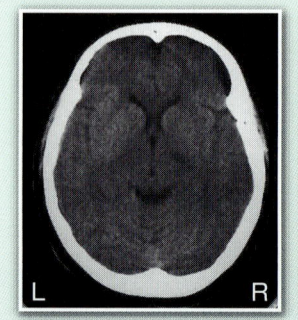

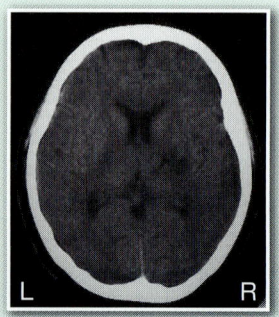

図 発症後約4ヵ月のCT画像
右視床〜内包後脚に低吸収域が認められる．

ストレスになっているようで，話しながらしばしば涙ぐみ，表情が暗く，声も小さかった．現在の自分が置かれている状況についてはよく把握しており，言動の端々から自信を喪失している様子がうかがえた．受け答えはよどみなく明瞭で，状況の説明の要領もよく，話の内容もわかりやすかった．態度も，落ち込んでみえる以外は，落ち着きもあり違和感はなかった．しかし，2回目の訓練時にタクシーがつかまらなかったとのことで，20分程遅刻をした．その際には，OT後の心理訓練の時間も30分勘違いしていた．

更生施設担当者からの情報：何をするにしても，時間がかかる．会社の話では，宛名書きのような単純作業でも，20くらい書くのに午前中いっぱいかかる．本人いわく，「15分くらいで頭がまっ白になる」とのこと．本人が自信を喪失し，周りからできていると言われても，これではダメと落ち込んでいるところもある．職業リハでは，パソコン作業を中心に行ったが，コンピューターでの図面作製は展開図が困難であったため断念した．

検査からわかったこと

症例が就労中で，通院できる日数が限られるうえ，現時点で職場での立場が難しい状況になっており，対応には急を迫られていた．評価は，作業療法士，臨床心理士，医療ソーシャルワーカーがチームを組み，以下のように分担して2日間行った．

臨床心理士：注意・記憶・遂行・知的機能などの基本的な高次脳機能評価

作業療法士：一部の高次脳機能評価と，作業能力の評価

医療ソーシャルワーカー：職場での状況の評価（本人および職場上司への聞き取り）

(1) 臨床心理士による評価

神経心理学的検査の結果を**表3**に示す．WAIS-Rでは平均レベルだが，特に動作性の課題の符号で点数が低く，事務処理能力の低下がうかがえる．WMS-Rでは，注意/集中力と遅延再生で平均を下回るレベル．視覚性再生で特にパーセンタイルが5と低く，途中で「目が回る」という訴えがあった．WCSTは，水準的には平均レベルであった．

(2) 作業療法士による評価

【退院時】

左片麻痺（Brunnstrom Stage上肢Ⅳ，手指Ⅱ）．左上肢・下肢中等度の感覚鈍麻．装具装着にて屋内歩行自立．左半側無視（−），TMT A 119秒（平均66.9±15.4），B 158秒（平均83.9±23.7秒）．

【再受診時】

身体機能：左片麻痺は著変なし．歩行には装具装着し，杖は不要であった．

高次脳機能：リバーミード行動記憶検査；SPS 22点，SS 11点，タイマーの約束のみ0点．

作業能力：東京都リハビリテーション病院版職能評価（文献8を利用）．

①電卓計算：2～5桁の見取り算10問，2～5桁の掛け算と割り算10問，11分で終了．20問中1問ミスあり（電卓の数字を，用紙に写す際に1文字誤る）．

②書写：15分間で，300文字．「増やす→増す」，「来年には→来年では」と，2ヵ

表3 神経心理学的検査の結果

WAIS－R成人知能検査

言語性IQ	85
知　識	8
数　唱	7
単　語	6
算　数	7
理　解	8
類　似	10
動作性IQ	109
絵画完成	10
絵画配列	13
積み木模様	13
組み合わせ	16
符　号	5

WMS－R記憶検査

言語性記憶	97
視覚性記憶	109
一般記憶	100
注意/集中力	83
遅延再生	80

TMT	A 82秒(平均66.9±15.4) B 123秒(平均83.9±23.7秒)
PASAT	2秒，29/60(平均46.3±9.1) 1秒，19/60(平均34.3±9.7)
WCST	達成カテゴリー5

＊TMTとPASATの年代平均は，文献7より引用．

所写し間違いあり．4ヵ所書き損じあり．書いている行がわかるように，手本に鉛筆を置いてずらしていく工夫を自ら行っていた．「書く作業より，パソコンで打ち込むほうが好き」とのコメントあり．

※上記を連続で30分間実施したところで，頭がボーッとしてきたとの訴えあり．このまま続けると，集中できなくなるとのこと．職場でも，気づかないうちにぼんやりとしてしまい，やる気があるのかと怒られたことがあるとのこと．

③パソコン操作：ワード文章入力では，ワープロ検定4級相当の文書作成．15分間制限を25分間で完成．大きなミスはないが，改行の位置を間違えている箇所あり．エクセル表作成では，15分間制限で表を作成し，5〜6桁の数字を40打ち込む．ミスなし．

※パソコン作業は，机上作業よりも自覚的な疲労感は少ない．

④箱作り検査（工作用紙で5cm角の立方体を見本通り作製する）：もともと工作は得意とのことで，見取り図の作製や片手でのはさみの扱いなど，文鎮を利用し，効率よく行う．仕上がりも良好．12分で完成．

（3）MSWによる評価

本人の職務内容は，電話の応対やコピーとり，宛名書きなどの雑務的な定型作業を主としていた．補助的な業務が多く，作業中に周囲からさまざまな雑用を頼まれることが多い．本人の机の位置も人通りの多い場所に置かれており，集中しにくい環境の可能性がある．

評価のまとめ－問題の整理と私の解釈

本症例は，左片麻痺と感覚障害を有しているものの，障害者雇用により事務職の就職を果たした．しかし，事務的な作業を持続して行うことや，ミスの多さに対して困難を感じていた．

神経心理学的検査の結果からは，知的機能は平均レベルだが，WAIS-Rの符号問題で特に点数が低く（SS5）事務処理能力の低下が示唆されていた．注意検査では，TMTのAではかろうじて平均におさまるレベルだが，Bでは平均をやや下回り，PASATも平均より低下していた．これらの結果から，注意の分配を要す

るような複雑な課題になるほど，処理速度（もしくは処理能力そのもの）が低下していると推察された．

　作業能力の評価では，書写や電卓計算など視覚性の机上課題を続けると，疲労感が増し，持続そのものが困難となった．また，これらの作業は実施速度も遅く，若干のミスがあった．これは箱作り検査で，課題を楽しみながら短時間で仕上がりよく行えたのとは対照的であった．パソコン課題は，1時間の実施では机上課題ほどの疲労感はなかった．しかし，長く続けると，やはり集中が困難になるとのことで，症例にとっての困難度の点では，いわば視覚的な机上課題と，箱作り課題の中間に位置すると考えられた．なお，作業能力の評価は，作業療法室の大部屋で行った．静かな環境ではなかったが，それに対しては気にならなかったとのことであった．

　記憶に関して，大事なことを忘れてしまう，という主訴があった．リバーミード行動記憶検査において，タイマーの約束を覚えられなかった原因として，指示があった際に他の項目を忘れそうで気になり，集中できなかったという症例自身の内省があり，やはり注意機能の関与が大きいと考えられた．

　なお，症例は自身の状況をよく把握して，何とかしたいと考えており，自己の状態への気づき（アウェアネス，自己意識）は良好であると考えられた．

　以上により，症例は軽度の注意障害を有しており，特に視覚性の課題に対する困難が強いと考えられた．したがって，作業のほとんどを視覚に頼らなければならないような，文字や数字を扱う机上課題やパソコン課題（すなわち事務職の中心的な作業）では，効率的に行える持続時間は30分程度と考えられた．

【介入プログラム】

　上記の評価結果を，リハスタッフも参加したカンファレンスの形で，本人・更生施設の担当者に説明した．そのうえで，以下の提案を行った．

　①休憩時間の確保：事務的な作業に関する注意の持続は，30分が限度と考えられる．短くてもよいので，30分に1回程度の休憩をとらせてもらうことで，ミスを減らせると考えられる．

　②机の配置換え：注意の集中に関しては，大きな問題は認めない．しかし一般的に，余分な刺激が入らないほうが作業上の効率はよい．部屋の隅など，可能なかぎり静かな位置へ，机を移動してもらえるとよいかもしれない．

　③指示出しの際の工夫：症例の業務は補助的な作業が多く，さまざまな人から随時，用事を頼まれる．何か作業をしている際に，話しかけられることも多いとのことであった．このように，物事を同時に処理しなければならない状況や，作業が中断しやすく，集中しにくい環境がミスを増やしている可能性がある．作業を中断しないような環境を作るのが難しい場合は，指示の出し方を工夫してもらう．本人に依頼する仕事は，できるだけ口頭での指示のみでなく，メモして渡してもらえば，情報が漏れにくく，症例自身の負担も減らせると考えられる．

症例の経過

　職場への説明は，更生施設の担当者から行われた．結果は，それまで8時間だった労働時間を6時間に減らし，1時間ごとに25分間の休憩を入れることになった．また，仕事の指示はメモにしてクリップで留めるなどの配慮がなされた

とのことであった．一方，身分が正社員から契約社員に変更となったとのことで，その点については非常に残念に思えた．

後日，症例が来院した際の話は，以下のとおりであった．

「職場の人たちに障害の説明があったことで，以前のように努力不足とか不真面目ととらえられることがなくなった．仕事のほうは，1時間ごとに必ずしも25分間の休憩をとるわけではないが，作業に集中できなくなったらしっかりと休める時間が確保されたため，頭が真っ白になる前に，自分で対処できるようになった」．

しかし，契約社員となったことで，収入は下がったとのことであった．

その後，数年を経た症例の話は，次のとおりであった．

「仕事は継続しており，業務内容は机上作業のみでなく，届け物などの動き回る仕事が増えた．体は疲れるが，そのほうが自分に向いていると思う．仕事が忙しくなると，休憩時間はとれないこともある．しかし，とれるときは30分でも休憩コーナーで机に伏して寝てしまう」．

今回，本症例に連絡をしたところ，障害者雇用をマネージメントする企業に転職が叶い，年度末で前述の会社は退職したとのことであった．転職後は，窓口的業務が主であるとのことで，以前の職場では送別会などで温かく送り出してくれ，「仕事をしているうちに，障害があるからと自分に甘えず，努力するように自分も変わった．それに伴って周囲も理解してくれるようになったと思う」と話してくれた．

文献

1) 鹿島晴雄・他：よくわかる失語症と高次脳機能障害，第1版，永井書店，2003，pp413-416．
2) 藤田　勉・他：脳卒中最前線―急性期の診断からリハビリテーションまで―，第3版，医歯薬出版，2003．
3) 山鳥　重：神経心理学入門，医学書院，1985，pp43-44．
4) 江藤文夫：高次脳機能障害とリハビリテーション．臨床リハ別冊／高次脳機能障害のリハビリテーションver.2，医歯薬出版，2004，pp20-25．
5) 小山珠美・他：脳血管障害による高次脳機能障害ナーシングガイド，第1版，日総研出版，2001，pp251-253．
6) 先崎　章・他：臨床的注意評価スケールの信頼性と妥当性の見当．総合リハ25（6）：567-573，1997．
7) 三井　忍，種村留美・他：前頭葉機能障害の評価．OTジャーナル31：970，1997．
8) 東京都リハビリテーション病院，高次脳機能障害者社会復帰支援マニュアル検討委員会：高次脳機能障害者の社会復帰支援―訪問指導による生活現場での援助―，東京都リハビリテーション病院，2003，pp28-34．

執筆

坂本一世　東京都リハビリテーション病院リハビリテーション部（作業療法士）

評価の実際

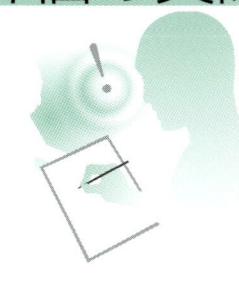

記憶障害

障害の概説

記憶の機能には，さまざまな種類と分類の方法がある．本項では，日常生活のなかで用いられる記憶の分類として，"時間軸"によるものと"記憶される内容の質"によるものに分けて提示する[1]．

（1）時間軸による記憶の分類

時間軸による分類では，①記憶の把持時間によるもの，②発症時点を基準としたもの，③生活のなかでの用いられかたによるもの，がある．

①は，認知心理学的には，短期記憶（short term memory）と長期記憶（long term memory）に，神経心理学的には即時記憶（immediate memory），近時記憶（recent memory），遠隔記憶（remote memory）とに分類される（図1b）[1,2]．

②は，発症時点を基準に分類するもので，発症以前の記憶を逆向健忘，発症以後の現在に近い記憶を前向健忘という（図1a）．

①，②は，現在を基準として過去における記憶の状態を表したものである．③は，私たちの生活のなかで，現在進行形の記憶や将来行うであろう予定にかかわる記憶などである．現在見たり聴いたりしたものを保持し，同時に処理することを作業記憶（working memory）という．たとえば，講演を聴きながらメモを取り終わるまで聴いた内容を覚えているなどである．また，「15時から会議」，「昼食後に駅で待ち合わせ」など，近未来の予定の記憶がある．これは展望記憶（prospective memory）といい，"予定記憶"ともいわれている[2]．予定記憶には，「あらかじめ意図した行為を適切な状況下で，タイミングよく自発的に想起する」という要素が含まれ，意図した行為があるという"存在想起"と，その内容を思い出すという"内容想起"の2種類の想起がかかわっている[3]．

（2）内容の質による記憶の分類

記憶される内容の質による分類では，目で見て覚える視覚性記憶，聴いて覚える言語性記憶がある（図1d）．そのほかに意味記憶，生活（エピソード）記憶や手続き記憶などがある．これらの分類は，大きく陳述記憶と非陳述記憶とに分けることができる（図2）．陳述記憶とは，ことばやイメージで表現することができる記憶であり，意味記憶やエピソード記憶がこれにあたる．意味記憶は単語・数字・概念など，私たちがこれまで学んできた知識的なものの記憶を指す．エピソード記憶は，「昨日，シャツ

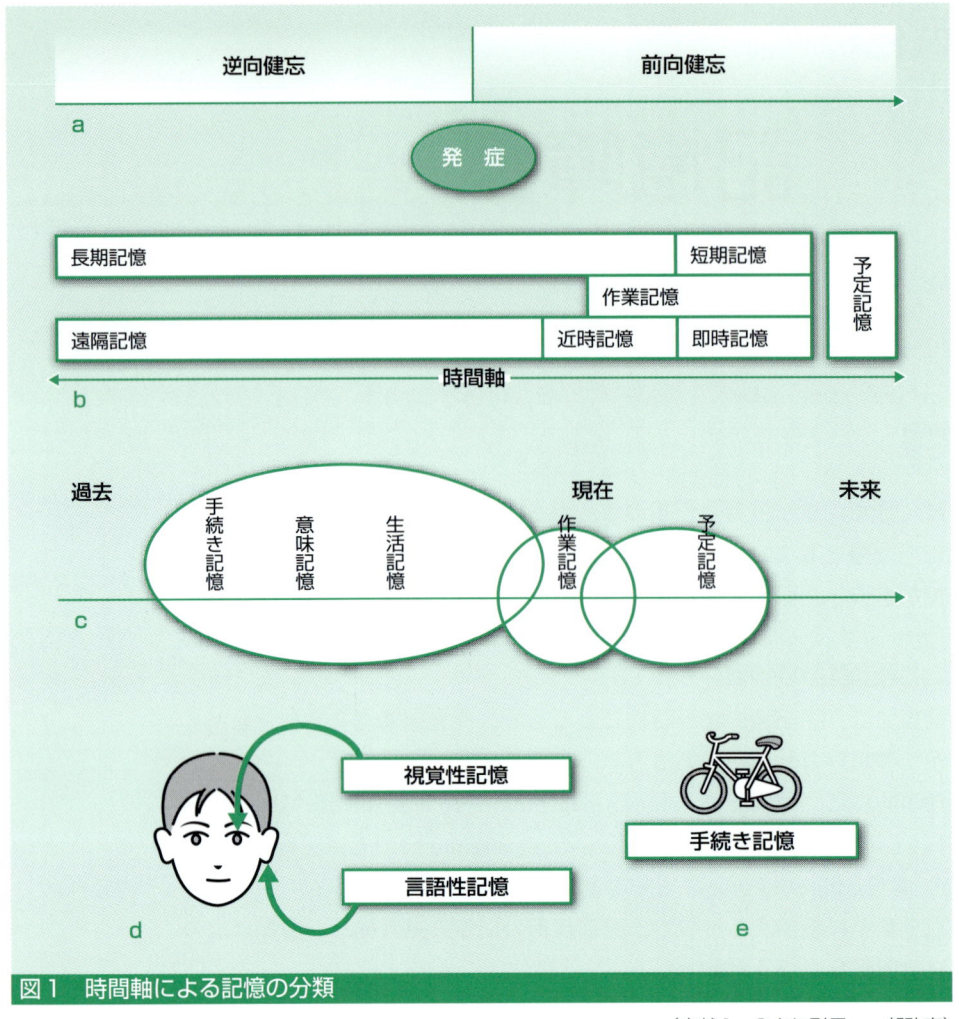

図1 時間軸による記憶の分類

a: 逆向健忘／前向健忘／発症

b: 長期記憶／短期記憶／作業記憶／予定記憶／遠隔記憶／近時記憶／即時記憶／時間軸

c: 過去／現在／未来／手続き記憶／意味記憶／生活記憶／作業記憶／予定記憶

d: 視覚性記憶／言語性記憶

e: 手続き記憶

(文献1, 2より引用, 一部改変)

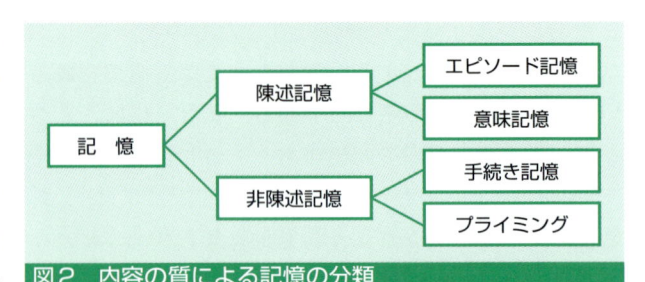

を買った」「2年前, 海外旅行に行った」「先週末, 孫に会った」など, 出来事の記憶である. 一方, 非陳述記憶とは, 言葉で表現することは困難であるが, 体が覚えているような記憶であり, 手続き記憶などがこれにあたる. たとえば, ピアノを弾いたり, 自転車に乗るなど, 繰り返し練習することで習得した技術や知覚のことである[1]. これらの記憶(意味記憶, 生活記憶, 手続き記憶)は, 前述した日常生活のなかでの用いられかたによる記憶とあわせ, 日常生活活動(ADL)を営むなかで使用される記憶として考えると理解しやすい(**図1c, e**).

図2 内容の質による記憶の分類

記憶
- 陳述記憶
  - エピソード記憶
  - 意味記憶
- 非陳述記憶
  - 手続き記憶
  - プライミング

表1　主な神経心理学的検査

〈視覚性・言語性記憶，全般性記憶，遅延再生，注意・集中〉
- 日本版ウェクスラー記憶検査（WMS-R）

〈視覚性記憶〉
- Benton 視覚記銘検査　・Rey-Osterrieth の複雑図形テスト

〈言語性記憶〉
- Auditory Verbal Leaning Test　・三宅式記銘検査

〈手続き記憶〉
- ハノイの塔

〈日常記憶〉
- 日本版日常記憶チェックリスト　・日本版リバーミード行動記憶検査（RBMT）

記憶障害の基本的な評価

　前述のように，記憶にはさまざまな種類があり，どのような状態が障害されているかによってアプローチ方法が異なる．

　記憶の神経心理学的検査を**表1**に示す．臨床上，これらの神経心理学的検査を施行するには，時間的，物理的，人的環境が整っていなければ再現性に乏しいものになってしまう．一般的には，Mini-Mental State Examination（MMSE）などのスクリーニング検査を用い，その失点により傾向をみる．また，面接・観察場面で，可能な限り自然な行動・行為のなかにおける特徴を記録し，評価することも大切である．より日常生活に近い場面設定で比較的簡易に日常的な記憶を評価できるリバーミード行動記憶検査（RBMT）は，行動・行為からアプローチするリハビリテーション（以下リハ）治療の評価を行ううえで有効であるといえる．これらから得られた情報を基に，さらに詳細な検査手法を選択し，実施することが望ましい．

症　例

患者さん紹介：40代，男性，刑事

原因疾患：発作性心房細動，脳梗塞

障害名：記憶障害，注意障害，遂行機能障害，構音障害，右不全片麻痺

知り得た患者さんの情報

　病歴：2004年2月，発作性心房細動の診断にて，通院薬物療法をされていた．薬物療法の著効なく，2005年2月にカテーテルアブレーション術施行．術後，鎮静剤の影響からか傾眠状態となった．2月中旬，意識回復時に右不全片麻痺，構音障害が認められ，同時にCTにて左視床付近の梗塞巣が認められた．

　家族構成：妻，娘との4人家族．

　画像所見（**図3**）：左視床，右脳梁体部，右外包，左中脳に梗塞巣が認められた．

　情報から考えたこと：画像所見から，梗塞部位が左右大脳半球に及んでいるため，左右上下肢の運動・感覚の障害，左右の協調動作，さまざまな認知機能の障害が生じうると考えられた．左視床部に広範な梗塞巣が認められることから，眼

球運動，遂行機能，辺縁系，行動抑制，運動感覚の機能（線条体，視床，黒質，前頭葉からなる回路）への影響，記憶機能（前頭前野外側経路・Papezの回路，基底・外側回路；Nautaの回路）への影響などが考えられた．脳梁体部の損傷から，左右の連絡障害による両手の協調運動障害，体性感覚障害，視空間機能障害，失書などのさまざまな障害が予測された．

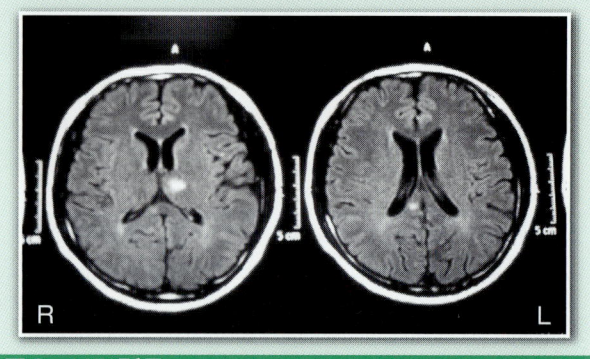

図3　MRI所見

　身体機能障害については，各種検査・測定によってとらえられる部分も多いが，目に見えないがゆえに隠されてしまう認知機能障害があることを予測の範囲に入れておくことが大切である．必ず観察・評価する項目として考えておく必要がある．

　本症例は40代と若く，働き盛りで，一家の大黒柱でもある．中長期的にみてもADLの自立にとどまらず，現職への復帰を視野に入れたアプローチが必要である．現職復帰には，高い知的活動および運動機能が求められる．運動機能障害の程度，認知機能障害の程度によって大きく左右されるわけであるが，職務内容の変更や配置転換が可能か否かの情報収集や環境調整，簡単な事務作業が可能かどうかの評価が同時に求められると考えた．

観察からわかったこと

　2月下旬，作業療法（OT）開始．前述の推測を念頭に置き，面接と簡易な検査などから開始した．運動機能面は，片麻痺機能検査で右上肢・下肢ともにBRST-Ⅵ，握力は右17.0kg，左35.5kgであった．異常感覚や視床痛も認められず，感覚については特記すべき問題はなかった．

　病棟内ADLでは，患側である右手も使用し，箸の操作やボタンの掛けはずしなど巧緻性の高い動作を含め，食事，更衣，整容は自立していた．移乗・移動動作では，注意が必要であったため，監視下という行動制限がされていたが，注意されたことも忘れ，ひとりで移乗・移動を行うことが度々あった．

　OT訓練中や面接時の会話では，対応者の問いかけた内容に対して，内容をあまり考えないままに即答し深刻感に欠け，多幸的な傾向が認められた．場所の見当識は保たれていたが，自己の症状に対しては，「どこも問題ないですよ」と話しており，病識の低下がうかがえた．

　PTやSTの内容や心理検査を行ったことについても曖昧で，「そんなことしてないよ」と即答する傾向が強く認められた．セラピストの特徴や名前，訓練室の場所や訓練内容などを詳細に示すと，気づいたかのような反応はみられた．訓練や各種検査，面会者などの一日の出来事や，運動麻痺，記憶障害など自己の症状について質問しても充分に考えずに，傍らにいる娘に確認をとる行為が認められた．

　観察時の行動・行為では，指示されたことには従順に取り組むが，丁寧さに欠け，性急に課題を行っていた．全体に，物事を注意深く考えることに欠けている

印象で，前頭葉機能の障害が考えられた．言語機能面では，漢字・仮名文字ともに音読は可能で，写字では時折誤字が認められた．病前と比較し，字体のわずかな歪み，筆記スピードの遅延などが確認された．100マス計算でも1桁の足し算・掛け算で誤りが認められた．これらのことから，ごく軽度の運動麻痺と言語・計算障害，注意障害が考えられた．

前述の情報，観察，面接，訓練場面などから記憶障害をはじめとし，前頭葉機能障害，注意障害，言語障害などさまざまな認知機能障害の存在が示唆された．

検査からわかったこと

記憶障害がどのような状況下で，どのように生じているのかを評価する必要があった．

スクリーニングとして，MMSEを実施した結果，特に近時記憶に障害が認められた（**表2**）．記憶機能を詳細に検査するため，WMS-Rを用いた．結果，視覚性記憶は病前より低下している可能性もあるものの，比較的保持されていたが，言語性記憶の障害が認められた．即時記憶は保持され，逆向健忘も認められなかった（**表3**）．

OT訓練や病棟内ADLにおける観察からも記憶障害が疑われた．自宅や現職復帰の際に必要となる人物の顔，名前，道順，予定記憶（展望記憶）などの日常記憶の有無をとらえる必要があったため，RBMTを用いた．結果，人の名前や持ち物の遅延再生に低下が認められ，予定記憶では内容の想起が困難であった（**表4**）．

考え不精的な反応や写字の誤り，簡易な計算ミスなどが観察されており，記憶障害が基盤として生じている注意力の低下や言語障害か否かを評価するうえで，前頭葉機能や言語機能の評価が必要であると考えた．

前頭葉機能検査として，Frontal Assessment Battery（FAB），Wisconsin Card Sorting Test（WCST）や遂行機能症候群の行動評価（BADS）を用いた．

FABやWCSTでは，発語の流暢性の低下，反応抑制の低下，セットの転換，柔軟性の低下が認められた．BADSでは，先を見通して計画を立てる，いくつもの課題を制限時間内にこなすことが困難などの障害が認められた（表2）．言語機能の評価として，標準失語症検査（SLTA）を用いた結果，語の列挙，計算，単文の書き取り能力が低下していた．

また，全般性知能の評価として，成人知能検査（WAIS-R）を実施した結果，

表2 スクリーニング検査結果

MMSE	見当識	10/10
	注意・集中	1/5
	記憶	3/6
	言語	8/8
	構成	1/1
	合計	23/30
FAB	類似性（概念化）	2/3
	語頭音語流暢性	1/3
	運動系列	3/3
	相反する指示	3/3
	Go-No-Go	1/3
	環境依存自動性	3/3
	合計	13/16
WCST	達成カテゴリー数	0
BADS	総プロフィール得点	11
	標準化された得点	67
	年齢補正得点	63
	全般的区分	障害あり
WAIS-R	言語性IQ	83
	動作性IQ	109
	全般性IQ	94

表3 WMS-Rの検査結果

WMS-R	Index
言語性記憶	50未満
視覚性記憶	92
一般的記憶	62
注意／集中力	97
遅延再生	80

言語性IQが低下していた（表2）.

評価のまとめ－問題の整理と私の解釈

本症例は，わずかに右上下肢の運動麻痺が残存したものの，身辺動作はおおむね可能であった．神経心理学的検査の結果からは，記憶障害，注意障害，遂行機能障害などが認められた．また，病識の低下が認められており，不注意による転倒の可能性も高いことから，排泄や入浴での移乗・移動や浴槽の出入りは監視が必要であった．

院内という限られた生活空間や対人関係では，他に特筆すべき目立った障害は認められなかった．今後，自宅での生活や現職への復帰を考慮するうえで，これらの認知機能障害は本症例にとって大きな支障となりうるものであると考えられた．

本症例の社会生活，特に職業上においては，さまざまな予定や複雑な状況の整理および把握，複数の課題，順序立てた行動，優先順位の決定などが必要になってくる．予定記憶・近時記憶の障害，注意障害，遂行機能障害や言語・計算障害など複数の認知機能障害が認められることから，それぞれの障害が軽度であっても，充分に対応できないことも予測される．

OTでは記憶，注意，遂行機能を中心とした認知機能の改善を目標に，現職復帰に向けた中長期的なアプローチが必要と考えた．

表4　RBMTの検査結果

RBMT	素点	P得点	S得点
1. 姓	0/2	0	0
2. 名	0/2		0
3. 持ち物	2/4	0	0
4. 約束	1/2	1	0
5. 絵	10/10	2	1
6a. 物語（直後）	8.5/25	2	1
6b. （遅延）	4/25	2	
7. 顔写真	5/5	2	1
8a. 道順（直後）	4/5	1	0
8b. （遅延）	4/5	1	0
9a. 用件（直後）	3/3	2	1
9b. （遅延）	3/3		
10. 見当識	8/9	1	0
11. 日付け	0/1	1	0
合計		15/24	4/12

症例の経過

障害されていると考えられる認知機能（言語性記憶，予定記憶，遂行機能，注意機能）の要素と手指の巧緻性運動機能へのアプローチの要素を作業課題に取り入れ，日常のなかでおきうることを簡素化してOT訓練を実施した．具体的には，机上に複数の課題の準備をし，指示した順番通りに課題を行うように提示した．1つ目の課題を終了次第，次の課題に取り組むよう開始前に口頭で指示した．課題内容は，訓練用パテやペグなどを用いた巧緻動作練習や，100マス計算，新聞記事の書き取りなどとした．

OTは週5日，1日45分実施し，当初は2つの課題から開始した．2つの課題であれば，途中指示がなくとも遂行できた．徐々に課題数を増加させ，10日後には5つ程度の課題であれば順を追って遂行することが可能となった．1つの課題が終了すると，次の課題が何であったのかを一旦考えるようになり，性急だった動作も落ち着いた印象に変化した．字体は改善されたが，誤字や100マス計算でのミスが継続的に認められた．言語性記憶や注意機能の障害を主とする症状が残存していると考えられた．

病識の低下に対しては，脳梗塞によるごく軽度の運動麻痺や記憶・注意の障害

などが存在していることを本人や家族に毎回説明した．また，現象が認められたところで，すぐに確認することで，本人・家族の意識を同一方向へと向かせることを目的とした．病状を説明すると，訓練開始当初は毎回驚いたような反応がみられたが，繰り返し実施していくなかで徐々に，言動に変化が現れた．それに伴い病棟内ADLにおいて，移乗・移動を家族や看護師がいる状況でなければ行わなくなった．

　本症例は記憶・注意・計算・言語・遂行機能などさまざまな認知機能障害が認められた．OT訓練の経過のなかで，症状は徐々に軽減されたものの，現職復帰にはまだ充分とはいえなかった．認知機能の改善および現職復帰に向けたアプローチを継続するため，その後，リハ目的で転院となった．

文献

1) 三村　將：記憶障害．臨床リハ別冊／高次脳機能障害のリハビリテーションVer.2，2004，pp38-44.
2) 山鳥　重：記憶の神経心理学，第1版，医学書院，2002.
3) 梅田　聡・他：コルサコフ症候群における展望的記憶．神経心理学 16(3)：193-199，2000.
4) 鹿島晴雄・他：認知リハビリテーション，第1版，医学書院，1999，pp115-140.
5) 千野直一，安藤徳彦：リハビリテーションMOOK　高次脳機能障害とリハビリテーション，第1版，金原出版，2001，pp114-122.
6) 綿森淑子監訳：記憶障害患者のリハビリテーション，第1版，医学書院，1997.
7) 南雲祐美・他：脳損傷例の記憶障害－展望記憶へのアプローチ．臨床リハ別冊／高次脳機能障害のリハビリテーションVer.2，医歯薬出版，2004，pp247-252.
8) 三村　將：病態整理．記憶障害とリハビリテーション，総合リハ 30(4)：299-306，2002.
9) 原　寛美：機能訓練．記憶障害とリハビリテーション，総合リハ 30(4)：313-319，2002.
10) 坂爪一幸：代償手段．記憶障害とリハビリテーション，総合リハ 30(4)：321-327，2002.

執筆

大山明美　兵庫県立姫路循環器病センターリハビリテーション科（作業療法士）
時政昭次　多可赤十字病院リハビリテーション技術課（作業療法士）

評価の実際

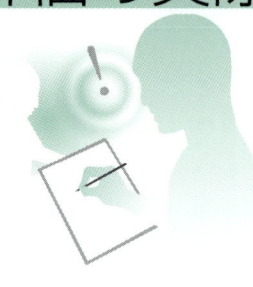

半側空間無視

障害の概説

　半側空間無視とは，病巣の反対側にある刺激に気づかない現象であり，運動や感覚の障害によらないものと定義されている[1]．一般的に右利きの場合，右大脳半球が空間性注意に対する優位半球となる．そのため，右半球は左空間に優位であるが左右の両空間に対して，左半球は右空間に対して空間性注意を配分している．通常は左右の半球の注意機能は均衡が保たれているが，右半球損傷後にはその機能が低下し，左空間に対する空間性注意機能が低下すると考えられている[2]．このため，右半側空間無視に比べて左半側空間無視のほうが多く認められるだけでなく，重度で長引くことが多い．ここでは，現象の説明をわかりやすくするために，左半側空間無視（以下，左半側無視）として症状の説明を行う．

　左半側無視の症状は多岐にわたるが，左側を見落とす内容によっていくつか症状を整理することができる．ここでは，日常生活場面にかかわる空間の左半側無視と身体の左半側無視を紹介する．

(1) 外空間に対する左半側無視

　左半側無視症例の行動や検査結果から"何の左側"を見落とすのかという観点で2つの下位項目に分類できる．

　①**体幹を中心とした左半側無視**：患者の正中矢状面より左側にある刺激に気づかない現象．主に左空間への探索の障害を反映していると考えられる．日常生活では，食事場面で左に置かれた器に手をつけない，左側にあるテレビやナースコールをみつけられないなどが観察される．

　②**対象物を中心とした左半側無視**：患者と対象物の位置関係にかかわらず，その左部分を見落とす現象．対象を同定する段階での障害と考えられる．こうした特徴を有する患者は，食事においてすべての器に手をつけるが，それぞれの器のなかで左側を食べ残すかもしれない．また，横書きの文章で漢字の偏を見落としたり，体温計の数字を読み間違えること（例：6を5と，8を9と読む）が観察される．

(2) 身体にかかわる左半側無視

　患者を取り巻く外空間のみならず，自身の身体にも左半側無視がおこることがある．ここでは，左半身に対する認識の低下を3つに分けて説明する．

　①**身体無視**：左半身の麻痺の有無に関係なく，その存在，またはその状態に気づか

ない現象．身体の左側に対する認識が低下するために生じると考えられる．この症状を呈する患者は，左上下肢を危険にさらす恐れがある．つまり，車椅子乗車中に左上肢が肘掛けから外へ落ちていたり，左手が大腿の下敷きになっていたりしても気づかないことがある．またベッドで寝ているときに左上肢を背中の下に敷いていることもある．さらに，顔を拭くときの拭き残しやひげの剃り残し，化粧のし忘れや歪みなどを顔面の左側で認めることもある．

②運動無視：麻痺がないか，あってもごく軽度であるにもかかわらず，動かせるはずの左上下肢を動かさない現象．この症状を呈する患者の特徴として，歩行時に左下肢の運びが不充分であったり，左手を振らずに歩いたりする[3,4]．また，自然な状況下であれば，両手で行う動作であっても右手しか使用しない．しかしながら使用を促すことによって左上下肢の動作は可能となる．運動無視の場合，左上下肢の肢位が不自然な肢位であっても気づかないこと[5]や，動かないことを主張すること[6]もある．そのことは随意的な運動が可能である左上下肢に対する認識の低下を反映していると考えられ，身体無視のひとつとみなすことができる．

③運動消去現象：左手には明らかな麻痺がなく，左手のみ，または右手のみの片手動作であれば遂行可能でありながら，両手動作を行うとしだいに左手の動きが止まってしまう現象．片手であれば左手でも動作可能である点は，運動無視とは異なる．両手動作時にのみ生じる運動の左身体無視であり，運動を継続しようという左上肢へ向けられる注意・関心が欠損してしまうためと考えられる．

半側空間無視の基本的な評価

(1) 外空間に対する左半側無視の机上検査

机に向かって検査ができる状態であれば，線分二等分課題，抹消課題，模写課題などの検査を組み合わせて実施する．複数の検査結果を総合することで症例の呈する左半側無視の質的・量的特徴をとらえることができる．またBIT行動性無視検査日本版[7]ではカットオフ値が定められているので検査上の左半側無視の有無を判定することが可能である．上記の検査に加え，筆者らは空間の左半側無視と対象物の左半側無視を定量的に評価する図形識別課題[8,9]や構成障害のある症例には模写課題のほかに塗り絵も実施している．

(2) 身体にかかわる左半側無視の評価

身体無視に関する評価としては，検者が指定した身体部位（左肩，左肘，左手，左膝，左耳など）に触れることができるかどうかで判断する．運動無視の評価としては，両手を必要とする動作で評価を行うことができる．つまり，ペットボトルのふたを開ける，両袖のボタンをかける，ベルトを締める，上着のボタンやファスナーを閉める動作などで左手の不使用があるかどうかを確認する．運動消去現象に対する評価では，両手を同時に使用する課題を用いる．両手で机や膝を同じペースでタッピングする検査や，粘土を棒状に伸ばしていくこと，ペグボードにあるペグ棒を両手同時にひっくり返す課題を両手で行うことで，左手の動きが止まるかどうかをみることができる．

(3) 行動観察による左半側無視の評価

　左半側無視による行動障害は，動作項目によりその出現が異なる場合がある．また同じ動作であっても常に困難を示すときや，そうでないときがある．そのため，何度か繰り返して行動を観察することに加え，病棟スタッフからの情報収集を行うことも重要である．

　発症直後は，ベッドサイドで訓練を行うことが多い．その際，右方へ顔や目線を向けていないか，左側から声をかけたときに左方へ顔を向けることができるか．さらに，ベッド上で仰臥位のとき左上下肢の肢位はどうなっているかを観察する．また，ベッド上で左上下肢に注意を向けられるようになっても，起居動作や移乗動作を行う際に，左上下肢の管理がおろそかになってしまうこともある．ADL場面で空間や身体の左半側無視が起こりそうな項目について，**表**にまとめる．

表　ADL場面における左半側空間無視の評価

食事	トレイの左側にある器に手をつけるか，それぞれの器の左側に食べ忘れがないか．
整容	洗顔・整髪・ひげ剃りのやり残し・化粧での塗り忘れや歪みを左側で認めないか確認する．
排泄	トイレの中で左側にある手すり，トイレットペーパー，水を流すボタン・レバーを探せるか．
移動（車椅子駆動・歩行）	右または左に寄っていかないか，左側にある障害物，または目標物をみつけられるか．車椅子乗車時中の左上下肢の管理．
更衣	上着に左手を通す，左側の襟や裾を直せるか．左足をズボンの左側へ通すことができるか，またウエスト部分を腰までしっかり上げられるか．左足の靴の着脱に忘れはないか．
入浴	身体の左側を洗う・拭けるか．

左上下肢の麻痺が軽度か，ない場合は上記の動作中に左上下肢の運動無視がないか確認する

症 例

患者さん紹介：82歳，女性，右利き

原因疾患：右脳梗塞

障害名：左同名性半盲，左半側空間無視

知り得た患者さんの情報

　現病歴：目がチラチラするという症状が出現し，脳外科を受診．脳梗塞の診断にて入院となる．

　神経学的所見：左同名性半盲を認めるが，眼球運動に制限を認めず．両下肢に疼痛を認めるが，四肢に運動麻痺や感覚障害を認めず．

　主訴：視野障害

　ニーズ：自宅で留守番ができるようになりたい．

　既往歴：約1年前に脳幹梗塞により右片麻痺となる．2ヵ月入院し，その間，作業療法（OT）と理学療法（PT）を受ける．その後は麻痺は改善し独歩で自宅退

院となった．若いころから左耳が難聴である．

　合併症：糖尿病，高脂血症．

　家族構成：娘夫婦と3人暮らし．娘夫婦は，自宅向かいにある店を経営．入院前の状況として，身の回りのことは自立していたが，家事は行っていなかった．現在は，娘が毎日面会に来ており，昼から夕方まで症例の世話をしている．

　画像所見：頭部MRIにて，右後頭葉に梗塞巣を認める（**図1**）．

　新しい病巣は右後頭葉にあり，視覚障害の訴えもあるので，左同名性半盲を呈していると考えられた．頭頂葉へ病巣の広がりがないものの，主訴やニーズを考えると，見えにくいことによる生活上の支障が出ているので，左半側無視の有無を精査する必要があると考えられた．また左半身の運動麻痺や感覚障害は，今回の病巣からは生じないことが予想された．以下に，発症から1ヵ月経過した時点での所見を示す．

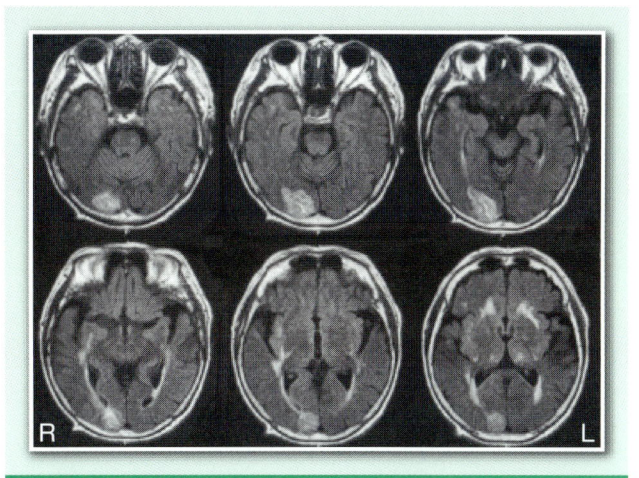

図1　入院時の頭部MRI flair画像
右後頭葉に加え，右側頭葉と島の接合部に梗塞を認める．向かって左側が右半球．

観察からわかったこと

（1）訓練室において

　訓練室へ来室したときは，右方へ顔を向けている．左側から声をかけても右側へ目を向けてしまい，話者をみつけられない．訓練としてペグボードの上にあるペグを右または左手でひっくり返してもらうも，左側にあるペグを返し忘れる．起居動作や車椅子への移乗時，さらに椅子座位のときには，左手足の管理は良好で，左手足を忘れて動作を行うことはない．車椅子にある左側のストッパーをかけ忘れてしまうことはしばしば認められる．

（2）ADLのなかで

　食事場面では，トレイの上にあるすべての器に手を伸ばすことができる．さらに，各器のなかで左側にある食べ物を残すことはない．右側の器から順に左の器へ食べていくのではなく，それぞれの器へ手をつけながら食事をすすめることができる．食事中にトレイの左側においてあった眼鏡を机から落としてしまったが，それには気づかなかった．

　病棟内は，歩行器を使用し，病室とトイレの間は自力で移動可能であった．病棟の床にはビニールテープが貼ってあり，それをたどると一人で行き来ができる．しかし，そのテープを見ないとトイレから病室へ戻るときは，病室が症例の左側になり，部屋番号を確認しようとするも表札をすぐにみつけられない．歩行器を用いた歩行時に右または左へ寄っていくことなく直進できるが，歩行器の左側を病室の入り口にぶつけることがある．両下腿に疼痛があることと，よく見えないため訓練室までの移動は，車椅子を用いて全介助である．

　整容では，整髪，歯磨き，洗顔は自立．排泄も自立．トイレットペーパーや水

を流すためのボタンが左にあっても探すことが可能である．入浴はシャワー浴で，自力で可能であるも介助で体を洗ってもらっている．更衣は，左右や表裏を取り違うことなく，衣服の着脱は可能である．いずれの動作においても，必要に応じて右手ばかりでなく左手も使用していた．

　本症例の行動観察を通して，顔を右へ向けていることや，自発的に目を左へ向けることができないこと，ペグボードの左側へ手を伸ばすことができないことから，明らかな左半側無視を呈していると考えられた．ADL場面では，さまざまな側面で左半側無視を示すのではなく，歩行器での移動時と車椅子操作時，さらに食事中にのみ左半側無視が認められた．いずれにしても，左方の空間探索が不充分であるために生じた現象と考えられた．また，左身体無視や左上肢の運動無視，運動消去現象は認められなかった．

検査からわかったこと

　左半側無視の有無や程度を机上検査を用いて評価した．

　①線分二等分課題：120mmと240mmの線分では，それぞれ16mmと48mmの右方偏倚を示した．

　②模写課題：左半側無視のみならず構成障害も認められた（図2）．

　③図形識別課題[8, 9]：空間の左半側無視と対象の左半側無視を同時に評価した．A3用紙には，円と，右か左が欠けた円がランダムかつ左右対称に配置されていた．用紙の片側には，3種類の図形がそれぞれ10個，計30個含まれていた．症例には，右または左が欠けている円には×を，欠けていない円には丸をつけるよう教示した．症例の反応は，用紙の右端に印をつけるにとどまったが，個々の図形に対しては正しく印をつけることができた（図3）．

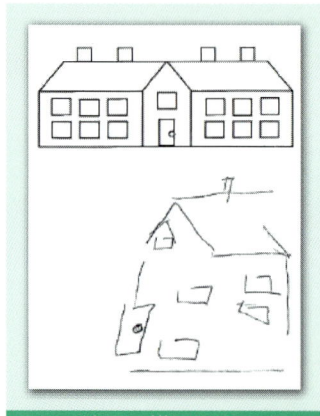

図2　線画の模写課題
描かれた絵は歪んでおり，左側の書き忘れに加えて，右側でも窓や煙突が書き落とされている．

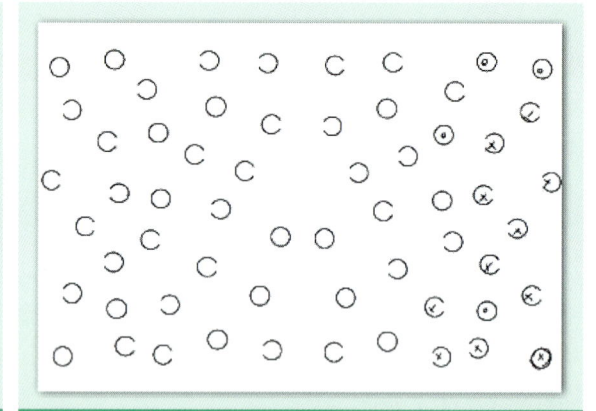

図3　図形識別課題
用紙の右側1/4にのみ印をつけている．右下の円に対しては，はじめ×をつけてから訂正している．その他の印のつけ誤りは認めず．

評価のまとめ－問題の整理と私の解釈

　本症例は，右後頭葉の脳梗塞により左同名性半盲を呈したが，四肢の運動麻痺や感覚障害を呈していなかった．また発症以前より左耳の難聴が認められていた．検査上では，空間の左方探索が不良で，すべての検査結果において左半側無

視を認めた．またその特徴は，空間の左半側無視であって，対象の左半側無視は認められなかった．ADL場面でも，左半側無視による行動障害が認められ，左方空間に対する探索不足を反映していると考えられた．本症例には，左空間への探索を促す訓練を実施し，行動上の左半側無視軽減を目指した．

症例の経過

下記の内容で机上訓練を実施した．

（1）ペグボードを使った訓練

①ペグ棒をひっくり返す，②半分の数のペグ棒を右から左，またはその逆でボード上を移動させる，③並んだペグ棒をつまみ上げ，右に置いた箱の中へ入れ，そしてまた並べ元に戻す．

ボードの左側に見落としがあるときは，まだペグ棒が残っていることやペグ棒を置く場所が残っていることを症例に伝えた．それでも探せないときにもっと左側に目を向けるようにと声をかけた．

（2）塗り絵

構成障害が強く認められたので，線画に色鉛筆で色をつけてもらった．どのような線画であるのか口頭で説明してもらい，それから塗り始めてもらった．また，塗り残しがあるときには，もう塗るところがないかどうか確認を促した．

（3）セラピーパテ

①両手掌を用いてパテを机上で転がし棒状に伸ばしていく，②すりこぎ棒の頭でパテを平らになるようにつぶしていく．棒状にパテを伸ばすときは，左右が均等な太さになるように心がけてもらい，必要に応じて声かけをした．また，パテをつぶすときにその左側が充分につぶれていない場合，まだつぶれていないところがあることを伝えた．

ペグ棒を用いた訓練では，左側の見落としがしだいに少なくなってきている．塗り絵に関しては，はじめは線画の右側3割を塗る程度にとどまっていたが，現在は左端を塗り残すものの，正中より左側まで色を着けることが可能となった（図4）．パテを使った訓練でも左側へ注意を向けることができるようになり，均等な太さに伸ばすことや，左右均等につぶすことができるようになった．行動上でも症状の改善が認められ，廊下に線がなくてもトイレと病室の間は移動可能となり，車椅子の左側のブレーキのかけ忘れもなくなった．

今後も現在の訓練を継続し，訓練効果がさらなるADL改善をもたらすかどうかを検討するとともに，プリズム眼鏡などを用いた訓練[10]の併用も検討している．

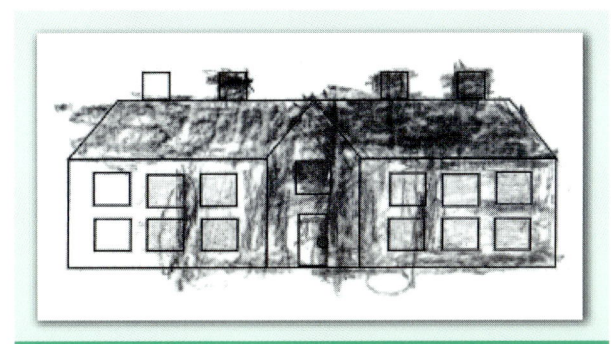

図4　線画の色塗り課題
左端の窓とその周辺，さらにその上の煙突が塗られていない．

文献

1) Mesulum, M-M：Attention networks, confusional states and neglect syndromes. In：Principles of behavioral and cognitive neurology. 2nd ed, Mesulum M-M (ed), Oxford University Press, New York, 2000, pp174-256.
2) Heilman, KM et al：Neglect and related disorders. In：Clinical Neuropsychology, 3rd ed, Heilman, KM, Valenstein, E (eds), Oxford University Press, New York, 1993, pp279-336.
3) Laplane D, Degos, JD：Motor neglect. *Neurol Neurosurg Psychiat* 46：152-158, 1983.
4) Fiorelli, M et al：PET studies of cortical diaschisis in patients with motor hemi-neglect. *Neurol Sci* 104：135-142, 1991.
5) 板東充秋：運動無視．臨床リハ別冊／高次脳機能障害のリハビリテーション，医歯薬出版，1995，pp72-76.
6) 石合純夫：運動無視．高次脳機能障害学，医歯薬出版，2003，pp69-71.
7) 石合純夫（BIT日本版作成委員会代表）：BIT行動性無視検査日本版，新興医学出版社，1999．
8) Ota, H et al：Dissociation of body-centered and stimulus-centered representations in unilateral neglect. *Neurology* 57：2064-2069, 2001.
9) Ota, H et al：Different spatial processing for stimulus-centered and body-centered representations. *Neurology* 60：1846-1848, 2003.
10) Rossetti, Y et al：Prism adaptation to a rightward optical deviation rehabilitates left hemispatial neglect. *Nature* 395：166-169, 1998.

執筆

太田久晶 札幌医科大学保健医療学部作業療法学科（作業療法士）

評価の実際

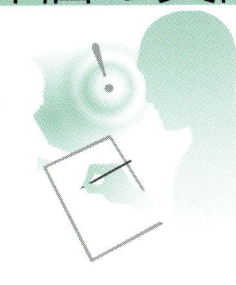

視覚失認

障害の概説

(1) 視覚失認の分類

　視知覚の障害は，感覚・知覚と認知のレベルに大きく分けることができる．対象物品や絵，写真の線，形，傾き，重なり，陰影などの分析に困難を示す重篤な視知覚障害は両側大脳半球の損傷により生じる．対象物の形態はとらえていても，そのものが何であるかという視知覚と意味とのつながりが障害されることもある．この段階の障害では物体，画像，色彩，文字，相貌など特定の対象に限った認知障害を示し，それぞれ症状に応じ，物体失認，画像失認，色彩失認，純粋失読，相貌失認とよばれる．

　視覚野は後頭葉にあり，両側の後頭葉視覚野が損傷された場合には皮質盲や大脳性弱視など，感覚機能自体が低下する．通常，視覚失認は，統覚型視覚失認と連合型視覚失認に分けられる[1]．

　統覚型視覚失認は，要素的視覚情報から知覚像を形成する段階の障害であり，一次性視覚（視力，視野，大小，方向，色彩，明暗）は保たれているが，視覚対象の形態の認知，弁別レベルの障害である．CO中毒，皮質盲からの回復過程にみられる．対象を正確に知覚することが困難で，対象物を写生することができず，種々のマッチング課題に失敗し，あるいは検者の指示に従って対象物を指示することができない．最も簡単な幾何図形や線画の認知や模写さえもできない．このため，日常生活において，自分が書いた文字も読めない，眼前の対象を認知できず触ると理解する．しかし，光の強度，対象の大きさ，色，方向，動き，および奥行きの知覚はほぼ正常である．

　一方，連合型視覚失認では，自分がわかっていない物品（線画）の写生（模写）や照合をほぼ正確に遂行する．連合型視覚失認の患者が写生や模写を行う場合，特徴を一つひとつ，きわめて忠実に描こうとするので，完成に非常に長い時間を要する．また細部を正確に知覚しているにもかかわらず，不完全な視覚刺激や無意味な線によって妨害された視覚刺激，重なり合った線画などでは，途端に知覚に困難を示す．

　視覚認知以後の呼称段階の障害は視覚失語とよばれる．眼前の物品の名前を言うことができないのに使用法を身振りで説明し，検者が言った物品を正しく指示するなど，その物品を認知することは可能である．左後大脳動脈領域の梗塞により出現する．

(2) 視覚失認の症状

　視覚失認の症状を概説する．物体失認の原因疾患は両側または左側の後大脳動脈領域の梗塞である．両側の梗塞例では相貌失認を合併していることが多い．左側のみの

後大脳動脈閉塞例では純粋失読および色彩失認を合併することが多い．この場合には脳梁膨大部にも損傷が認められる．

　画像のみに認知障害を示す場合には，画像失認とよぶ．写真，線画，写実的な絵画，簡単なデッサンなど，さまざまな画像に対する視覚失認である．また，複雑な表現である絵画，写真などは，個々の物品や人物の正常がほぼ認知できても，全体が何を表しているのか把握できないことがある（同時失認）．

　大脳損傷による色彩認知の障害は，以下のように分類される．中枢性色盲（色覚障害）は色相弁別の困難，色の恒常性の障害，色を正常に知覚することができない．中枢性色盲は稀で，通常は四分視野，あるいは半側視野が障害される．後頭葉下部，後頭側頭接合部および舌状回，紡錘状回の両側病変では，全視野にわたる中枢性色盲が生じる．同部位の一側病変では病巣反対側の半側視野に半側色盲が生じる．左一側病変では典型的に色盲と失読を生じる．

　色彩失認は，与えられた刺激に対し適切な色を検索する能力の喪失と定義される．そのため，色彩失認患者はさまざまな対象の色を思い出す，特定の色を示す事物を思い出す，ある事物の正しい色を選ぶ，色彩に関する基本知識（例／赤と黄色を混ぜるとオレンジ色になる）を思い出す，などに障害を示す．色彩失認は稀であり，損傷部位は左一側か両側の後頭側頭領域である．

　色彩失名辞は，色の名前を言う，与えられた色名に従って色を指示することの障害である．典型例では右同名半盲を示すが，左視野では色・形の知覚は正常である．純粋失読を合併する場合が多い．

　相貌失認は，熟知相貌の認知に問題がある場合をいう．患者はよく知っている人物の顔を見ても認知できないが，声を聴いた瞬間にその人物を同定することができる．

視覚失認の基本的な評価

　視覚失認の評価は，まず障害の性質を分析し，次いで日常生活・社会生活上の問題点を明らかにすることが大切である．感覚・知覚・認知の各レベルの評価に続いて，物体・画像，色彩，文字，相貌といった視覚対象別に障害を検討する．さらに，視覚対象別の評価結果をまとめ，視覚機能を全般的にとらえる．実際の症例では物体失認，色彩失認，純粋失読を併せもつような場合が少なくない．

　大脳損傷に伴う視覚障害の性質を分析するため，まず視覚体験の変化に関して質問を行う．特に形，明るさ，色，遠近感，大きさ，歪みなどについて個別に尋ねる．具体的には，「この病気になって，見えかたが変わったか．明るさはどうか，大きさはどうか…」などと尋ねる．一方で，客観的にこれらの障害が認められるにもかかわらず，障害を認めない病態否認についても注目する必要がある．

　感覚レベルの評価としては，視力，視野について確認する．視力低下が認められる場合には両側後頭葉病変に伴う皮質盲が考えられる．統覚型視覚失認では視力表を注視することができず，視力測定が困難となる．しかし日常生活を観察していると，机の上のごみに気づくなど，視力が保存されていることがわかる．このような場合には知覚，認知面の障害であることが確認できる．視野測定も注視点の固定ができず困難なことが多いが，対面法によって固視の状態を確認しながら，同名半盲などのおよその視野を推定する．

知覚レベルの検査としては，標準高次視知覚検査（VPTA）[2]があり，「視知覚の基本機能」の諸課題が含まれている．この検査には線分の長さ，形，明るさ，色，大きさ，距離などの知覚が含まれている．また，図形の模写は視覚失認の統覚型と連合型を鑑別するうえで有用である．錯綜図は軽度の視知覚障害を検出する課題である．ルリア神経心理学的検査法の高次視覚機能下位検査[3]では視覚的な認知課題として，物品，写真の呼称がある．写真には鮮明な写真と焦点がぼやけた不鮮明な写真，白黒反転した影絵写真が含まれている．錯綜図，隠し図（模様のなかに目標図形がはめ込まれている）もある．また空間的見当識の課題（図形の類似点と相違点の指摘，図形の組み合わせの記憶，時計の読みと針合わせ，方角，見取り図を描く，図形の再生），空間に関する知的操作（積木の構成，模様の完成，絵を見て積木の数を推定する，向きを変えた図形の位置を指示する）もある．

　VPTAを用いて，視覚失認と他の症状との鑑別のポイントを述べる（図）．視覚失認と類似の症状との鑑別，統覚型・連合型の鑑別には，対象物の意味理解がなされているか，視覚以外の感覚モダリティでの成績はどうか，視知覚レベルには問題はないか，などを分析する必要がある．VPTAには，絵の呼称・物品の呼称がある．対象物を見るときに，注意がそれたり，対象に視線がいかない，無視するなど，見ることそのものに問題があれば，注意障害や半側無視などの症状を疑う．見ることに問題はないが，呼称ができない場合は，物体失認および画像失認を疑う．このとき言語機能の障害と鑑別する．音韻的，意味的な誤りである錯語が出現した場合は，失語症が考えられる．

　一方，視覚失認例では音韻的，意味的な誤りは示さない．また，その他の課題としては，絵の分類・使用法の説明・物品の写生・使用法による物品の指示・触覚による呼称・聴覚呼称の諸課題などがある．対象物の呼称ができず，その他のモダリティでも全くわからず，反応がみられなかったり，「わからない」と答える場合は，意味記憶障害が疑われる．また，失行症が重度の場合でも同様のモダリティで誤りを示す．語義失語の場合は，聴覚や触覚による呼称でも誤りを示すが，使用法の説明や実際に使用することは可能である．

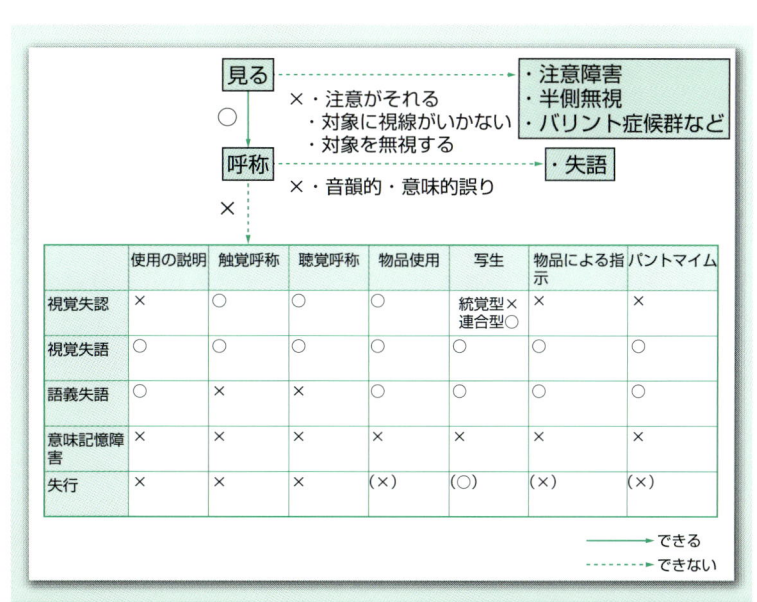

　視覚失語では，視覚による呼称のみに障害を示す．絵の分類，使用法の説明および使用法による物品の指示が可能であれば，呼称ができなくても認知はできている．物品の写生は知覚レベルの能力をみるために行われ，統覚型では困難であり，連合型では可能である．触覚呼称および聴覚呼称は，視覚以外のモダリティでの能力をみるもので，これらは可能でありながら視覚呼称ができない場合は視覚失認である．さらに状況図の説明

	使用の説明	触覚呼称	聴覚呼称	物品使用	写生	物品による指示	パントマイム
視覚失認	×	○	○	○	統覚型× 連合型○	×	×
視覚失語	○	○	○	○	○	○	○
語義失語	○	×	×	○	○	○	○
意味記憶障害	×	×	×	×	×	×	×
失行	×	×	×	(×)	(○)	(×)	(×)

図　物体認知における類似症状の鑑別

がうまくできないときには同時失認が考えられ，本項目に特異的に障害が現れる．状況全体の意味が理解できるかどうかばかりではなく，個々の部分の認知についても確認する必要がある．

　色覚の障害は石原式色覚検査[4]によってスクリーニングが可能である．また，色彩認知課題としては，「バナナは何色」など色名を答えさせる，「青い色をしたものには何があるか」など色名と同じものを答えさせる，がある．色名呼称に関しては，「これは何色」と色紙を呼称させ，色名指示では，「オレンジ色はどれですか？」と色紙を指示させる．相貌認知についてはVPTAが標準化された唯一の課題である．有名人の命名（名前あて）・有名人顔写真の指示，家族の顔の認知の諸課題では熟知相貌の認知能力を検査する．

　視覚対象別の評価を行ったあとで，それらの評価を統合して障害の全体像を明らかにする必要がある．ここで一つ考えておくべき事項は，視覚対象別に障害のレベルが一致するとは限らない点である．たとえば物体・画像については連合型の水準であるのに相貌認知については統覚型である，ということが起こりうる．各視覚対象について一致した段階で障害が認められるならば，障害の性質を明確にしやすい．いずれの視覚対象についても感覚レベルの障害であると認められれば，その症例は皮質盲ないし大脳性弱視によってあらゆる視覚対象の視覚的把握に困難を生じていることが理解される．

　視覚的障害を有する患者は，比較的自分の症状を詳細に訴えることができるので，日常生活上の問題をできるだけ具体的に尋ねる必要がある．

症 例

患者さん紹介：52歳（発症時），男性

原因疾患：脳梗塞

障害名：連合型視覚失認，相貌失認

知り得た患者さんの情報

　背景：**表1**の質問調書に従って，本症例の背景をまとめる．本症例は，ガス会社に勤務しており，職務内容は緊急時対策や保安などの管理の仕事を行っており，勤続年数は30年を超えていた．通勤方法は主に電車で，通勤時間は20分だった．自宅は，3階建てマンションの2階に住んでいた．病前の趣味は，歌謡曲，釣り，読書，絵画と多趣味だった．病前性格は，積極的に行動する，自分に自信がある，楽天的でくよくよしない，社会ルールを大切にする，誰とでも気軽につきあうなどであり，病後も変化はみられなかった．

　ニーズ：目が見えるようになりたい．

　家族構成：妻と娘の三人暮らし．

　病歴：1988年12月，出勤前に歯ブラシを落とし右手の脱力に気づいた．同日，H病院にて一過性の心房細動による心原性脳梗塞と診断された．翌年5月，右目の奥の痛みと左の見えにくさを自覚したが，2, 3日後には消失した．同月末，後頭部の頭重感があり，テレビを見ていて突然何も見えなくなった．A病院に入

表1　家族調書項目

・記入者氏名　・患者さんとの関係　　・入院年月日　・病室番号

1. 患者さんについて
   1) 氏名　性別　生年月日　年齢
   2) 住所　電話　連絡先（住所以外）
   3) 最終学歴
   4) 職業　勤務（勤務先，職種，勤続年数，通勤方法，通勤時間）
   5) 居住地歴
   6) 社会活動の有無
   7) 病前の趣味・技術
   8) 病前の読み書き習慣
   9) 信仰している宗教の有無
   10) 家族（配偶者，両親，兄弟，子供，孫，他），同居・別居
   11) 相談できる人の有無　具体的に
   12) 病前性格
   13) 病後の性格変化
   14) 利き手

2. 病気について
   1) 今までにかかった病気
   2) 現在の病気，現在の状態
   3) 入院歴（病院名，期間）
   4) 家族歴
   5) リハビリテーションの有無（場所）
   6) 入院についての希望
   7) 手帳の有無
   8) 退院後の希望
   9) 退院後の家庭環境

院，両側後大脳動脈梗塞による皮質盲と診断された．皮質盲の経過は，最初は動くものがわかり，次いで明暗，形，色という順に4ヵ月間で回復した．視力も徐々に回復し，視野は上四分の1盲を有していた．主訴は人の顔が判別できない，小さい字が読めない，自分の書いた字が読めないなどであった．6月中旬，上肢動脈塞栓症を併発したため，K病院に転院し，外科的処置が行われた．同年9月末にリハビリテーション（以下リハ）目的としてI病院に入院した．神経学的には，麻痺は認められなかった．

　他部門からの情報：MRI所見では右紡錘状回，舌状回，一部傍海馬に梗塞巣，左側頭葉外側下部の下側頭回から一部後頭葉白質に高信号域が認められた．主治医からの情報は，相貌や文字，色彩の判別が困難な視覚失認と報告を受けた．言語療法部門からは，WAIS-Rにて，言語性IQ116，動作性IQ109，全検査IQ114だった．動作性検査の下位項目では絵画配列9，組合せ7と視覚処理の低下の影響がみられた．また，物品や絵の認知にやや時間がかかる，読字では，1文字の認知に時間を要する，類形錯読などが情報として得られた．看護部門からは，日常生活は自立し，特に問題はみられないと報告を受けた．

　これらの情報をまとめる．相貌失認の発現は，紡錘状回，舌状回の皮質，皮質下が最も重要であると考えられており，相貌失認の存続には，両側の側頭後頭葉内側の病変が指摘されてきた[1]．本症例の画像所見も，相貌失認を呈する病巣と一致しており，しかも両側病変で，相貌失認が重篤であることは，すでに画像から明らかであった．

　また，主治医と言語部門からは，視覚失認の症状が報告されていた．しかし看護部門は，「日常生活自立」と報告していることから，介助を要しないレベルであることがわかる．家族調書からは，職場復帰が望まれていた．また，病後に性格変化もきたしておらず，視覚症状改善のニーズは本人も家族も高かった．

　これらの情報から，
①視覚失認症状の詳細な把握

②日常生活での視覚失認症状の影響の把握
③職場復帰が可能かどうかの判断
以上のことを明確にする必要があると思われた．

観察からわかったこと

面接で尋ねたことは，「困っていることは何か」，「発症からの経過」，「日常生活の内容」，「これからどうなりたいか」などであった．困っていることは，人の顔がわからず妻や娘の顔もわからない，色の区別がつきにくい，字が読めない，などだった．発症からの経過については，「脳梗塞で倒れたとき，A病院に2週間入院したが，そこでは真っ暗で何も見えず手探りで歩いていた．主治医からは失明を覚悟して点字を覚えるように言われた．このときは，生きていてもつまらないから自殺しようと思った．その後動きのあるものはわかるようになり，元気が出てきた．大きい字や画数の少ない字は，なぞると読めるようになってきた」と述べた．日常生活では，「食事は，食べ物が何かわからない，口に入れてはじめてわかる．更衣は，自分で着るが，時々表裏逆に着ていることがある．オーバーオールなら，胸当てがついていて前後がわかりやすいし，デニム生地は表裏もわかりやすく，よく着ている．整容動作では，ひげそりは電気カミソリで行うが，まず触って確かめてから行うようにしている．字は自分で書けるが，書いたものが読めないので困っている．毎日の日記は書くようにしている．入院してから，ベッド周りのものの位置を確認できなかったので，洋服などは段ボールに整理し，配列を自分の頭の中に入れた，と述べた．これからどうなりたいかについては，「目を良くしたい．早く良くなって会社に戻りたい．家族にすっかり世話になったから，楽をさせたい．早く元気になりたい」と述べた．

これらの面接結果から，
①発症時からの症状に変化がみられていること
②症状の変化に伴い，精神面での変化がみられていること
③自ら症状を補うストラテジー（わからない字はなぞる，触って確かめる，整理するなど）の工夫がみられること
などがわかった．

検査からわかったこと

すでにSTからは，WAIS-Rの結果報告を受けており，知的に問題がないことがわかっている．視覚失認の症状を詳細に把握するために，VPTA[1]を施行した．本症例のVPTAの結果を表2に示す．物体・画像認知では，絵の分類では正答はするものの回答に時間を要した．これは，10枚の絵を一枚ずつ目で追うように眺めていたためである．また，状況図の説明も全体をとらえることができなかった．相貌認知が最も重症であり，有名人の顔写真の命名は8名中2名のみ正答で，それも時間を要した．正答した2人は政治家と歴史上の人物で，特徴のある眉毛，ふくらみのある頬などで判断し，答えていた．ほかの8人の有名人は，既知感もなく，鼻を中心に見ると口までしか見えず，全体が見えないと訴えた．また，有名人の指示や家族の顔写真もわからなかった．未知相貌の照合や男女，老若の区別も困難だった．また補足検査として，動物の8枚の写真を見せて何であるか答

表2 標準高次視知覚検査（VPTA）の成績プロフィール

えてもらったが，ゾウとキリンのみ正答だった．鼻が長い，首が長いなど，特徴のあるものは正答できるが，猫や犬など，特徴の差がないものはわからなかった．

色彩認知では，呼称で，16色のうち橙色と紫色がわからなかった．色名指示，色相照合，色相分類，言語－視覚課題，言語－言語課題は，いずれも正答した．本症例は，絵画が趣味であったため，補足検査として13枚の線画の色塗りを行った．これは，筆者が作成したもので，12色の色鉛筆を用いて単一色で塗る日の丸，トランプ（ハートの3），かに，きゅうり，バナナ，メロンの線画6種，複数色で塗る信号機，海，月見，看護師，ひまわり，リンゴの木，サンタクロースの7種である．最初，きゅうりやメロンは黄緑色の色鉛筆を選択したが，途中で「もう少し濃い色だ」と緑を選択し塗り直した．このとき，「選択した色は何色ですか」と尋ねると，「緑だと思うが，実際はわからない．最初に塗った色より濃い色を選んだ」と答えた．ハートのトランプや，かには，茶色で塗ったため，「それは何色で塗っていますか？」と尋ねると，「え，赤でしょう．違いますか？」と答えた．また，看護師は，最初「これは何かな．風船ですか？」といっていたが，顔の部分は肌色に，髪の部分は黒く塗っていた．その途中で，「ああ，そうか，人の顔かな．帽子をかぶっている．じゃあ，看護婦さんかな」と述べた．シンボル認知では，記号，文字（カタカナ，平仮名，漢字，数字）など時間内で正答が得られたが，文字を読むときに指で書いたり，目でなぞった後に答えていた．本項目は1単語のみなので，時間内に充分回答可能だったと思われる．実際には新聞の見出しが読める程度であった．

また，見たものの全体をとらえて行為に移すことが可能かどうかをみるために，単純および複雑図形の模写とコース立方体テストを行った．単純図形は，花，時計，木と家，複雑図形はReyの図を用いた．結果，いずれも問題は認められなかった．コース立方体テストの17項目すべて正答したが，いずれも時間を

要したため，IQは95となった．また，「自分の左手」のスケッチも行ってもらった．これは，しわや線など細かく描写したが，最初は指を6本書いてしまい，あとで気づき修正した．

評価のまとめ—問題の整理と私の解釈

　これらの結果から，本症例の視覚失認の症状は，相貌失認，画像失認，物体失認，色彩失認，純粋失読が認められ，特に相貌失認は重篤であることが理解できる．また，模写やスケッチなどから，見たものの全体を描写でとらえることは可能だが，状況図などを口頭で説明してもらうと，部分部分をとらえて報告し，全体の把握は困難である同時失認が認められた．このことは，本症例が，見たものの全体をとらえているのではなく，逐次的になぞり，その後把握するという過程をとっていたものと思われる．特に文字は，この「なぞる」という行為によって正答が得られていた．つまり，本症例のもつ運動覚というよい機能をさらに高める必要があることがわかる．

　また，本症例は看護師の色塗りの過程で，対象が何であるかわからないにもかかわらず正しく塗っており，意識下では，認知されている可能性も示唆された．相貌失認例では，本人の意識に上らないレベルで，顔に関する何らかの情報をつかんでいる，"covertな認知"を示すことがあるといわれている[6]．このことを確かめるために，真の名前と顔写真，偽りの名前と顔写真の対連合学習を行ったが，真の名前は2日目に正答率100％だったが，偽りの名前は4日目でも正答率50％だった．これらのことから，本症例に関しても，covert認知が認められる[7]．このcovert認知の存在は，日常生活での認知を促進する可能性もあると思われる．

　本症例の心理面は，発症当時の「生きていても仕方ない」から，「早く元気になって復帰し，家族に楽をさせたい」に変化している．面接でもリハに積極的に取り組みたいという姿勢がうかがわれた．また，知的にも問題がみられない．さらに趣味も多彩である．また，職場復帰に関しては，具体的な職務内容が工事のガスの保安など，リスクを伴い神経を使う職務であり，視覚的なハンディは影響が大きいと思われた．したがって，配置転換が可能かどうかを職場に尋ねる必要があると思われた．

　これらのことから，本症例の社会復帰の目標は，
　①30年勤務した職場に復帰すること（そのために職務内容を検討する）
　②本例の余暇の楽しみ方である，絵画や魚釣りなどが引き続き行えること（そのためのストラテジーを検討する）
とした．

症例の経過

　作業療法では，本症例の視覚失認症状に対し，
　①良好な機能である他の感覚モダリティ，触覚や運動覚などを利用すること
　②注視や追視などの視知覚の基本機能を高めることで，情報処理のスピードや正確性を高めること
を目標とした．具体的には，木彫りや彫金，革細工（leather craft）を用いて，木や銅板，皮などの材料を手でなぞりながら工程の出来具合を確認してもらった．

デザインをきれいに彫る／刻印するためには，随時注視や追視の能力も必要とした．また，色の識別のために風景画の貼り絵も行った．風景を写真に撮って，その写真を見ながら種々の色紙を貼っていった．本症例の貼り絵は，同系色を何色も複雑に重ね合わせ，立体的に美しく仕上がった．毎日2〜3時間にわたって数種のactivityを行い，しだいに目や手のなぞりは速くなっていった．さらに本人の趣味である魚釣りを，病院の傍にある川で行った．このとき，筆者は自分の釣り竿が牽いていることに気がつかなかったが，本症例は釣り竿の微少な動きにも気づくことができた．また，院庭での園芸活動では，トマトやきゅうりなどの野菜を植え，毎日水やりを行った．しかし，収穫の時期には，大きさで食べ頃を判断するキュウリなどはよいが，トマトのように熟れ頃を色で判断することに困難を示した．ときには，まだ青いまま収穫したり，熟れすぎてしまい収穫し損なうこともあった．そのうち，トマトの熟れ頃は皮の張りで判断するようになった．このことは，のちに家庭に復帰してから役立つこととなる．日常生活でのさまざまな問題は，運動覚でなぞったり，触覚や聴覚，嗅覚など他の感覚を利用して解決できることが増えていった．新聞の文字は目でのなぞりが速くなり，読みたい箇所を読めるようになった．約16ヵ月の介入を経て，退院時には相貌に関する障害以外は，特に日常生活に支障はみられなくなった．

　退院後の余暇活動として，本症例は貼り絵を選んだ．旅先の風景を写真に撮り，それを貼り絵にしたいと，材料を買い求めた．復職に際しては，妻と本人で会社と相談し，会社側からは，勤続年数も長いことから倉庫管理業務に配置転換が提案された．

　退院後，倉庫管理業務に配置転換し職場復帰を果たし，ここでも倉庫の部品の整理方法など，自らの工夫で仕事をこなしていた．しかし，目に負担がかかりすぎるということで，定年前に依願退職をした．以後，約12年が経過し，筆者は症例のご自宅にインタビューに伺ったが，自ら役割をもち有意義な生活をしていた．触覚を使い，目でなぞり，運動覚を用いるという方略は現在でも続けられており，さらに触覚は鋭くなり，目でのなぞり読みも複雑なもの以外は確実に読めるようになった．

文献

1) Lissauer, H：Ein Fall von Seelenblindheit nebst einem Beitrage zur Therie derselben. *Arch Psychiatr Nervenkr* **21**：222-270, 1890.（波多野和夫，濱中淑彦訳：精神医学 **24**：93-106, 319-325, 433-444, 1982.）
2) 日本失語症学会：標準高次視知覚検査，新興医学出版社，1997.
3) Christensen, A：Luria's neuropsychological investigation. Munksgaad, 1979.（西村　建監訳：ルリア神経心理学的検査法，医歯薬出版，1988.）
4) 石原　忍：総合色盲検査表，半田屋商店，1962.
5) 小山善子：色彩認知と相貌認知．よくわかる失語症と高次脳機能障害（鹿島晴雄編），永井書店，2002，pp254-260.
6) 種村留美：失行・失認とawareness．失語症研究 **15**(2)：45-51，1995.
7) 種村留美：日常生活に見られる認知・知覚の障害．OTジャーナル **34**(9)：907-912，2000.

執筆

種村留美　神戸大学大学院保健学研究科（作業療法士）

評価の実際

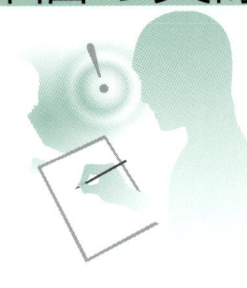

地誌的障害

障害の概説

　地誌的障害とは，脳の器質的な障害によって，熟知している場所で「道に迷う」状態を指す．これまで地誌的失見当や地誌的失認，地誌的記憶障害などともよばれ，また同じ用語で異なった概念を表すこともあり混沌とした状態にあったが，近年になり概念の整理がすすめられるようになった．本項では，代表的な分類のひとつである高橋ら[1,2]の街並失認・道順障害の区分に加えて，従来から指摘されている記憶表象の障害についても解説する．

(1) 一次的な地誌的障害

　①街並失認：よく知っているはずの街並（建物や風景）であっても，それに対する既知感が失われ，同定が困難となった状態である（図1aの障害）．一方で，頭のなかで目的地への地図を思い浮かべる能力は保たれている．目の前の街並の同定が困難で，それを道順をたどるうえでの指標として用いることができないために道に迷うと考えられている[3]．責任病巣としては，右の海馬傍回後部が重視されている．病巣が近接していることから，相貌失認を合併することも少なくない[1]．

　②道順障害：まわりの風景がわかり，今いる場所もわかるが，そこから目的地までの道順や方角がわからなくなった状態である（図1b, cの障害）．バリント症候群にみられるような全般的な視空間認知の障害ではなく，見える範囲内での空間関係の把握や想起は可能である[3]．責任病巣は，右の脳梁膨大部後域から頭頂葉内側部にいたる領域と考えられている[1]．

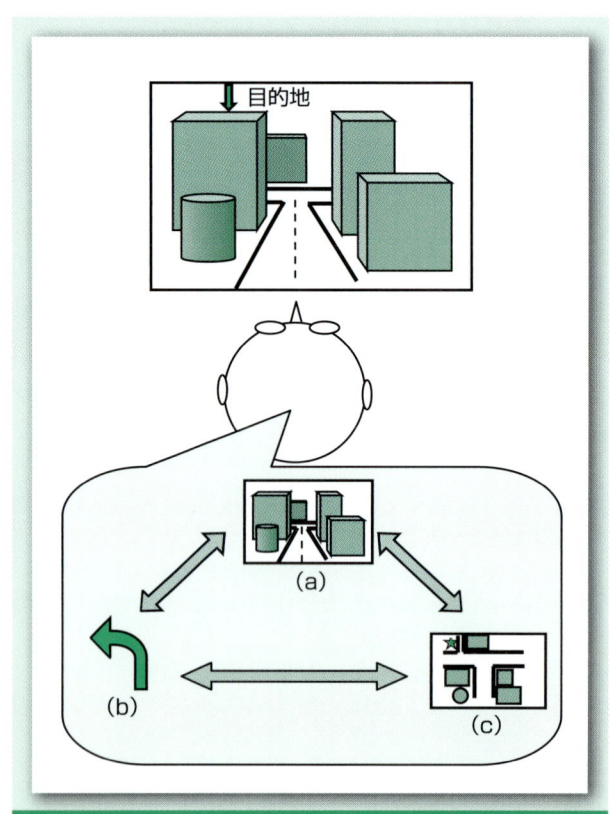

図1　地誌的障害で障害される機能

熟知した場所で特定の位置（図中↓）に移動するために，環境の認知（a），方向の定位（b），地誌的な概念（c）の各過程が相互に関連していると考えられる．街並失認ではaの過程が，道順障害ではb・cの過程が，地誌的記憶障害ではcの過程が，それぞれ障害されるために熟知した場所での移動が困難となる．

③**地誌的記憶障害**：熟知しているはずの地域の地図や自宅の間取りなどが想起できない状態であり（**図1c**の障害），地理的な知識を視覚的に表象する能力の障害と考えられている[4]．道順障害の多くで障害される機能でもあり，独立した障害であるか否かは明らかではない[5]．

（2）二次的な地誌的障害

　以上のように，道に迷うという症状は複数の要因が背景としてあげられる．しかし，このような移動に固有の機能の障害だけではなく，以下に述べるようなさまざまな障害の影響で地誌的障害が現れることもある．

　①**半側空間無視**：左半側空間無視の症例では，左へ曲がるところを見落としてしまうために道に迷うことがある．目的地まで右折のみで行くことができるような経路では，帰り道のみで困難をきたす場合もある．半側空間無視の症例は視空間的な表象の障害も伴っていることから，その結果として地誌的障害が生じる可能性も考えられる．

　②**記憶障害（逆向性健忘）**：ときに数年から数十年単位で逆向性健忘が生じることがある．この障害されている期間に，街並や道順が学習された期間が一致する場合に，地誌的障害が現れる．

地誌的障害の基本的な評価

　地誌的障害の評価は，熟知の建物・風景の認知が可能か，熟知の地域において目的地に対する方角の想起が可能か，地図が想起可能か，などの点から行う（**図2**）．

（1）熟知した建物・風景の認知

　自宅付近の建物や風景の写真を用いて，それがどこかを問う．街並失認例の場合，建物であることはすぐにわかり，建物の個々の特徴も認知することが可能であるが，その同定や既知であることの判断が困難である．また，建物の外観の想起も難しい．道順障害例では，建物や風景の認知や同定に問題を認めない．

（2）熟知した道順・方角の想起

　自宅など熟知した場所から特定の場所までの道順や方角の想起を求める．街並失認例では問題を認めないが，道順障害例では困難である．しかし，道順障害例もある地点に立ってそこから見える範囲の建物の位置は正確に想起することができる．

（3）熟知した地域の地図の描画

　自宅付近や住んでいる町・地方を口述させたり地図として描かせる．たとえ建物の名前や街路の名前を想起できても，地図として描かせることによって空間関係の想起の障害が明らかになることがある[5]．

　以上の検査に加えて，日常場面の観察や面接も重要な情報を提供してくれる．これらの情報に加え，何らかの障害の二次的な結果として地誌的障害が生じた可能性も考慮に入れ，総合的に臨床像をとらえることが重要である．

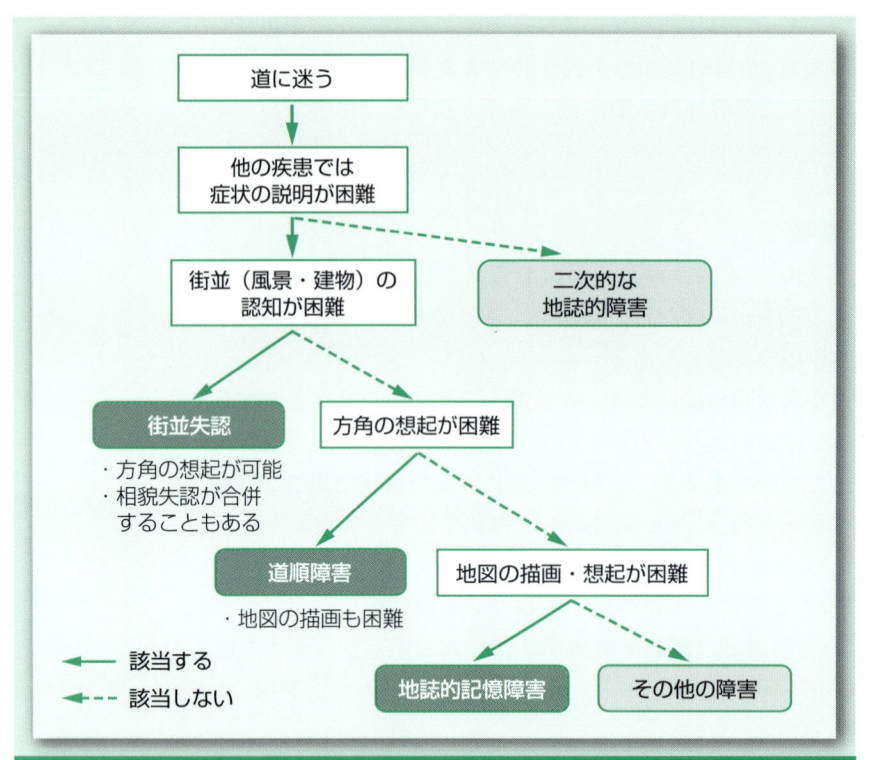

図2 地誌的障害の評価の流れ

道に迷うという現象が認められ，他の疾患にて説明が困難な場合が地誌的障害である．さらに街並（風景・建物）の認知が困難な場合には，街並失認が疑われ，街並の認知は可能であるが，方角の定位に障害が認められる場合には，道順障害が疑われる．一方，障害が方角の定位ではなく，地誌的な概念に起因する場合には地誌的記憶障害が疑われる．

症例

患者さん紹介：28歳，男性，右利き，会社員（大卒）

原因疾患：脳出血

障害名：地誌的障害，記憶障害

知り得た患者さんの情報

　症例は20代前半で自動車の2種免許を取得し，自動車教習所の指導員として働いていた．2004年，外出先で気分が悪くなったため自宅に戻り，ストーブを高温にしたままたずんでいるところを家族に発見され，すぐに近医に救急搬送された．CTにて脳出血と診断されている．搬送時も含めて意識は保たれていたが，そのときの記憶はない．MRIで脳梁吻部周囲から脳梁膨大部後域にいたる領域で出血巣が確認されている（**図3**a）．脳梁線維の損傷もあり，慢性期のMRIでは脳梁の吻部から幹部にいたる領域で損傷を認める（図3b）．2005年より職場に復帰したが，運転技能を要する現場には戻らずに事務作業に従事している．2005年2月，紹介にて昭和大学神経内科の受診を開始した．この時点での主訴は，「道に迷う，覚えられない・覚えていない，右手の違和感」であった．道に迷う症状は，自宅周辺を含むよく知っている場所でも生じていた．風景から自分

がいる場所を判断することは可能であったが，そこからとっさに行くべき方向が想起できない点が特徴であった．

　記憶障害の内容は，軽度の前向性健忘と過去の出来事の想起困難（逆向性健忘）であった．前向性健忘は新しいことが覚えにくいだけではなく，記憶している内容の前後関係に違和感を覚え，昨日のことをつい先程のように感じることがあると述べていた．逆向性健忘は長期にわたり，家族から幼少期の出来事を聞かされても，そのことに対する既知感をもつことができなかった．一方，右手の違和感は脳梁離断症状を反映していると考えられたが，一般的な検討方法[*1]では障害は確認されなかった．

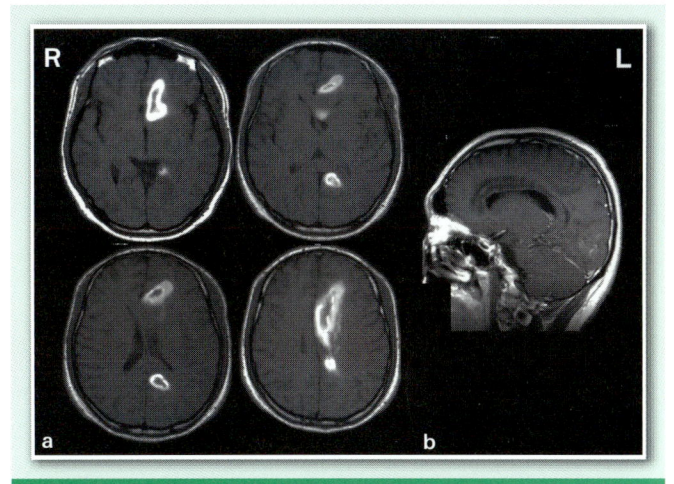

図3　急性期および慢性期のMRI
急性期には脳梁吻部周辺から脳梁膨大後域にわたる高信号域が認められた（a）．慢性期の矢状断からは脳梁線維の離断が認められ，脳梁吻部から脳梁幹にいたる損傷が確認された（b）．

　本症例のような脳梁膨大部後方の皮質の損傷によって生じる症状として，左病変では健忘症状が，右病変では地誌的障害が生じることが知られている[6]．健忘症状の特徴として，前向性健忘と順序の記憶障害が指摘されているが[7]，本症例も日常的に前後関係の障害を訴えていたことからも，脳梁膨大部後方の損傷によって生じた記憶障害であると考えて矛盾はない．

　この領域で生じる地誌的障害は，高橋[2]の提唱する街並失認と道順障害の分類に基づくと，道順障害として分類される．道順障害は，熟知した建物・風景の同定，建物の認知・識別が可能である一方で，病院内や熟知した地域内での建物の位置の想起や地点間の道の想起が困難である点が指摘されている[6]．本症例もこれらの点に合致することから，地誌的障害は，脳梁膨大部後方の皮質の損傷によって生じた道順障害と考えられる．しかし，多くの報告例と異なり左病変で症状が生じたことが矛盾する点である．

観察からわかったこと

　日常的に認められる道順に関する問題は，次のとおりであった．筆者が症例に会ったのは職場復帰をしてから1ヵ月以上経過した頃で，この時点では自宅と会社の間の移動には問題がなくなっていたそうである．しかし，普段のルートからいざ違った場所に移動しようとすると，自分がよく知っている地域であっても，途端に移動が困難となったそうである（本人の弁を借りれば，「行くべき方向が頭に浮かばない」とのことであった）．また，自宅から特定の場所までの道順を口述するように求めると，道順を想起することがほとんどできなかった．一方で，病院のように発症後に知った場所であっても，数回にわたって経路を学習す

[*1] 左視野の失読，両耳分離聴課題での左耳の消去，左手の失書などは明らかではない．

ることによって，迷わずにひとりで通院することが可能となり，最寄り駅から病院までの地図も正確に描くこともできた（図4）．

これらの症状から，症例の地誌的な障害を道順障害と考えて問題ないと思われるが，一方で特異的な症状もみえてきた．すなわち，旧知の道順の想起が困難な一方で，新しい道順を学習することが可能な点である．高橋[6]によるまとめでは，これまでに道順障害として17例が報告され，全例で旧知の道順の障害を示していたが，本症例のように新規な道順の学習が可能な症例は1例も示されていない．このように文献的検討からは，本症例の症状が非常に稀なタイプの道順障害である可能性が示された．しかし，先ほど述べたように病変の分布が特異的であることからも，これまでとは異なった機序で道順障害が生じている可能性も否定できない．

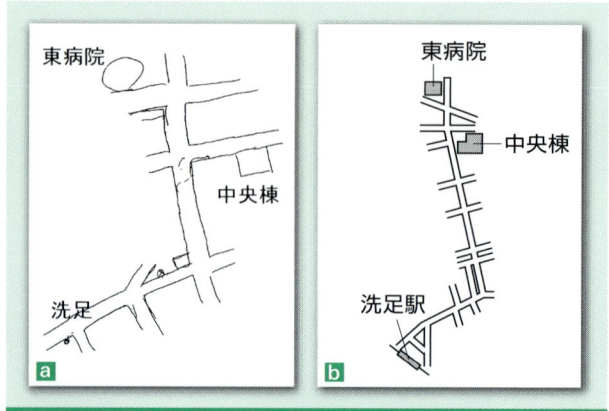

図4 新規な道順の描画
発症後に学習した駅から病院までの道順を想起して描くことが可能であった（a）．bは実際の周辺図．

検査からわかったこと

発症4カ月目より神経心理学的検査を開始した．表に示すようにWAIS-R成人知能検査，WMS-R記憶検査の両方で成績の低下が認められた．WAIS-Rでは動作性IQの低下がより強く，特に反応時間が考慮されるような下位検査で低下を示している．一方，WMS-Rでは「注意・集中力」も含めて全般的な低下が認められ，特に遅延再生の低下が明らかであった．

逆向性健忘が著明であったため，社会的な出来事を質問項目として逆向性健忘の有無を確認した．2001年から発症した2004年までの社会的な出来事を年鑑などから選定し，2001～2002年と2003～2004年それぞれについて20項目，合計40項目を用いて4つの選択肢からの選択方式で実施した．その結果，症例と教育歴や年齢がほぼ相当する5名[*2]の結果と比較しても，逆向性健忘は認めず，むしろ良好な成績を示していた（表）．一方で，自伝的な記憶の想起は広範に障害され，幼少期から青年期にいたるまでの出来事を具体的に思い出すことは困難であった．たとえば学校時代のことを尋ねても，そのときのシーンや友人の顔が浮かばないとのことで

表 神経心理学的検査結果

WAIS－R成人知能検査	
言語性IQ	**101**
知　識	13
数　唱	9
単　語	11
算　数	7
理　解	9
類　似	12
動作性IQ	**87**
絵画完成	10
絵画配列	10
積木模様	7
組合せ	8
符　号	7
IQ	**94**

WMS－R記憶検査	
言語性記憶	78
視覚性記憶	70
一般的記憶	71
注意／集中力	73
遅延再生	52

逆向性健忘検査（下段：対象群 n＝5）	
2001－2002年	17/20 11.8（0.98）
2003－2004年	17/20 12.8（2.48）

[*2] 平均年齢28.2±2.5歳／平均教育歴18.6±1.7年

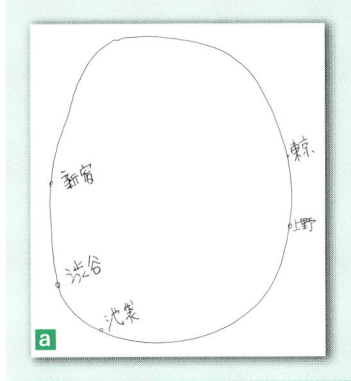

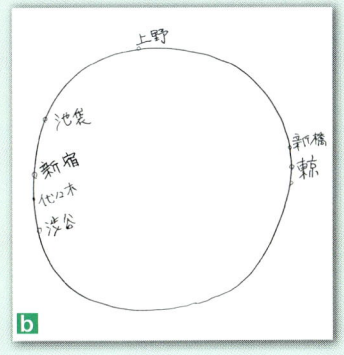

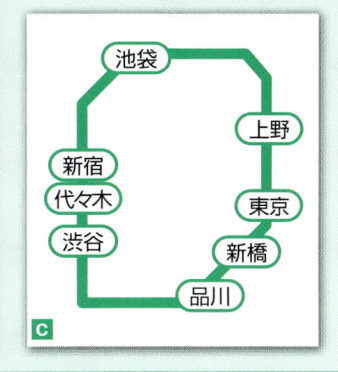

図5 旧知の地誌的概念の想起
発症9ヵ月目に山手線の主要駅を楕円状にプロットさせた結果，明らかな低下が確認された（a）．発症11ヵ月目に同課題を実施すると改善が認められ，対照群と同等の成績を示した（b）．cは，一般的な駅の配置である．

あった．
　本症例はルートから離れたところの位置を推定することが難しかったことから，空間関係を想起することにも問題があると考え，これを確認するために山手線の主要駅を楕円上にプロットする課題[8]を実施した．その結果，新宿，渋谷，東京の関係は正確に想起されたが，馴染みのあるはずの池袋や上野の関係を想起することが困難であった（**図5**a）．年代を一致させ，在京年数が5年以上の対照群6名[*3]と比較しても誤りは歴然としていた（対照群は全員が5駅正答）．
　以上のように，定型的・非定形的な神経心理学的検査を用いた結果，症例の障害は，知能検査においては課題遂行の遅延が，記憶検査においては前向性健忘と自伝的な記憶により強い逆向性健忘が認められた．また道順障害に関しては，既知の自宅周辺だけではなく，より広範な空間での想起にも障害が認められた．

評価のまとめ－問題の整理と私の解釈

　観察や評価からみえてきた本症例の症状は，高橋ら[1]の分類による道順障害に合致するものであった．しかし先にも述べたように，これまで報告されてきた症例の道順障害は，旧知にも新規にも現れることから，本症例の症状をそのようにとらえてよいのか疑問が残る．
　本症例に合併する障害として，自伝的記憶の障害があった．同じ逆向性の記憶でも，社会的な出来事に関する想起は可能であったが，自己にまつわる出来事の想起が選択的に困難であった．この自伝的記憶障害の機序の説明のひとつとして，視覚イメージの想起の障害があげられている[9]．すなわち，特定のエピソードを想起するにあたっては視覚的なイメージの役割が大きいと思われるが，それを利用できないために自伝的な記憶が貧困なものになったと推測されている[9]．本症例も自伝的記憶を尋ねると，シーンや顔が浮かばないといっていた．恐らく，本症例の自伝的記憶障害の背景としても視覚的イメージの想起の障害が関与していると思われる．また道順に関しても，ルートを俯瞰的に視覚的イメージの

[*3] 平均年齢29.7±3.2歳／平均教育歴19.7±2.1年

ような形で想起することが想定されており[10]，やはり道順を視覚的イメージのような形で利用できないことが症例の地理的な障害に関与していたのではないかと考えられる．

このように，症例の症状は，過去の記憶表象を視覚的イメージの形で取り出して利用できないために生じていたのではないかと考えられた．

【介入プログラム】

本症例に対する介入は，フルタイムでの復職が果たされていたことと，来院が4週間に1度しかないということから，環境調整を主眼に置くことにした．

ある程度症状が落ち着くと，上司の障害に対する理解が不充分であったことから，日増しに事務の作業量が増え，加えて病前に行っていた運転技能を要する仕事に復帰する圧力も高まってきた．このままでは仕事を継続するのが難しいという本人の訴えもあったため，主治医を通して再び診断書を発行し，新たに車の運転に関する禁止事項を加えることにした．それを見た上司は病院まで本人の様子を聞きに来るとともに，職場でも実際に運転技能を確かめたそうである．すると，補助ブレーキ（指導員側で踏むブレーキ）を押す判断が通常よりも遅いことがわかり，指導員としての復帰は現時点では難しいことがようやく理解された．そうして現場復帰への圧力も減り，事務作業も軽減されたため，症例も仕事を続けられる見通しをもつことができるようになった．

症例の経過

そのような状態がしばらく続き，10月に入ったある時期，急に「頭がスッキリした」という実感をもつようになったそうである．以前であれば，過去のシーンや道順などのイメージが浮かばなかったものが，この時期を境にイメージできるようになったそうである．また本を読んでいても，以前であればイメージが頭に浮かばず内容を理解できなかったそうであるが，今ではイメージが浮かび内容を実感できるようになったと述べていた．この時点で山手線の駅名を再度プロットしてもらうと，主要な駅は正確に描くことが可能で，誤りも正常範囲内[*4]に収まっていた（図5b）．自宅周辺の地図をもとに主要な目標まで口述するように求めると，以前は道順を全く想起できなかったが，問題なく想起することが可能となっていた．これらのことから判断する限り，それまでの時期も道順に関する記憶そのものは保たれ，ただそれを利用できない状態にあったと考えられる．

今回のような地誌的な障害がなぜ生じたのか，また，ある時期を境になぜ改善したかは，損傷部位との関係からは現時点では明らかではない．ただ自伝的記憶障害など他の関連する疾患や，その後の回復の経過から判断すると，イメージの想起の障害が症例の地誌的障害に何らかの形で関与していたと考えられる．

このように，一見すると独立に生じているように思われる複数の障害の背景に，実は共通した機序が関与している可能性があるのではないだろうか．

[*4] 対照群は[*3]と同様．7駅を用いた場合の平均点は6.5±0.5点であった．

文献

1) 高橋伸佳, 河村 満:街並失認と道順障害. 神経研究の進歩 39(4):689-696, 1995.
2) 高橋伸佳:視覚性認知障害の病態生理. 神経心理学 9(1):23-29, 1993.
3) 高橋伸佳:地誌的失見当. *Clinical Neuroscience* 19(4):456-458, 2001.
4) 山鳥 重:神経心理学入門, 医学書院, 1985, pp88-90.
5) 志田堅四郎:視空間失認. 精神科MOOK No. 29神経心理学(島薗安雄, 保崎秀夫編), 金原出版, 1993, pp170-187.
6) 高橋伸佳:膨大後皮質病変の症候:左右病変の比較. 神経研究の進歩 48(4):649-656, 2004.
7) Bowers, D et al:Impaired acquisition of temporal information in retrosplenial amnesia. *Brain Cogn* 8(1):47-66, 1988.
8) 緑川 晶・他:自伝的記憶障害例におけるイメージ能力の検討. 神経心理学 13(4):289, 1997.
9) 三村 將・他:自叙伝的記憶障害を呈したヘルペス脳炎後健忘症候群の一例. 脳と神経 49(8):759-764, 1997.
10) Liben, LS:Spatial representation and behavior:multiple perspectives. In:Spatial representation and behavior across the life span:theory and application, L S Liben, A H Patterson et al(eds), Academic Press, New York, 1981, pp3-36.

執筆

緑川　晶　中央大学文学部, 昭和大学医学部内科学講座神経内科部門(臨床心理士)

評価の実際

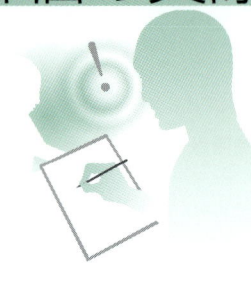

行為の障害

障害の概説

　行為とは，人間の行動のなかで単なる運動や動作ではなく，具体的な意図をもった行動のことをいう．また行為という言葉は，人間の行動をそれのもつ意味との関係でとらえるときに用いられる言葉とされている[1]．ここでは，行為の障害を失行症とそれ以外の行為の障害に分けて概観する．

(1) 失行症

　失行症は，「運動麻痺や失調など運動器官に問題がないのに行為に失敗する現象」[2]である．この行為に失敗する現象をLiepmannが失行apraxieと規定し，観念失行・観念運動失行・肢節運動失行の3つに体系化したのは今から100年余り前のことである[3]．彼が分類した3つの失行はあらゆる角度からの批判にさらされながらも今もって健在であるが，用語の定義には少々混乱をきたしている．たとえば，観念失行は道具や物品を操作することにかかわるため，それが単数か複数かについてさまざまな議論が今日も続いているし，一般に観念運動失行の症状とされる道具使用の身振りについても観念失行の範疇に入れる場合があるなど，失行の分類と定義をめぐる見解の一致は得られていない．このような背景のもと，失行の症状を評価したり治療したり，あるいは研究するときには，その分類と定義をしっかりとふまえて用語を用い，議論していくことが重要である．

　表1に主要な失行症についてそれぞれの定義や責任病巣を整理する．観念失行は道具や物品を使用する際の誤りであり，単一道具の使用障害と複数道具の使用障害に分けて考えられている．いずれの場合も，道具の持ちかたを誤ったり，操作方法を想起できなかったり，あるいは操作対象の選択を誤ったりする．複数道具の使用は系列動作とよばれることもあるが，それぞれ単一道具の使用を誤ったり，系列動作の順序に混乱をきたしたりする．一方，観念運動失行では道具使用のパントマイムや社会的慣習性の高い行為に失敗するが，自分の肢節をあたかも道具に置き換えて身振りをするBPO (Body Parts as Object)[9]とよばれる現象が特徴的である．

　また観念運動失行と観念失行の違いについては，行為の目的の違いによる分類を参考にすると理解しやすい．Signoret[10]は行為をその目的の違いにより伝達・使用・構成・着衣・書字の5つに分けたが，伝達を目的とする行為の失敗が観念運動失行であり，使用を目的とする行為の失敗が観念失行となる．ちなみに，山鳥はそれらの失行を身振り失行，使用失行とそれぞれ症状に即した命名をしている．

表1　失行症の分類と定義

分類（別名）	定義	症状	責任病巣
観念失行（使用失行[4]，概念失行[5]）	道具や物品を使用する際の誤り	道具の把持，使用法，操作対象の選択，系列動作の順序などを間違える	左半球後方，両側損傷例も
観念運動失行（身振り失行[6]）	道具使用のパントマイムや社会的慣習性が高く客体を使わない行為の誤り	道具を使用する真似で自分の肢節を道具に置き換える（BPO），バイバイなどの身振りで失敗する	左頭頂葉（縁上回という報告もあり）
肢節運動失行[7]	熟練しているはずの運動行為の拙劣化	手袋をはめる，紙を裏返す，ボタンをかけるなどの行為でぎこちなく困難になる	前頭葉運動前野
拮抗失行[8]	右手の行為に対して左手が不随意に反対目的の行為をする	右手で服を着ようとすると左手がそれを邪魔するなど，反対目的の行為をする	脳梁体部後端部
脳梁失行[8]	左手の行為の障害	左手の錯行為，無定型動作，保続など口頭命令や模倣の際に生じる	脳梁体部後部1/3

表2　失行症以外の行為障害

分類（別名）	定義	症状	責任病巣
運動維持困難[11]（motor impersistence）	閉眼，開口，挺舌などの動作を一つあるいは二つ以上同時に維持できない	一定方向を注視できない，placingなどの肢位維持訓練をすぐに止めてしまう	右前頭葉6野および8野
運動無視[12]	病巣と対側の上肢の運動が低下する	片手動作は可能であるが，両手動作で麻痺側上肢を使おうとしない	補足運動野
把握反射[12]	手掌面を遠位方向にこすりながら圧刺激を入れると手指の屈曲がおこる	握った手指を開くことができない	前頭葉内側面
本能性把握反応（同側性本能性把握反応）[13]	触覚刺激あるいは視覚提示により示されたものにリーチし，握る	車椅子乗車中であっても，手すりやベッドの柵のそばに来るとそれに手を伸ばしつかむ	前頭葉内側面（前部帯状回を含む）
他人の手徴候[14]（alien hand syndrome）	一側上肢があたかも他人の手のように行動する	行動はまとまりがなく，把握反射を伴うことが多い	前頭葉内側面（脳梁膝部を含む）
道具の強迫的使用現象[15]	右手が眼前に置かれた物品を強迫的に使用してしまう	指示がないにもかかわらず，机上に置かれた鉛筆で紙に書いたり，櫛で髪をとかしたりする	前頭葉内側面（脳梁膝部を含む）
利用行動[16]	眼前に置かれた物品を使用してしまう（両側性の行為の障害）	指示がないにもかかわらず，お茶を入れるなど机上に置かれた複数の道具を両手で使用する	前頭葉下部

　なお，成書には着衣失行や構成失行の用語が失行症の範疇に含めて用いられているが，前者は右半球損傷による半側無視症候群と関連があること，後者は左右それぞれの半球損傷により違いが認められないことなどから，それぞれ着衣障害，構成障害という用語を用いたほうが適切と考えられる．

（2）失行症以外の行為の障害

　上述の主要な失行症が頭頂葉を含む病変で確認されるのに対して，前頭葉を含む病変で認められる行為の障害がいくつかある．これらを**表2**にまとめる．
　特に，運動維持困難（motor impersistence）[11]は右半球損傷者に多くみられ，半側

空間無視を合併していることなどから訓練に難渋することが多い．また，本能性把握反応[13]は近くにある柵や手すりを握りしめてしまうことが多く，ADL訓練では注意が必要である．

行為の障害の基本的な評価

　失行症を含む行為の障害の評価を実施する際にまず重要なことは，予備的な評価を充分に実施しておくことである．つまり，上肢など行為の力源となっている部位の神経学的な評価や対象となる物品の認知を確認しておくことである．特に，上肢については運動麻痺，感覚障害，筋緊張の異常の有無を確認しておく必要がある．また対象物品の認知については，失行症を疑う患者は失語症を合併していることが多いため，言語理解の程度を把握すると同時に複数物品を用いたポインティングやカテゴリー化という手段を用いて評価しておくようにする．

　観念失行の評価は実際に道具を使用してもらう．ハサミ，ホッチキス，のこぎり，ドライバーなど単品の道具の使用と，お茶を入れる，手紙を封筒に入れるなどの系列動作とに分けて行う．観念運動失行の評価は"おいでおいで"や"バイバイ"など物品を使用しない社会的慣習動作と，ハサミを使う真似や歯ブラシを使う真似など道具を使用する真似に分けて評価する．いずれの評価でも口頭命令で検査するほか，模倣命令でも検査し，その成績の差を確認しておくとよい．

　これら失行症を総合的に評価する検査法には標準高次動作性検査（SPTA；Standard Performance Test of Apraxia）[17]があり，行為の誤りを保続，錯行為，位置の誤りなどと質的に評価できるようになっている（表3）．また，WAB（Western Aphasia Battery）失語症検査にも，簡単な行為の評価が含まれている．

　把握反射と本能性把握現象の鑑別は，前者が手掌面を遠位方向にこすりながら刺激を入れると誘発されるのに対して，後者は手掌面をこすらずに，あるいは握りやすい物品の視覚的提示によって誘発される点で明らかとなる．

表3　失行症における主な質的誤り[17]

誤りの分類	定義
錯行為	狭義の錯行為や明らかに他の行為と理解される行為への置き換え
保続	前の課題の動作が次の課題を行うときに繰り返される
拙劣	拙劣ではあるが課題の行為ができる
修正行為	目的とする行為に対し試行錯誤が認められる
開始の遅延	動作を始めるまでにためらいがみられ遅れる

症例

患者さん紹介：65歳，女性

原因疾患：脳梗塞

障害名：失行，軽度感覚性失語，右片麻痺（Br-stage Ⅵ）

知り得た患者さんの情報

　2003年3月下旬より，包丁，ハサミ，電話など日常生活用具が使えないことに気づく．しばらくして，右上肢の軽い麻痺と呂律が回らないという軽度の言語障害も出現したため，自宅近くの脳外科を受診，脳梗塞の診断となりS病院に入院した．リハビリテーション（以下リハ）は症例本人が「包丁の持ち方がわからない」，「ハサミを逆に持ってしまうような気がする」と症状を自覚していたため，その症状の改善を目的に開始された．MRI所見では，左頭頂葉の皮質下に出血巣と両側の側脳室周囲に軟化巣を認めた（図1）．

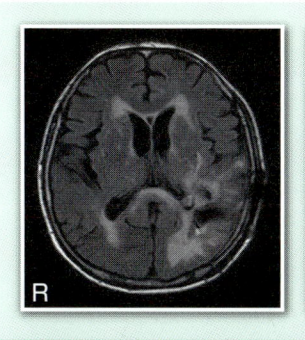

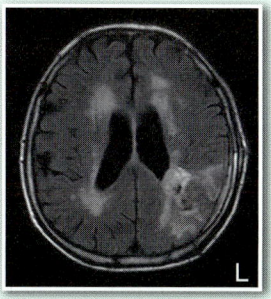

図1　症例のMRI所見（FLAIR）
左頭頂葉の皮質下に出血巣が認められる．また，両側の側脳室の周囲には軟化巣が確認できる．

　家族構成は夫（67歳）と長男夫婦，2人の孫（中学2年生と小学6年生）との6人暮らし．夫はすでに公務員を退職していたが，長男夫婦は共働きで一家の家事は症例が一手に担っていた．症例の性格は温厚で，手提げかばんを作るなどの手芸を趣味にしていた．また，夫が退職してからは，夫婦で温泉旅行に出かけることも多くなったということであった．嫁との関係も良好で，夕方になると家族の誰かが必ず面会に来ていた．

　主治医からは，病態が安定していることと，2ヵ月を目途に日常生活ができるようになったら自宅退院の方向で入院を予定していることを確認した．

　以上のことより，本症例に対しては自宅という住み慣れた環境下で，より多くの家事動作をこれまで通り行える自信を獲得してもらうことが重要であると考えた．

観察からわかったこと

　ベッドサイドでの初期面談では，軽度の聴覚的言語理解の障害（単語や2語文程度の理解は可能）とBrunnstrom-stage Ⅵレベルの上肢の右片麻痺が認められた．

　失行に関しては，口頭による"チョキのサイン"や"おいでおいで"といった慣習的動作が拙劣で，また実際の食事場面では右手でスプーンを逆さに持ち，柄のほうでおかずを食べようとすることがしばしば認められた．口頭指示で拙劣であった慣習的動作は，検者を真似る模倣では改善した．

　一方，日付や場所の見当識は保たれており，入院するまでの経緯もたどたどしいながらも自発的に説明することができ，病室内の物品や空間的な認知にも問題

は認められなかった．

以上のような主にベッドサイドでの観察および面談から，
①軽度右片麻痺
②軽度感覚性失語
③失行
④上記③による道具使用の際のADL，家事動作の制限
のような問題点を抽出した．

検査からわかったこと

ベッドサイドでの初期評価から，失行の詳細な評価が必要であり，軽度の感覚性失語が認められるものの簡単な口頭指示に応じることは可能と判断したため，一般的な認知機能の評価に加えて，標準高次動作性検査（SPTA）を実施することが必要と考えた．

まず，全般的な認知機能についてMMSEを用いて実施したところ26点であった．次に，SPTAの結果を図2に示す．顔面動作，慣習的動作，物品の使用動作等で誤りが認められた．誤りの質の検討では，動作の保続のほか，錯行為（持ちかたや動かす方向を間違える）や修正行為が数多く認められ，物品使用のパントマイムではBPOが認められた（図3）．お茶を入れる系列動作では，まず湯飲みにお湯を注ぎ戸惑ったり，茶筒にもお湯を注ごうとしたりする行為が認められた．

さらに，単品の使用については追加の評価を行ったが，SPTAでの鋸や金槌に加えて，ハサミ，ホッチキス，包丁などの使用が不可能であった．また，左右の手で拙劣さを疑うような所見や明らかな左右差は認められなかった（STEF：右84点，左90点）．

評価のまとめ－問題の整理と私の解釈

本症例では，明らかに道具の使用は単品でも複数（ここでは系列動作）でも障害されていた．また，慣習的動作や道具使用のパントマイムでは，口頭命令よりも模倣でその成績が良好であった．失行をめぐる定義は依然として混乱しているが[18]，山鳥[19]の定義によれば，本症例は観念失行，観念運動失行双方の症状を呈していたと判断できる．Royら[20]によれば，行為のプロセスは概念系と産生系に分けられるが，本症例ではこの双方に問題が生じていたととらえることができる．

失行を呈する症例の家庭復帰・社会復帰を妨げるものは，道具や物品を使用する際の障害である観念失行である．本症例も病前のような主婦という役割を果たすためには，何よりもその部分にアプローチすることが重要であると考えた．特に観念失行については，近年話題になっているように，使用失行[4]，概念失行[5]といった単品の使用障害と系列動作を分けてアプローチ法を立案できる余地があることを考慮に入れた．

症例の経過

本症例に対する作業療法アプローチとして，Smaniaら[21]の報告を参考に，実

図2 標準高次動作性検査の成績

大項目	指示様式	全項目数	誤反応率
1. 顔面動作	口頭命令	3	
	模倣	3	
2. 物品を使う顔面動作	物品（−）口頭命令	1	
	物品（−）模倣	1	
	物品（＋）口頭命令	1	
	物品（＋）模倣	1	
3. 上肢（片手）慣習的動作	右手, 口頭命令	3	
	右手, 模倣	3	
	左手, 口頭命令	3	
	左手, 模倣	3	
4. 上肢（片手）手指構成模倣	右手, 模倣	2	
	左手, 模倣	2	
	左→右, 移送	1	
	右→左, 移送	1	
5. 上肢（両手）客体のない動作	模倣	3	
6. 上肢（片手）連続的動作	右手, 模倣	1	
	左手, 模倣	1	
7. 上肢・着衣動作	口頭命令	1	
	模倣	1	
8. 上肢・物品を使う動作 (1) 上肢物品を使う動作（物品なし）	動作命令, 右	4	
	動作命令, 左	4	
	模倣, 右	4	
	模倣, 左	4	
(2) 上肢物品を使う動作（物品あり）	使用命令, 右	4	
	使用命令, 左	4	
	動作命令, 右	4	
	動作命令, 左	4	
	模倣, 右	4	
	模倣, 左	4	
9. 上肢・系列的動作	口頭命令	2	
10. 下肢・物品を使う動作	物品なし, 右	1	
	物品なし, 左	1	
	物品あり, 右	1	
	物品あり, 左	1	
11. 上肢・描画（自発）	右手	2	
	左手	2	
12. 上肢・描画（模倣）	右手	2	
	左手	2	
13. 積み木テスト	右手	1	
	左手	1	

際の道具使用の練習をする前にそれぞれの道具使用に関するジェスチャーの反復練習を行った．ジェスチャーについては，それが不可能な場合は医療スタッフが提示する見本を模倣するように手続きをとった．この背景には，症例のSPTAの

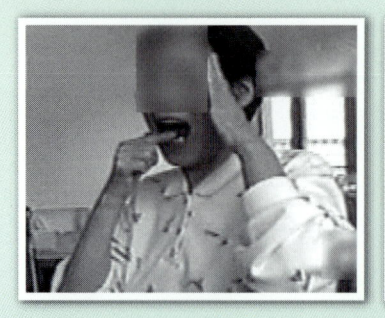

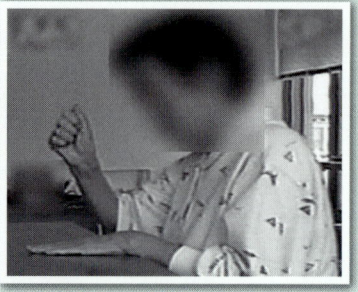

図3　症例のBPO

歯ブラシを持ったつもりで歯を磨くまね（左側）では，右示指が歯ブラシになってしまっている．金槌を持ったつもりで釘を打つまね（右側）では，右上肢が金槌となり，手で実際に机を叩いてしまった．

　結果からも明らかなように（また，ほとんどの失行症例と同様なように），ジェスチャーよりも模倣の成績が良好だったということがある．さらに，記憶障害など認知障害の治療アプローチの原則に，errorless learningを用いたほうがerrorfulなアプローチよりも効果的であるという報告[22, 23]があるためその原則を参考に誤りを生じさせないように配慮した．

　また，実際の道具使用の訓練，あるいは病院での生活の場面では，工程を図で示したり[24]，家庭で使用していた道具を病院に持ち込んで訓練を行うという環境にも配慮した方法[25]を用いた．

　1ヵ月を経過したころから，ハサミやホッチキスなどの使用が可能となり，食事場面でも箸を使うことができるようになった．言語理解も軽快していたため，外泊を兼ねて家庭での道具使用の状況報告を受けた．その結果，包丁の使用や電話をかけることが依然不可能なこと，料理の手順に迷うということが報告されたため，その後は簡単な料理の手順を考えるなど系列動作の練習もあわせて行った．

　入院から2ヵ月経過したところで自宅退院となったが，外来フォローを続けたところ，退院後1ヵ月で料理を任せられるようになったという家族からの報告を受け，リハを終了とした．

文献

1) 矢谷令子：人の姿勢，行動．作業療法概論（矢谷令子編），第2版，協同医書出版，1999，pp52-54．
2) 秋元波留夫：失行症，東京大学出版会，1976，pp3-44．
3) 大東祥孝：MorlaásとLiepmann ―失行論の系譜―．神経心理学 9：76-78，1993．
4) 山鳥　重：観念失行―使用失行―のメカニズム．神経進歩 38：540-546，1994．
5) Heilman, KM, Maher, LM, Greenwald, ML et al：Conceptual apraxia from lateralized lesions. *Neurology* 49：457-464, 1997.
6) 山鳥　重：失行の神経機構．脳神経 48：991-998，1996．
7) 塩田純一，河村　満：肢節運動失行の症候学的検討．神経進歩 38：597-605，1994．
8) 田中康文・他：拮抗失行と脳梁失行．神経進歩 38：606-624，1994．
9) Raymer, AM et al：The significance of body part as tool errors in limb apraxia. *Brain Cogn* 34：287-292, 1997.

10) Signoret, JL, North, P：Les apraxies gestuelles. Masson, Paris, 1979（渡辺俊三，寺田光徳訳：失行症，医学書院，1984，pp121-139）．
11) 平井俊策，酒井保治郎・他：Motor impersistence．神経心理学 3：11-17, 1987．
12) 森　悦郎：補足運動野の欠落症状．神経内科 42：107-114, 1995．
13) 森　悦郎：同側性本能性把握反応．神経心理学 3：18-26, 1987．
14) 河村　満：「他人の手徴候」とその関連症状．神経内科 36：555-560, 1992．
15) 森　悦郎，山鳥　重：前頭葉内側面損傷と道具の強迫的使用．精神医学 27：655-660, 1985．
16) Lhermitte, F, Pillon, B, Serdaru, M：Human autonomy and the frontal lobes. Part Ⅰ：Imitation and utilization behavior：A neuropsychological study of 75 patients. *Ann Neurol* 19：326-334, 1986.
17) 日本失語症学会編：標準高次動作性検査，新興医学出版，1999．
18) 能登真一，二木淑子：失行症をめぐる最近の論題．OTジャーナル 36：1217-1221, 2002．
19) 山鳥　重：行為障害の神経学．臨床神経 42：1082-1084, 2002．
20) Roy, E, Square, PA：Common considerations in the study of limb, verbal, and oral apraxia. In：EA Roy（ed.），Advances in psychology. Neuropsychological studies of apraxia and related disorders, Vol. 23, North-Holland, Amsterdam, 1985, pp111-161.
21) Smania, N, Girardi, F, Domenicali, C et al：The rehabilitation of limb apraxia：a study in left-brain-damaged patients. *Arch Phys Med Rehabil* 81：379-388, 2000.
22) Clare, L, Wilson, BA, Carter G et al：Intervening with everyday memory problems in dementia of Alzheimer type：an errorless learning approach. *J Clin Exp Neuropsychol* 22：132-146, 2000.
23) Tailby, R, Haslam, C：An investigation of errorless learning in memory-impaired patients：improving the technique and clarifying theory. *Neuropsychologia* 41：1230-1240, 2003.
24) 毛利史子，能登真一・他：非日常物品の使用が可能となった観念失行の一例．作業療法 20：154-162, 2001．
25) 能登真一：失行に対する環境と適応．環境と理学療法（内山　靖編），医歯薬出版，2004，pp175-186．

執筆

能登真一　新潟医療福祉大学医療技術学部（作業療法士）

評価の実際

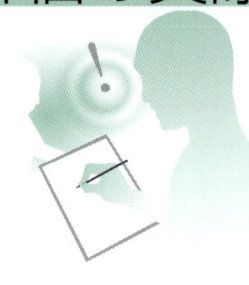

着衣障害

障害の概説

「服がうまく着られなくなってしまった」．

このような相談がリハビリテーション（以下リハ）担当者に寄せられることは非常に多い．その多くが，すでに家族や介護担当者によって基本的な働きかけ（運動麻痺を考慮した着衣手順指導など）が行われており，それでも自立に至らない，といった困難例である．このため，リハ担当者への相談には，「より専門的な働きかけと効果」が期待されていることを理解しなければならない．

「どうして服が着られないのか？」．

これを理解するのはとても難しい．なぜなら着衣動作は，複数の認知・遂行機能が同時に関与する非常に複雑な動作だからである．特に原因が高次脳機能障害である場合，それによる誤反応と，それ以外の原因（麻痺，感覚障害，パーキンソニズム，失調，意識障害など）による誤反応を鑑別できる臨床能力が必要である．

また，着衣動作は，「自分の体の部位，位置関係を正しく認識する」，「衣服の構造を正確に理解する」，「身体と衣服の相応する位置関係を理解する」，「着衣手順をイメージし，適切に遂行する」，これらのプロセスにより構成されている．したがって，対象者の着衣障害がどこのプロセスで起きているのかを分析することが，効果的なアプローチの条件となる．

着衣に限定した障害（着衣失行）について—これまでの議論と仮説

一時期，高次脳機能障害によって引き起こされる着衣障害をすべて「着衣失行」と呼ぶ傾向があったが，それは誤りである．着衣失行とは，長期にわたり重度の着衣障害をきたし，その誤反応が半側無視や失行などの他の高次脳機能障害では説明できない症状とされている．すでに，着衣失行[1,2]の症例が報告されてから80年が経過しているが，この症状についてはいまだに議論の最中である．ここでは，その一部と着衣失行に関する筆者の仮説を紹介する．

責任病変の議論：着衣失行は報告例がきわめて少ない．また，責任病変については右半球（右利き）頭頂葉周辺が有力視されているものの[3]，その病変で着衣失行が起こるのは稀である．また，過去の報告例には左利きや左病変の症例，脳腫瘍などの複数病変の症例が多く含まれ[4]，脳血管障害のような局限した病変の症例も少ない．このため，着衣失行の責任病巣が左右どちらの脳に存在するのかも含め，いまだに議論の段階にある．

着衣失行出現の条件（仮説）：筆者は過去に脳血管障害後（頭頂葉から後頭葉移行部の病変）の着衣失行を4例報告した[5,6]．この全例が左・両手利きであり，左病変2例，右病変2例であった．さらに過去の報告でも，左利きの着衣失行例が多く報告されており[4]，着衣失行の出現には左利き，すなわち大脳機能側性化の変則性が関連している可能性が考えられる．

通常，言語機能は左半球，空間認知機能は右半球に位置するといわれている．「大脳機能側性化の変則性」とは，左右が逆になっている，どちらかに偏っている，通常は一側に集約されている機能が両側に分かれている，などの状態であり，左・両手利きに多く，個体による差が大きい．筆者は，着衣に関連する機能は通常，左右半球に分かれて存在しているが，側性化の変則性ではその機能が一側の頭頂葉周辺に偏在する場合があり，前述の4例は，この部位に病変が起こったため着衣に限定した障害が現れた可能性が高いと考えている．さらに，このように複数の着衣関連機能が同時に障害されることが着衣失行出現の条件であり，このため着衣失行の報告数が極端に少なく，左・両手利きの症例や両側病変の症例が多いのではないか．この解釈には，当然異論やこれだけでは説明できない症例報告もあるが，少なくとも着衣失行の一部はこの仮説による説明が可能と考えられる．

着衣障害の基本的な評価

高次脳機能障害により二次的に着衣障害（以下，二次的着衣障害）が起こることはすでによく知られている．着衣障害の評価に際してはこれらの症状を評価すると同時に，局在病変の有無を確認しておく必要がある．

二次的着衣障害は，原因となる高次脳機能障害によって誤反応が全く異なる（表1）．リハ担当者がそれぞれの誤反応の特徴を理解しておけば，何が原因で着衣できないかを迅速に判断し，アプローチにとりかかることができる．以下に，障害別の誤反応とアプローチのポイントについて述べる．

（1）半側無視による着衣障害

無視側（大脳病変と反対側）のみで着衣が不完全になる．左無視の場合，右側は完全に袖を通すが，左側は半分しか袖を通さず，自分では気づかない．片麻痺や感覚障害を合併している場合は重症化する傾向がある[7]．

アプローチのポイント：重度の症例ほど，「左をよく見てください」といった口頭指示は効果がなく，かえって相手を不愉快にさせてしまうことがある．左斜め前方に全身が映る大きな鏡を置くなど，対象者自らが左半身の着衣を確認できる状況を設定すると学習効果が得られやすい．

表1 高次脳機能障害による着衣障害の誤反応

	着衣失行[5]	半側無視による着衣障害[7]		失行による着衣障害[8,9]
		軽度の無視 一側	重度の無視 両側	
誤反応	両側	軽度の無視 一側	重度の無視 両側	両側
左右の誤り	あり	なし	あり	なし
衣服と身体の左右位置関係の認知障害	あり	なし	あり	なし

(2) 失行による着衣障害

主に片麻痺を合併している症例でみられる[8]．麻痺のない場合はごく軽度か，早期に改善する．これは片麻痺がある場合には一定の手順（麻痺側から袖を通すなど）をふんで着衣をしなければうまく着ることができないが，失行症ではこの手順の学習に障害があることが原因であると考えられる．対象者は麻痺側から袖を通さずに非麻痺側から先に通したり，袖を通さずに服を頭からかぶったり，肩にひっかけたりする．手順の学習に障害があっても，身体や衣服の位置関係理解は保たれているため，袖の左右を間違えることは少ない[9]．

アプローチのポイント：失行の特徴として，最初の取りかかりの動作がうまくいくと，そのあとの動作はスムーズにできる傾向がある．着衣も，最初の手順（麻痺側の袖から通すなど）さえ覚えてしまえば，そのあとの動作は比較的早く獲得できる．はじめから一連の動作として指導するよりも，まずは最初の動作を繰り返し指導したほうが効果的である．

(3) 構成障害による着衣障害

重度の半側無視では無視側の着衣障害に加え，服の前後左右を誤る場合が多い[7]．多くは右利き，右半球広範病変であり，片麻痺，感覚障害などを合併している．このような症例に描画テストを実施すると，無視に加え構図全体が大きく崩れている．これを構成失行と呼ぶ時期があったが，近年では重度の半側空間無視による構成障害と理解されている．ここでは，(1) で記載した一側のみの着衣障害と区別するため，あえて構成障害による着衣障害として分類した．評価とアプローチについては症例の項で詳しく述べる．

(4) 強制把握

前頭葉症状である強制把握が着衣の障害となることがある．着ようと思って手に持った服を放せず，反対の手で引っ張るとかえって強く握ってしまう．袖を通す途中で布をつかんでしまい，途中で手が引っかかって通らない．

アプローチのポイント：着衣の練習を繰り返すよりも，強制把握自体を抑制する課題が有効である．症状が強い場合には手袋をはめ，強制把握の誘発刺激（手掌部の表在覚，手指関節の深部覚）をブロックするなどの工夫が有効である[10]．

症 例

患者さん紹介：40 歳代，男性，右利き，発症時まで技術職に従事
原因疾患：脳出血（右被殻）
障害名：左片麻痺，左同名性半盲，左半身の感覚障害，左半側無視，着衣障害

知り得た患者さんの情報

主訴：左上肢がほとんど動かず，感覚がない．左側を見落とす．洋服がうまく着られない．

現病歴：約3ヵ月前の朝，出勤直後に職場で倒れ，救急搬送．右被殻出血，血腫吸引ドレナージ術施行．直後より徐々に意識状態改善．発症1ヵ月後には平行棒内歩行可となる．

画像所見：図に示す．

観察からわかったこと

面談：意識はしっかりとしており，語り口が穏やかで温厚な人柄との印象を受ける．職歴，病歴，現在の病棟での生活などを正確に

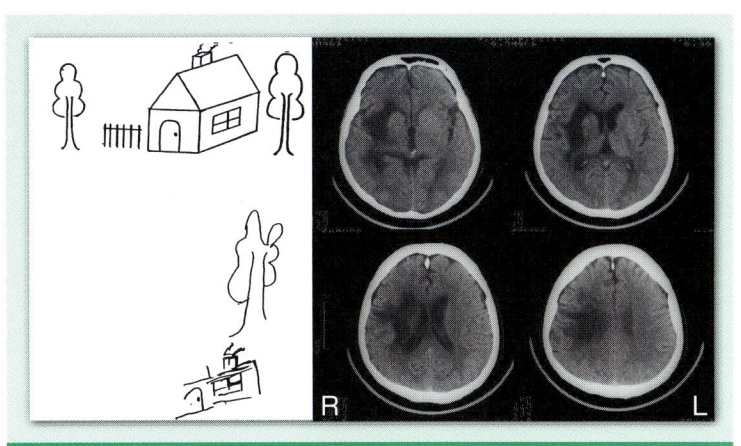

図　症例のCT画像所見
右は外側型脳出血発症後3ヵ月目のX線CTである．右被殻を中心に周辺の前頭葉〜頭頂葉皮質下に広がる低吸収域がみられる．左は上の図の模写である．典型的な左半側空間無視がみられる．

説明でき，記憶力，見当識とも保たれていることがわかる．働き盛りでの発症のため，復職に対する不安感や家族への責任感が言葉の端々ににじみ出ている．復職までは自宅で留守番をすることになるために，身の回りのことはできるだけ早く自立したいとの希望が強い．

生活：病棟の生活では車椅子を使用しているが，すでに近位見守り歩行が可能であり，今後も順調に回復すると思われる．日常生活では着衣動作以外は自立している．移乗動作などは慎重に行われており，病棟での転倒歴はない．

着衣障害の症状：麻痺側（左）の袖を先に通す手順は学習できているが，袖を途中までしか通さず，気づかないことが多い．また，袖の左右を間違えて通してしまう，服がねじれたり上下前後が逆になる．服の向きを間違えたときは，自分でもおかしいとは思うが，どうしてこうなってしまうのかわからない．いったん脱いでもう一度着ても同じように間違えることが多い．周囲からも着衣の誤りを指摘され，アドバイスも受けるが，いわれていることがよくわからず，かえって混乱してしまう．最近では忠告されること自体に苦痛を感じるようになってきている．

問題の抽出：日常生活上では着衣障害が最大の問題点となっており，改善への期待も強い．すでに口頭での働きかけにはストレスを感じ始めており，アプローチの際にはこの点への配慮が必要である．

重度の半側無視（空間無視は重度，身体無視は軽度）があるが，自覚はほとんどない．左上下肢の運動麻痺，感覚障害については充分に自覚している．

検査からわかったこと

神経学的検査と神経心理学的検査の結果を示す（表2）．

着衣機能検査：左半身の着衣が不完全なのは，左半側無視と左半身の感覚障害による影響と考えられた．しかし，服の前後左右を誤る，服がねじれたまま袖を通すなどの症状がどのような原因で起こっているのか，観察だけでは分析できなかった．そこで，本症例が衣服構造や衣服と身体の位置関係について，どの程度

表2　検査結果

神経学的検査

左半盲あり．表在感覚，深部感覚，複合感覚とも重度に障害．左片麻痺 Br.St. 上肢Ⅱ 下肢Ⅳ 失調，パーキンソニズムなし

神経心理学的検査

知能	WAIS-R 言語性 IQ 91　動作性 IQ scale out
言語	失語なし
半側無視	重度左半側無視（図）
構成障害	描画課題において半側空間無視による構成障害が認められる
観念・観念運動失行	なし
運動保持困難（Joint）	閉眼提舌，固視において若干の障害あり．日常生活上の動作は極めて慎重

認知できているかを評価するために以下の検査を実施した（表3）．

（1）衣服の左右部位，構造は認知しているか

ワイシャツを畳んで机上に置き，検者の言語指示（右襟はどこですか，左袖はどこですかなど）に従い，ワイシャツの12ヵ所の部位を指す．また，1回の指示ごとにYシャツを畳んだ状態に戻し，そのつど服の上下左右を正しく合わせて，症例に服の正面を向けて広げるように指示した．

結果：左右に関しては12項目中，5項目で誤りがみられ，衣服部位の左右弁別に混乱がみられた．しかし，衣服の襟，袖などの部位に誤りはなく，また畳まれているYシャツを広げる際に，形が崩れないように両袖をきれいに広げ，上下を直し，正面を自分のほうに向けることができた．このことから，衣服の基本的構造は理解できていると考えられた．

（2）衣服と身体との左右位置関係は認知しているか

検査①：衣服と身体の左右位置関係の認知（身体から衣服を指す）

検者が症例の左右の肩・胸・腕・肩甲骨・脇腹の計10ヵ所に軽くふれながら「このワイシャツを着たときに，今，私が触っているこの部分は，シャツのどの部分にあたりますか．左右も間違えないようにシャツを指してください」と指示する．

検査②：衣服と身体の左右位置関係の認知（衣服から身体を指す）

検者がワイシャツの左右の襟・袖・胸部分・肩甲骨部分・裾部分の計10ヵ所を指しながら「このワイシャツを着たとき，いま私が指しているシャツの部分はあなたの体のどこにきますか．左右も間違えないようにあなたの体を指してください」と指示する．

以上の課題を，シャツをハンガーにかけ「正面」「背面」の2方向から呈示して実施した．

表3　本症例の着衣障害症状分析のために行った検査

評価した機能	衣服の左右部位の認知	衣服構造の認知	衣服と身体の左右位置関係の認知
衣服の状況	机上に広げてある	机上に畳んである	ハンガーにかけてある 正面・背面の2方向で呈示
検査指示	指示された部位を左右誤りなく指す	上下左右を正しく正面を向け広げる（12回実施）	衣服と身体の左右相応する部位を指す
障害の有無	あり	なし	あり

結果：両検査ともシャツの正面を呈示された際に左右の誤りが多くみられ（計6/20回），背面が呈示された際の誤りは1回のみだった．これはワイシャツを正面から見た場合には，自分の左腕は向かって右側の袖と相応するといった「左右反転の位置関係をイメージすること」に障害があるためと考えられた．

評価のまとめ－問題の整理と私の解釈

WAIS動作性指数が評価基準を下回ったのは半側無視と構成障害の影響であり，言語性指数と日常場面での評価から，知能は正常範囲と考えられる．上肢の運動麻痺，感覚障害は重度であり，この点も着衣障害に影響を与えている可能性がある．

着衣機能評価の結果より，本症例の着衣障害の要因は以下の4点にまとめられる．

①衣服の基本的な構造や片麻痺を考慮した着衣手順は理解できている．
②衣服の左右弁別に混乱がある．
③左手を通す袖は服を正面に見たときには右側にある，といった左右反転の位置関係の理解に混乱がある．
④衣服の上下前後を逆に着てしまうのは，服の構造がわからないのではなく，左右を間違えて着ると結果的に上下や前後も逆になってしまうため，と考えられる．

症例の経過

以下のアプローチを行ったところ，着衣の誤りが大幅に減少した．

左半側の着衣が不完全だった点に対して：本症例は，上肢の重度の運動麻痺と感覚障害に加え，左半側無視も重度であったため，左半身の自己確認には限界があった．また，症例が周囲からの忠告に苦痛を感じており，口頭指示は極力避ける必要があった．そこで，症例の前方やや左側にリハ室用の大鏡を斜め向きに置き，症例の視野内で左半身の自己確認ができるようにした．この結果，左半身を丁寧に確認する習慣ができ，しだいに鏡なしでも左半身の着衣ができるようになった．

服の左右を間違える点に対して：左袖だけを取りはずし，全く別の対照色の布で新たに袖をつけた服を準備した．アプローチの際にはあえて，左・右の言葉を使わず，「この袖だけ違う色になっています．この袖から先に着るようにしてみてください」と指示したところ，2週間程度で左右の誤りなく着衣できるようになった．次に，同じ服を机上に広げ，自分の体とそれに相応する服の部位を交互に指す「指差し確認」を行い，最初に腕（左）を通している「色の違う袖」は，服を正面から見ると，腕の位置とは反対側（右正面）にあることを学習した．この結果，着衣直前に「指さし確認」を行えば，袖を替えていない普通の服でも，ほぼ左右を誤らずに着衣できるようになった．

> **文献**

1) Marie, P, Bouttier, H, Bailey, P：La planotopokinésie. *Rev Neurol* 38：505-512, 1922.
2) Brain, WR：Visual disorientation with special reference to lesions of the right cerebral hemisphere. *Brain* 64：244-272, 1941.
3) Hécaen, H, de Ajuriaguerra, J：L'apraxie de l'habillage. Ses rapports avec la planotopokinésie et les troubles de la somatognosie. *Encéphale* 35：113-143, 1942-1945.
4) de Ajuriaguerra, J, Hécaen, H et al：Les apraxied. Variétés cliniques et latéralisation lésionnelle. *Rev Neurol* 102：28-57, 1960.
5) 井上里美・他：脳梗塞により着衣失行を呈した左手利きの1例．神経心理学17（2）：156-163, 2001.
6) 井上里美・他：着衣失行の病変と左手利きの関連．第28回日本神経心理学会総会プログラム予稿集，2004，p102.
7) 井上里美・他：劣位半球病巣片麻痺患者の着衣動作学習能力について．作業療法11（5）：190, 1997.
8) 井上里美，板東充秋：失行症のADLについて．作業療法10：264-269, 1990.
9) 井上里美・他：失行症の着衣動作について．作業療法5：198, 1991.
10) 内田裕子，井上里美：強制把握を呈した症例に対する手袋訓練の効果．作業療法24：221, 2005.

> **執筆**

井上里美 国立病院機構東京病院高次脳機能外来（作業療法士）

評価の実際

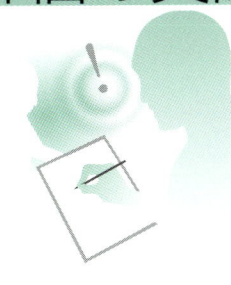

遂行機能障害

障害の概説

　遂行機能（executive function）はわれわれが目的的活動を営むために，あるいは日常の問題を計画的・合理的に解決するために欠かせない機能である．最近では，外傷性脳損傷後に生じる深刻な全般的症状のひとつとしてとりあげられることが増えてきた．

　遂行機能と前頭葉（主に前頭前野）機能との間には強い関連があり，しばしば同義に扱われるが，前者は前頭葉に加えて基底核をはじめとする皮質下構造を含む，より広汎な神経回路が関与している[1]．したがって，低酸素脳症のように全般的な脳虚血状態と考えられる場合や，巣症状がないか，あっても軽度にとどまっている脳血管障害の場合にも，遂行機能障害はおこりうる．しかも他の全般的症状である注意障害，記憶障害が併存している場合もあるため，障害像の把握や治療方針の決定に悩まされることが多い．つまり遂行機能の障害（executive dysfunction）は，言語，記憶，行為など一定の独立性をもった高次脳機能が保たれているにもかかわらず，それらを有効に活用できない，いわば"さらに高いレベルの統合障害"であるといえる．

　遂行機能は，①目標の設定（goal formulation），②行為の計画（planning），③計画の実行（carrying out activities），④効果的な行動（effective performance），という4つの要素からなっている．これらが適切に機能するためには，情報の取捨選択にかかわる体系的な判断力，複数の目標や結末を想定した柔軟かつ計画的な思考が要求される．鹿島らは，遂行機能に重要な影響を与える前頭葉が，損傷された際に生じる行動変容の特性をあげており（**表1**）[2]，これらは次で述べる諸検査を用いて評価することが可能である．

表1　前頭葉損傷による行動変容

1. 概念ないしセットの転換の障害
2. ステレオタイプの抑制の障害
3. 複数の情報の組織化の障害
4. 流暢性の障害
5. 言語（意味）による行為の抑制障害

（文献2より引用）

遂行機能障害の基本的な評価

　遂行機能障害は，病院のように自由度の低い環境では目立たず，また要素的な機能検査でもおおむね正常範囲の成績に収まっている場合が少なくないため，就学・就業など，社会に復帰してはじめて明らかになる可能性の高い障害であるといえる．臨床において使用機会の多い検査を**表2**に示した．便宜上，鹿島らがあげた特性（**表1**）ご

とに検査を対応させてはいるが，結果の解釈にあたっては，各検査が複数の障害特性とオーバーラップする点に注意が必要である．代表的な検査として，ウィスコンシンカード分類検査（Wisconsin Card Sorting Test；WCST），ハノイの塔，遂行機能障害症候群の行動評価（Behavioral Assessment of the Dysexecutive Syndrome；BADS）を以下に紹介する．

（1）ウィスコンシンカード分類検査（WCST）

対象者は，色（赤・緑・黄・青），形（三角形・星型・十字形・円），数（1～4個）の異なる図形が描かれたカードについて，検者の考える分類カテゴリーを推測して並べるように求められる．検者が示す正誤の情報に基づいた概念の維持・転換が要求される．わが国では48枚の反応カードを使う慶應版WCST（図1）[3]が頻用されている．脳卒中データバンクhttp://cvddb.shimane-med.ac.jp/からソフトをダウンロードすることもできる．

（2）ハノイの塔

9パターンの問題で構成されたGoelらの変法（図2）[3]が一般的である．3本の棒に分かれて設置された大きさの異なる計5枚の円盤を，①1度に1枚しか動かさず，②相対的に大きな円盤が常に下にくるように，という規則を守りながら，制限時間（2分）内で中央の棒に積み上げていく．効率的・計画的な行動が要求される．

> **表2　遂行機能障害の主な検査**
>
> 1. 概念ないしセットの転換の障害
>   Wisconsin Card Sorting Test
>   Modified Stroop Test part B
>   Trail Making Test B
> 2. ステレオタイプの抑制の障害
>   go/no-go課題
> 3. 複数の情報の組織化の障害
>   ハノイの塔
>   迷路課題
>   Tinkertoy Test
> 4. 流暢性の障害
>   Fluency Test
> 5. 言語（意味）による行為の抑制障害
>   （ギャンブリング課題？）
>
> ほか，スクリーニング検査としてFrontal Assessment Battery（FAB），総合的行動検査としてBehavioral Assessment of Dysexecutive Syndrome（BADS）がある．

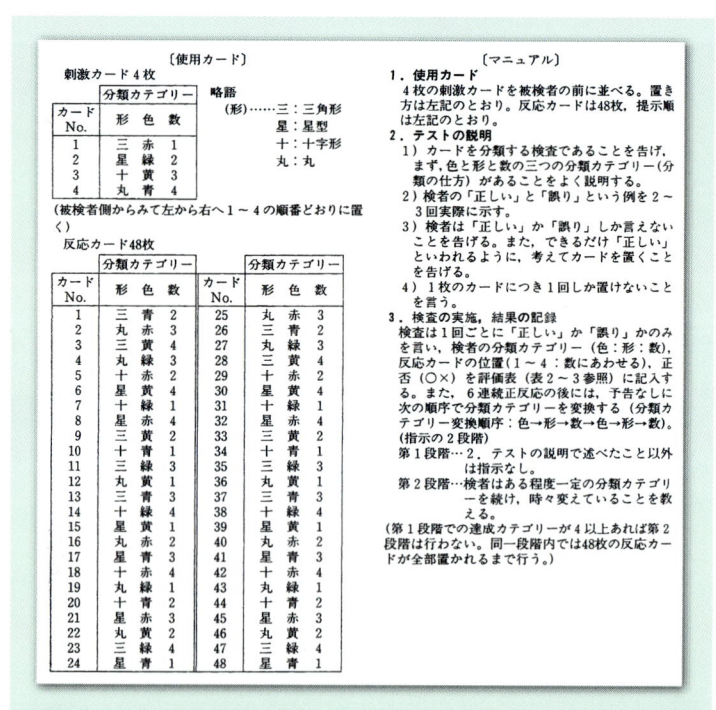

図1　慶應版WCST（文献3より引用）

（3）遂行機能障害症候群の行動評価（BADS）

BADSは，6種類の下位検査と1種の質問表（DEX）で構成されている（表3）．DEXは患者－家族間の認識差を知るうえでも有用である．BADSは総合的な検査であり，日常生活の問題と結びつけた結果の解釈が容易という点で，他の検査とは異な

教示 1　3つの規則について，それぞれ規則違反の例を示しながら説明する
　　　1）積み木は1回に1つだけ動かすこと（2つ以上同時に動かしてはならない）
　　　2）積み木は棒から棒へ動かすこと（棒から外したままになったり棒以外のところに置いてはならない）
　　　3）棒に差し込まれた積み木はいつも下から大きい順になっていること（大きい積み木を小さい積み木の上に置いてはならない）
　　 2　制限時間は1課題2分，その間何回動かしてもよい

実施 1　練習問題2問を施行し，教示を理解していることを確認した上で本課題に進む
　　 2　本課題は必ず順番に行う
　　 3　難度はA（難）B（中）C（易）各3問である
　　 4　全課題終了後に「どのようにやったか」内観報告してもらう

評価 1　合否を記入する
　　 2　ストップウォッチで終了までの時間をはかる
　　 3　積み木の移動回数を記入する
　　 4　undo（1回積み木を移動して積み木から手を離した後，それを元の位置に返す）の回数を記入する．ただし3，4を同時に数えるのは困難なので3を優先する
　　 5　規則違反の反応とその回数を記入する
　　 6　制限時間内にできない場合は最終位置を記録する

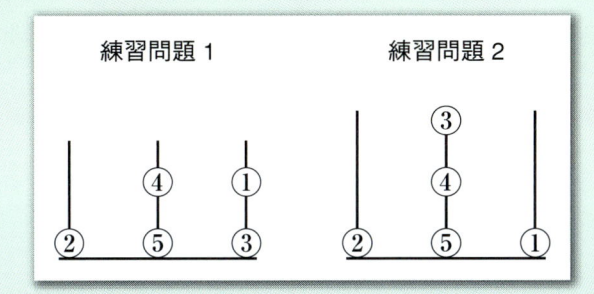

図2　ハノイの塔（文献3を一部改変して引用）

る．

以上が検査の概略であるが，行動や言動の詳細な観察が重要であることはいうまでもない．

表3　BADS

a　下位検査の種類

①規則変換カード検査
②行為計画検査
③鍵探し検査
④時間判断検査
⑤動物園地図検査
⑥修正6要素検査

b　遂行機能障害に関する質問表（DEX）の一部

質問2　最初に思いついた事を何も考えずに行動する
質問5　物事に夢中になりすぎて度を超してしまう
質問7　自分の問題点がどの程度なのかよくわからず，将来についても現実的でない
質問9　人前で，他人が困るような事を言ったりやったりする
質問11　感情をうまくあらわせない
質問13　状況でどう振る舞うべきかを気にかけない
質問16　たとえすべきでないとわかっていてもついやってしまう
質問19　物事を決断できなかったり，何をしたいのかを決められなかったりする

（文献4より引用）

症例

患者さん紹介：30代，女性

原因疾患：脳挫傷，頸部捻挫，全身打撲

障害名：遂行機能障害，注意障害，記憶障害

知り得た患者さんの情報

社会的背景：企業内診療所の簡易事務．受傷前は同所の保健師として勤務していた．元来，趣味も多彩であった．

家族構成：両親と同胞1人．

ニーズ：親の勧めで受診した．自分が他人からみてどの程度おかしいのかよくわからないので教えてほしい．リハビリテーション（以下リハ）で頭がよくなったらもう一度保健師をしたい．

病歴：29歳時，スキー場で他の客と衝突し受傷．約2年後に復職したが，作業効率の低さを指摘されて事務に配置転換となり，現在にいたる．複数の医療機関に相談するも有効な指南は得られなかった．受傷6年半後に受診したAクリニックとB病院ではじめて高次脳機能障害と診断され，その後，B病院で外来作業療法を開始することになった．

Aクリニックからの情報：①WAIS-R（ウェクスラー成人知能検査−改訂版）の総IQ 75（知的自立の境界レベル），②諸事情により，頭部CT・MRIの入手は困難．

家族からの情報：①易疲労性強く，睡眠時間が急増した．②集中力・理解力・判断力の低下，物忘れ，話の冗長性が顕著になり，機転が利かない．家事は雑だが，一応可能である．③解雇の恐れから，高次脳機能障害について事業者には報告していない．

同僚からの情報：①本症例の仕事は，健診結果の分類と発送，資料の準備，清掃などの一部である．②勤務状況は，簡単な指示でも聞き逃し・忘れが多く，同じことを何度も尋ねる．伝言の要点を報告できない．ミスに対応できない．周囲への配慮に欠ける．

〈着眼点　その1〉

上記より，本症例の障害像として注目しておくべき事項をあげた．

①全般的な精神活動性の低下は，前部脳のダメージに由来する注意・記憶・遂行機能の障害が混在した結果である可能性が高い．

②簡易事務でさえ効率的に処理することが困難との情報から，遂行機能障害はほぼ確実であると思われる．

③失敗を補う方略の産生・利用が難しく，作業面から対人面にまで問題が及んでいると思われる．

観察からわかったこと

高次脳機能障害のなかには，神経心理学的検査のみではその抽出が困難なもの

もある．こういった症例に対しては面接・観察による臨床評価が有用な場合が多い．本症例にも面談を行い，その際の様子や叙述内容を検討した．

（1）面談の様子
①礼容は保たれ，外見上違和感はない．②遅刻をしても理由を説明するのみで謝罪はせず．③質問の意図を理解するのに時間がかかる．④日により15分程度で疲労を訴え，急速に集中を欠く．⑤体系的・概念的な説明ができない，考えがまとまらない．

（2）叙述の内容
本症例の叙述を列挙（**表4**）し，要点をまとめた．

①現在感じている問題：仕事上の問題として，記憶と遂行機能に関連した障害を訴える．

表4　面談での叙述内容（筆者からの質問に対する症例の返答）

1．ご自分が今，生活のなかで最も問題だと感じることは何ですか？
- 人に同じことを何度も聞いてしまう
- 人にいわれたことも，自分がいいたいことも頭のなかでまとまらない
- 自分がしたことをあまり覚えていない，と人からよくいわれる
- 指示されたことをするのに時間が人の何倍もかかっている，といわれる

2．受傷前のご自分とどこか変わったところはありますか？
- 性格は変わらない，もともと前向きだった
- 前はもっと何でもできたような気がする
- 疲れやすくなった
- 仲間内では盛り上げ役だった．今は機転がきかないので冗談も浮かばない

3．ご家族や職場の同僚との関係は変わりましたか？
- 自分では結構一生懸命なのに，家族はできていないと指摘してくるので腹が立つ
- 職場では呆れられている．何度教えてもらっても覚えられないから
- 職場でミスを指摘されたときに「は？」という反応をしていたら相手を怒らせた
- 会社の人に嫌われているかもしれない

4．仕事ではどんなミスをするのですか？具体的に教えてください
- 自分が処理する書類が複数あって，それらの入っている棚が日替わりで変更になるらしいが，規則がわからない
- 指示されたコピーの枚数や資料の綴じ方，配布の仕方を間違える
- 自分のしていることが一連の流れ作業のどの位置にあるのか全然見当がつかない
- 10枚くらい作業マニュアルをもらっているが，読みこなすのに時間がかかって作業に入れない
- マニュアルから必要なところをみつけ出せないで違う作業をしていることがある

5．リハビリへの意欲はありますか？
- リハビリやって良くなるものですか？というか，私ってそんなに他人よりおかしいんでしょうかね
- 父が探してくれた病院だし，とりあえずがんばってみようかと思います

②受傷前との比較：易疲労と全体的な作業能力低下を漠然と自覚．

③周囲との関係：自分が好印象をもたれていないとの認識あり．原因についてはやや外罰的．

④ミスの例示：新近性の高い経験から断片的に列挙．単純作業でも条件が変化すると適応困難，マニュアルの利用が不充分など．

⑤リハへの意欲：必要性の認識・意欲ともに低い．

〈着眼点　その２〉

面談の結果から，本症例の障害像をさらに推察し以下に追記した．

①易疲労性が精神作業の耐性を下げ，それが注意・集中力や記憶，遂行機能を本来の障害以上に低下させている．

②理解力・表現力（コミュニケーション能力）の低下は，言葉の体系的な操作が困難という点で，遂行機能障害の一側面[5]を表している．

③自己・他者認識が浅薄なレベルにとどまっている．

表5　神経心理学的検査の結果

	検査	結果（＊は検査状況など）
注意	かな拾いテスト	無意味つづり：18/60 物語文：15/60
	TMT	A：111秒　　B：322秒 ＊Bの後半で集中力低下，激励必要
	Rey複雑図形	模写：36/36
	MST	A：24秒　　B：30秒
記憶	三宅式対語記銘検査	有関係：0-0-0　　無関係：拒否 ＊復唱段階で混乱
	Rey複雑図形	模写後再生：8/36 ＊想起できないことに対する焦燥感
	数唱	順唱：6桁　　逆唱：4桁
遂行機能	FAB	14/18 ＊語列挙，行動抑制課題で減点
	ハノイの塔	0/9 ＊難度Cは時間超過しながらも完遂，それ以外は「できない，わからない」とすぐに中断
	BADS	総プロフィール得点　13/24（境界） ＊鍵探し，時間判断，動物園地図，修正6要素の各検査で減点 ＊修正6要素で計画的な口述が困難
	WAIS-R絵画配列	4コマまでは説明も可能，5コマの配列に失敗

TMT：Trail Making Test
MST：Modified Stroop Test
FAB：Frontal Assessment Battery
BADS：Behavioral Assessment of the Dysexecutive Syndrome

検査からわかったこと

これまでの結果をふまえて，神経心理学的検査を実施した（**表5**）．特記すべき視覚認知障害や失語は認められなかった．問題のあった結果を以下に示す．

①注意：かな拾いテストでは刺激の特性に関係なく，探索数が平均を下回った．TMTはA・Bとも時間延長を認め，特にBの後半は激励を要した．誤反応はなかったが，注意の持続・選択・分配に低下を認めた．

②記憶：三宅式対語記銘検査では復唱の時点で混乱をきたし施行不可能．数唱は良好であったが図形再生成績は低く，全体として把持力・容量の低下が示唆された．

③遂行機能：FABで語の流暢性と行動の抑制，ハノイの塔で行為の計画，BADSで行為の計画（**図3**），時間判断，複数課題の進行に軽度以上の低下を認めた．

評価のまとめ－問題の整理と私の解釈

本症例の職業能力は，注意障害，記憶障害，遂行機能障害，自己・他者認識の低下により著しく障害されている．職場では，身体的易疲労が注意機能の低下を

助長し，指示忘れやミスの発生・添加などの失敗がより常態化しやすい状況にあると思われる．注意や遂行機能の障害は，要素的機能を制御する上位脳機能の障害であるために治療標的の特定が困難とされるが，時間的な作業遂行の流れにあてはめるととらえやすい．坂爪ら[6]に倣えば，眼前にある事象から必要な情報と適合する行動を選択するには"注意"が，将来の目的達成に向けて時間的に連続した事象を統合し計画的行動を発動するには"遂行機能"が，重要な役割を担う．また，"記憶"は過去の事象や経験を作業遂行にいかすために必要である．一般に，遂行機能障害のみの症例と比較すると，本症例のように注意・記憶・自他認識の低下を伴う症例の回復予後は不良といわれる．しかし，復職を果たした遂行機能障害・記憶障害の合併例では，実際に必要な機能や能力を生活の場で再構築するアプローチの効果が報告されている[7]．

以上より，本症例の作業遂行における制御性を補完するには，職場で実際に問題となっている作業の個々の過程について目的と行動の計画を意識化させながら実行を誘導し，これと同時に注意のトップダウン効果をねらった包括的・機能代償的アプローチを試みることが適当と考えた．

症例の経過

前述した評価の解釈に基づき，機能代償（残存機能の活用）を鍵概念として

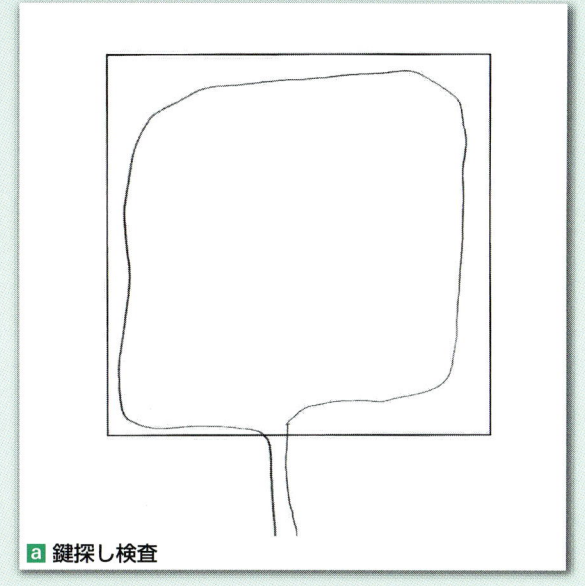

a 鍵探し検査

「まんべんなく探す」という目的が意識されていない

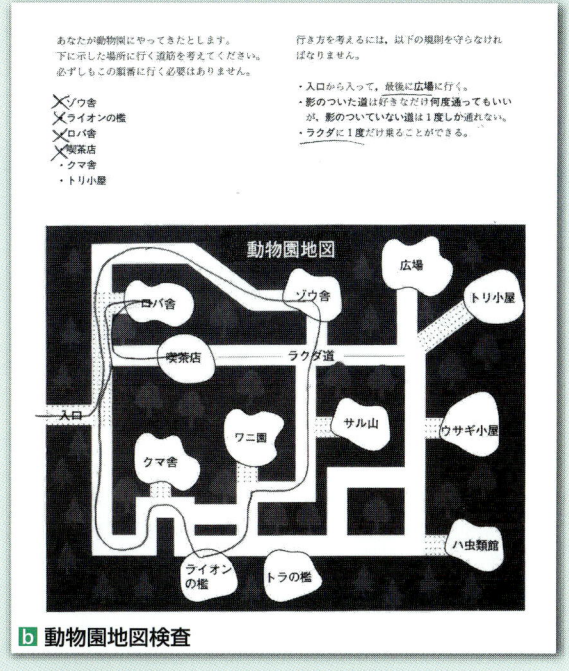

b 動物園地図検査

上の説明に書かれた目的地の順を機械的にたどったため，行き詰ってしまった

図3　本症例の遂行機能障害（BADSより例示）

作業療法を開始した（**表6**）．職場での作業を訓練材料として用い，ラベルなどの視覚的手がかりや最小限にしぼり込んだ簡易マニュアル，自己教示[8]の活用によって作業成績がある程度改善する可能性を確認できた．また，併行して注意訓練・問題解決訓練を導入し，問題対処にいたる流れの再学習を試みている．その後，事業者が障害の存在を認知したうえで就労継続を許可したことから，周囲の援助が得られやすくなったとの情報もある．

表6 作業療法プログラムの一例

1. 残存機能の活用

職場で行っている個々の作業工程を確実に遂行する手がかりの利用
①渡された書類の種類を確認する
➡書類棚の引き出しに内容を記したラベルを貼付
②各書類の処理過程を確認する(主に数値の正誤チェック)
➡ポイントのみを箇条書きにしたマニュアル(用紙1枚に抑える)を使用
➡①のラベルとマニュアルに使用する紙を同色にする
③自己教示により遂行中の作業に集中する
➡マニュアルに書かれた手順を音読
➡書類を横に並べ(左に見本,右に処理する書類),定規を当てて確認すべき行を同定する
➡数値を音読,一致していなければペンで印をつける
④処理済みの書類を他と区別する
➡「処理済み」と書かれた箱を作業中の机以外の場所に設置

2. 注意機能が安定する条件の選択

- 確実に集中できる時間枠の設定 ➡ 15〜30分で完了可能な作業から開始
- 作業種類の単純化 ➡ 一定時間内には一種類の作業のみ
- 見直しの徹底 ➡ 手順を口頭で確認する

3. 問題解決スキルの(再)学習

- 課題の目的をともに確認,言語化,メモ作成
- 作成したメモを音読し,目的達成を妨げる現象を確認
- 先の現象を解決するための行動をルールに沿って検討し,口頭で言語化する
- 計画した行為を試行し,その適否をともに検討してから次に進む

文献

1) 石合純夫:高次脳機能障害学,医歯薬出版,2003,pp203-214.
2) 鹿島晴雄・他:前頭葉機能.臨床精神医学講座21(濱中利彦・他編),朝倉書店,1999,pp185-201.
3) 鹿島晴雄・他:認知リハビリテーション,医学書院,1999,pp159-168.
4) Wilson, BA et al:Behavioural Assessment of the Dysexecutive Syndrome, Thames Vally Test Company, 1996(鹿島晴雄監訳:遂行機能障害症候群の行動評価日本版,新興医学出版,2003).
5) 種村 純・椿原彰夫:脳外傷者のコミュニケーション障害の特徴.総合リハ 33(9):815-819, 2005.
6) 坂爪一幸・他:遂行機能障害の認知リハビリテーションからみた遂行,注意,および記憶の関係.認知リハ2001,新興医学出版,2001,pp81-88.
7) 坂爪一幸・他:高次脳機能障害の代償によって復職した脳外傷事例.認知リハ2004,新興医学出版,2004,pp46-56.
8) Ciceron & Wood:Planning disorder after closed head injury:A case study. *Arch Phys Med Rehabil* 68:111-145, 1987.

執筆

佐野恭子 兵庫医療大学リハビリテーション学部(作業療法士)

評価の実際

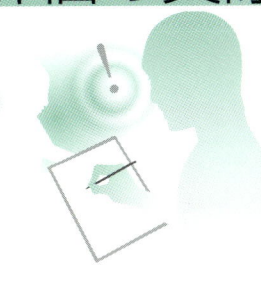

Bálint 症候群

障害の概説

　視空間認知障害のなかでも，空間における対象への無視や不注意を呈するものを注視空間障害として分類する．臨床的には，脳損傷側と反対側の空間に対し無視や不注意がみられる半側空間無視と，両側視空間内の対象において無視や不注意を呈するBálint症候群に分けられている．

　Bálint症候群は，両側視空間における精神性注視麻痺，視覚失調（視覚性運動失調），視覚性注意障害を併せて発症したものであり，Bálintによって記載された[1]．以下に，Bálint症候群の三徴について概説する．

(1) 精神性注視麻痺

　任意の視覚対象に意図的に視線を向けることが困難となり，またその視線を固定することができず，対象を見続けることができない．日常の何気ない場面での視運動について，このような障害は観察されず，視運動性眼振検査においても異常はみられない．Bálintの症例では，提示された対象の右30°から40°上方を見て，対象をすぐにとらえることができなかった，とある．Holmes[2]によれば，視覚以外の感覚刺激に対する眼球運動障害を認めないことから，周辺視野にとらえられた知覚対象を中心視としてとらえる視線固定反射の障害と考えた．

(2) 視覚失調（視覚性運動失調）

　視覚対象をとらえたとしても，それを的確に把握することが困難となる．この障害は，身体外空間に限られ，自己の身体部位を触れる際にはみられない．Bálintは，視覚の中枢と手の運動中枢との遮断の可能性を考え，視覚失調とよんだ．視覚性運動失調は，眼前の一点を注視させ，その周辺視野内に提示した物をつかませると，それてしまう状態を指す．この症状は，一側上肢のみ，もしくは両側上肢にみられ，一側上肢のみの場合には，その上肢と同側の視野内や反対側の視野内にみられることもある．障害部位は一側半球後頭・頭頂葉病変が疑われているが，後頭葉の視覚情報が前頭葉の上肢運動領域に連絡される経路の障害と考えられ，Bálintの例と同様の解釈であることから，Bálint症候群の部分症状を示していると考えられている．

(3) 視覚性注意障害

　同時に2つ以上の刺激を提示しても同時に知覚することはできず，1つのものしか

認識できない．1つのものに対する知覚は正常と考えられるが，もう一方の刺激を近づけても全く気づかないように振る舞う．また，1つのものを注視しているときにライターの火を傍らから近づけても瞬目反射がみられず，その存在に気づかない．

　以上のようにBálint症候群は，両側視空間内の不注意および探索行動障害を呈する特異的な症候群であり，日常生活にさまざまな障害をもたらす．作業療法における介入ポイントとしては，視覚以外の感覚，特に体性感覚を代償および補償的に用いて学習効果を期待することで，日常生活の改善を期待できる．

Bálint症候群の基本的な評価

　前述のように，Bálint症候群は視空間認知障害のなかで両側視野内の視覚対象に生じるものである．三徴に対する基本的評価を**表**に示す．

表　Bálint症候群の神経心理学的検査

- **●精神性注視麻痺**
  - 対座法視野検査：一方の指を眼前に提示し，それを凝視させ，周辺視野から提示されたもう一方の指がいつ見えるかを検査する．
  - 視線追視検査：頭頸部を固定し，眼前に提示した視覚対象を左右上下に移動し，眼球運動のみで追視する．
  - 注視検査：眼前正中位に提示したものを30秒間注視させる．
- **●視覚失調**
  - 協調性検査：一般的に運動失調の検査に用いるもの（二点間を直線で結ぶなど）を準用する．
  - 幾何学図形模写：三角形や四角形などの図形模写を行い，線の交わりや図形の線が閉じられるかどうかをみる．
- **●視覚性注意障害**
  - 同時注視検査：中心視野内眼前に同時に2つの刺激を提示する．
  - 周辺視注意検査：眼前正中位に刺激を提示し，周辺視野内にライターを提示して気づくかどうかをみる．気づかない場合は徐々に近づけてどの程度で気づくかをみる．

　評価に際しては，他の視空間認知障害と区別する必要があり，また，上肢の運動障害や感覚障害の有無についても調べておく必要がある．明らかな運動障害などがなくても，小脳障害によって眼振による注視障害や小脳性運動失調などの類似症状を呈することがあるので，注意が必要である．

症例

患者さん紹介：74歳，女性，右利き

原因疾患：左頭頂後頭葉皮質下出血

障害名：視覚性運動失調，精神性注視麻痺，視覚性注意障害，視覚性失語

知り得た患者さんの情報

　一般情報：現病歴として，2003年12月，視力障害および視野障害を自覚し，

その後，意識障害が出現した．救急搬送され，CT撮影の結果，左頭頂後頭葉皮質下出血と診断され，薬物コントロールによる保存加療を受ける．2004年3月に療養病棟へ転棟となり，精査により右裸眼視力が0.05，左裸眼視力が0.7，視野検査では視野計の理解はできなかったが，対座法視野検査において右眼右視野1/2盲が疑われ，脳出血後遺症による視力・視野障害と診断された．全身状態が安定したため，2004年4月に自宅退院となったが，その後外来での通院は脳外科のみで，リハビリテーション（以下リハ）は処方されていなかった．

自宅では，夫とはすでに死別しており，未婚の息子と2人暮らしであったが，息子は仕事が忙しく，出張も多いため，ほぼ独居の状態であった．

自宅内でトイレに行こうとすると，壁やふすまに身体をぶつけ，テーブルの上のコップを取ろうとすると空振りをしたり突き落とす，テレビを上手に見られない，見たものの名前が出てこないといった状況が自覚され，昼間にお茶を沸かそうとガスレンジを操作し，小火騒ぎをおこしたりもした．息子から「何もするな」といわれて自信を喪失し，自宅にひきこもるようになった．

他部門情報：本症例担当の介護支援専門員から，自宅でのひきこもりを回避する目的で通所系サービスを利用したいとプランが出され，2カ所ほどのサービス利用を試みたが，「できないことばかりやらされる」「自信がない」といってますますひきこもるようになったとのことである．そのような点をふまえ，視力回復と自信向上を目標に通所リハへの申し込みがあり，2004年6月，通所リハ開始となった．

発症1ヵ月後のMRI：T2強調画像所見では，左頭頂葉から後頭葉にかけて血腫吸収後の高信号域を認める（図1）．

事前情報からの推察：申し込み段階での診療情報提供書などの情報から，単なる視力・視野障害ではないと考え，現症から視覚失認の類を疑った．

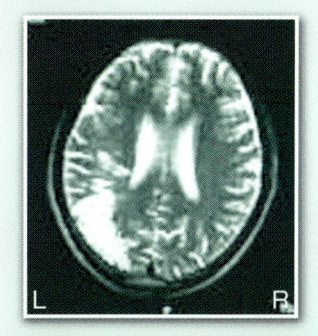

図1　MRI T2強調画像（発症1ヵ月後）

観察からわかったこと

通所リハ初日の来所時の状況は，送迎職員に手を引かれ，職員の半歩後方を終始うつむき加減で歩いていた．小柄で細身であり，軽い円背姿勢で運動機能に障害があるようにはみえなかった．しかし，歩容は左右にふらつきがみられ，下肢の振り出しパターンが一定ではなく，何か床のものを避けて歩いているようにみえた．

〈作業療法評価〉

散策場面：評価時はすべてのことに対して拒否的であり，何を聞いても「私は何もできませんから」と答えるのみであった．そこで，散歩を兼ねて草木の茂る裏庭に出ることにした．裏庭は，季節の花や梅の木，藤棚など自然を感じることができる環境になっており，散策しながら紫陽花を指さし，「この花，きれいですね」と問いかけると，「どの花ですか？」と返された．一見視線は紫陽花をとらえているかにみえたが，眼球の運動は乏しく，一点を凝視したまま，若干の頭頸部の動きによって視線を変えているようであった．花を一輪切り分け，「この花，何という名前でしたか？」と問うと，手に取ろうとするが，セラピストの手を握

り，「多分簡単な呼び名なんでしょうが，いつも難しく考えるんです」と言って答えられない．「今，花を手に取っていますか？」と聞くと，「ええ」と答えた．3度ほど「花はここですよ」と修正を加えると，ようやく花を手に取ることが可能となった．

この散策場面から，視覚探索に関する障害，運動失調もしくは測定障害，視覚失認，失語症が想定された．しかし検査には拒否的であり，現段階で強い自信喪失の状態にあることから，極力検査と悟られない状況で実施した．

会話場面：自然な会話のなかで，自宅での生活においてどのようなことを不自由に感じているかを聞きながら，さまざまな検査を試みた．眼前に印鑑を提示し，「宅急便などが来たら，○○さんがこれを押しているのですか？」と聞くと，「そうです」と答えた．印鑑の5cm程左側に朱肉を提示しながら，「これをどのように使いますか？」と聞くと，全く朱肉に気づくことなく，「使い方，難しいんですよ」と答えた．その後，印鑑の前に朱肉を割り込ませ，「これ使いませんか？」と聞くと，「これこれ，要るわよ．これがないと押せないわ」と言う．朱肉を隠し，「印鑑を押すときにつけるインクみたいなもの，何て言ったかな」というと，「朱肉でしょう．忘れたんですか？」と笑顔で答える．「ああ，これですね」と朱肉を眼前に提示してから机上に置いた．「一度，印鑑を押してみましょうか？」と問いかけると，「いいですよ」と言うので紙を提示し，印鑑を手渡し，「どうぞ，押してみてください」と様子をみると，印鑑を見つめ手が止まった．「どうかしましたか？」と尋ねると「何か違うのよ」と答え，「ひょっとしてこれですか」とすぐ横に置いてあった朱肉を提示すると，必要以上に朱肉の周囲を見回し，黙っていた．「これ何ですか？」との問いに，「昔はよく使った気がするんですけど，何とかって言うのよね」と遠回しな表現をするばかりで，朱肉という単語は全く聞かれなかった．さまざまな言語的手がかりを提供するが，徐々に表情に疲れがみえ始め，「印鑑を押すときに必要なもので，朱色のインクですよね」というと，「朱肉？」と言って，手に取ろうとするが，大きく右側に外れた部分を手で模索していた．手に持たせると，裏返したりしながら確認をしていた．

このような日常会話における評価を3回にわたり実施した．手渡すものは，5回に3回は空振りをする状態で，食事の際には，皿がない部分を箸でつまもうとすることがしばしばみられた．ケアスタッフが散歩に同行した際に，半開きの扉に肩をぶつけたり，外の景色を見て庭に向かって歩き出し，閉まっているガラス戸に衝突することも観察された．体性感覚は表在・深部ともに検査上は問題を認めなかった．

日常の会話では，おおよその必要な単語は問題なく表出され，流暢であった．視覚性の障害から新聞などの文字情報は行を誤るなど拙劣な場面がみられたが，図画および実物において提示されたものの名称はほとんど答えることができなかった．しかし，何気ない会話のなかで人が着用している服の色や相貌による人の名前は容易に答えることができた．書字や描画は拙劣で断片的描写が特徴的であった（図2）．

Bálint症候群の評価は，ある一点を注視させ，その脇にろうそくなどを近づけ気づけるかどうかといった検査がよく知られているが，それだけでは情報が不足するため，高次視知覚検査や日常生活場面など複合的要素から判断される．本症

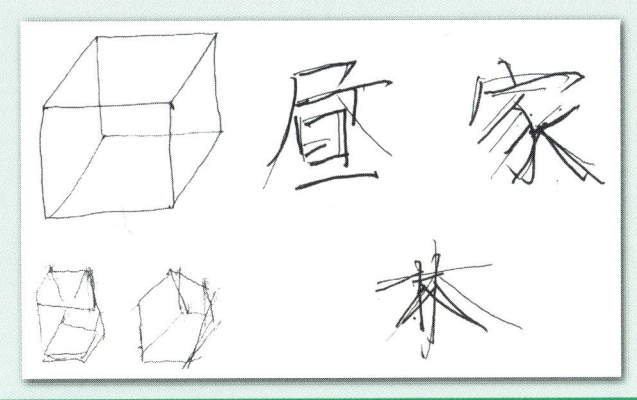

図2　立方体模写と文字のなぞり書き
文字のなぞり書きは，太い文字が症例の書字

例では自信喪失という問題があり，既存の机上検査を用いることが困難であったため，日常会話に検査の要素を盛り込み，実施した．

評価のまとめ－問題の整理と私の解釈

事前情報では，視力および視野障害とあったが，対座法視野検査を実施すると，注視した指以外のもう一方の指に全く気づかず，検査ができない状況で，半盲を確認することは困難であった．視力は，裸眼では1m前方の新聞1面見出しも読めないが，老眼鏡をかけると見出し文字を書き写すことができ，日常生活に大きな支障を及ぼすとは考えにくかった．当初，視覚失認を疑い，模写を行ったが拙劣さがみられるもののおおよその形態は維持され，視覚失認にみられやすいボトムアップ処理などの特徴がみられず，ただ単語の想起に努力を要していることから，視覚性失語と考えられた．

Bálint症候群の純粋例では，両側頭頂後頭葉の損傷が有力視されており，症状の成立には前頭葉の関連も考えられる[3]．本症例では，一側左頭頂後頭葉の損傷であり，報告例とは一致しない．しかし，評価により観察された現症は，印鑑を見るとそれ以外は見ようとしない精神性注視麻痺，人の服の色や特徴は言えるのに印鑑の数cm横に提示した朱肉には気づけない視覚性注意障害，食事の際に皿がない部分をすくおうとする運動失調を示しており，加えて視覚優位でとらえたものの名称が出てこない視覚性失語と拙劣が主となる構成障害が考えられた．Bálintの報告[1]では，視空間認識は保たれていることが特徴的であり，本症例は視空間認識に若干の障害が疑われる点で異なるものの，いわゆる三徴が日常生活に多大な障害をひき起こし，自信喪失につながっていた．本症例において重要なことは，自らの障害を家族とともに理解し，その障害を受け入れ，症状改善に向けたリハへの参加と，概念的補装具を含めた環境調整による日常生活への適応支援であると考え，机上訓練ではなく，実生活を想定したIADL訓練を主に行うこととした．

症例の経過

通所リハは週2回の頻度で実施し，①コミュニティへの参加を目標に運動機能

維持目的のグループ体操，②家庭での無為を回避し，役割を獲得する目的で介助者とともに調理を行う，③危険回避を目的とした空間関係の再教育を初期の介入プログラムとし，サービス担当者会議において，訪問介護に協力を求めた．また，月に1度家族同席による在宅訪問を行い，障害の理解を促すとともに，環境調整や役割獲得への援助を求めた．

調理訓練においては，メニューを症例とともに考え，必要な材料や道具に関する手がかりを提供し絵カードから選択する方法で行った．材料の買い物は，利用前日に訪問介護スタッフとともに症例自ら行い，手がかりは訪問介護スタッフが提供した．

訓練開始から1年が経過したが，通所リハの利用は継続されており，他者とのコミュニケーションにも笑顔が多くみられ，自宅に友人を招いたり，化粧やパーマを施して老人会の旅行に出かけるなど，生きることへの意欲が向上している．自宅内では，家族と訪問介護員とともに常に整頓を行い，手で距離を測りながら移動することで，打撲などの外傷もみられなくなった．

いまだに使用頻度の少ない物品などの名称は出にくい状態が続いており，眼前の物を取ろうとするとしばしば失敗する．しかし，症例自身が物を両手で挟み込むようにつかむ工夫を行ったり，名称が出にくい道具にはシールを貼りつけるよう家族に求めるなど，気づきと修正が可能となったことで，生活レベルは大きく変化している．

文献

1) Bálint, R：Seelenlahmung des Schauens, optische Ataxie, räumliche Störung der Aufmerksamkeit. *Mschr Psychiat Neurol* 25：51-81, 1909.（森岩　基，石黒健夫訳：精神医学 19：743-755, 977-985, 1977.）
2) Holmes, G, Horrax, G：Disturbance of spatial orientation and visual attention with loss of stereoscopic vision. *Arch Neurol Psychiat* 1：385-363, 1919.
3) 福田　淳，佐藤宏道：脳と視覚―何をどう見るか．ブレインサイエンスシリーズ14（大村　裕，中川八郎編），共立出版，2002.

執筆

鈴木雅晴　介護老人保健施設長浜メディケアセンター（作業療法士）

評価の実際

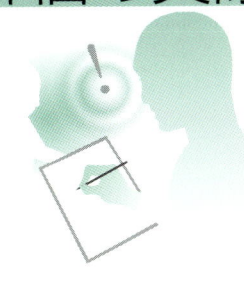

頭部外傷による障害

障害の概説

　頭部外傷による脳の損傷の後遺症として，記憶障害，注意障害，遂行機能障害，社会的行動障害などの認知障害が生じ，これに起因して社会生活や日常生活の適応が困難となる障害が近年，注目をあびている．2001年から2005年度にかけて厚生労働省によって実施された高次脳機能障害支援モデル事業[1]（以下，モデル事業）では，これらの障害を行政的に「高次脳機能障害」と定義した．「高次脳機能障害」は従来，脳血管障害の随伴症状として知られてきた失行・失認・失語などの巣症状とは異なり，脳機能全体の不全から生じる症状と考えられている．特に外傷による脳損傷は，脳の

表1　高次脳機能障害の具体的症状

●**認知障害**
　記憶障害：物の置き場所を忘れたり，新しい出来事を覚えていられなくなること．そのために何度も同じことを繰り返し質問したりする．
　注意障害：ぼんやりしていて，何かをするとミスばかりする．二つのことを同時にしようとすると混乱する．
　遂行機能障害：自分で計画を立てて物事を実行することができない．人に指示してもらわないと何もできない．いきあたりばったりの行動をする．
　半側空間無視：目は見えるのに左側にいる人やものを無視する．左側にあるものにぶつかる．左側にあるものを食べない．まれに右側のこともある．
　病識欠落：自分が障害があることに対する認識がうまくできない．障害がないかのようにふるまったり，言ったりする．

●**社会的行動障害**
　依存性・退行：すぐに他人を頼るようなそぶりを示したり，子供っぽくなったりすること．
　欲求コントロール低下：我慢ができなくて，なんでも無制限にほしがること．好きなものを食べたり，飲んだりすることばかりでなく，お金を無制限につかってしまうことにもみられる．
　感情コントロール低下：場違いの場面で怒ったり，笑ったりすること．ひどい場合にはたいした理由もなく，突然感情を爆発させて暴れることもある．
　対人技能拙劣：相手の立場や気持ちを思いやることができなくなり，よい人間関係をつくることが難しいこと．
　固執性：一つの物事にこだわって，容易に変えられないこと．いつまでも同じことを続けることもある．
　意欲・発動性の低下：自分では何もしようとはしないで，他人に言われないと物事ができないようなボーッとした状態．
　抑うつ：ゆううつな状態が続いて，何もできないでいること．よく尋ねれば，何をするかはわかっている．
　感情失禁：ささいなことで泣いたり，笑ったりしてしまうこと．

（文献1より引用）

どこか1カ所が損傷を受けるのではなく，むしろ多発性にいたるところで損傷がみられる，びまん性の軸索損傷が特徴的である．

モデル事業でチェックされた高次脳機能障害の具体的な症状は**表1**のとおりである．頭部外傷者の場合には，これらの症状が複雑に絡み合って出現することが多く，人によって症状の現れかたはさまざまである．このため，対処方法も異なってくる場合があり，臨機応変な対応が求められることも少なくない．

頭部外傷による障害の基本的な評価

頭部外傷後の障害を適切に評価することは，その後のリハビリテーション（以下リハ）のプログラムを作るためにも，またゴールの設定や，その後の支援の実施方法を考えるにあたっても，非常に重要な意味をもっている．

表2 神経心理学的検査一覧

測定する能力		検査名	市販	基準値	所要時間	特徴
知的機能		◎WAIS-R 成人知能診断検査	有	有	90分	言語性，動作性，全検査の知能指数を算出，下位検査項目の比較
		コース立方体組み合わせテスト	有	有	30分	積木構成による非言語性知能の測定
注意	視覚	◎かな拾いテスト	無	有	5分	選択的注意と処理速度を測定
		◎TMT（トレイルメイキングテスト）	無	一部有	10分	視覚探索と注意の転換を測定
		D-CAT	有	有	5分	数字抹消により，注意の維持と焦点化，処理速度を測定
	聴覚	◎PASAT	無	一部有	10分	聴覚的な注意の配分を測定
記憶	言語	◎三宅式記銘力検査	有	有	15分	単語の聴覚記銘力を測定するが，意味記憶の学習能力も予測
	非言語	◎REY図形	無	一部有	10分	複雑な図形の視覚記銘力を測定
		ベントン視覚記銘力検査	有	有	15分	簡単な図形の視覚記銘力を測定
	両方	WMS-R（ウェクスラー記憶検査）	有	有	40分	言語，非言語などさまざまな種類の記憶を測定
	行動記憶	◎RBMT（リバーミード行動記憶検査）	有	有	30分	日常的な行動に関係の深い検査で生活レベルの記憶を予測
遂行機能		◎WCST（ウィスコンシンカードソーティングテスト）	有	一部有	30分	概念の形成とその転換を測定，2種類のテスト法がある
		BADS	有	有	30分	遂行機能症候群の行動評価
		Stroop test	無	無	10分	反応の抑制について評価
言語機能（失語症）		◎SLTA（標準失語症検査）	有	有	60分	言語症状のプロフィールや重症度を算出
		WAB失語症検査	有	有	60分	失語指数とタイプを算出
自己認識		PCRS	無	無	10分	本人と家族の認識ギャップを測定
社会生活力		社会生活困難度評価	無	無	15分	社会生活上の困難を家族や支援者がチェックリストで把握

（文献2より引用）

モデル事業に取り組んだ13の拠点機関のうち，3カ所以上で使用された神経心理学的検査は**表2**のとおりである．なお◎は10ヵ所以上が使用していたものである．

　PCRSは，障害の有無について自分で評定をするものであるが，家族にも同じ内容の評定をしてもらい，両者の差異をみることで，自己認識の評価を行う．

　社会生活困難度評価[3, 4]では，労働能力・社会活動能力・日常生活能力といった社会参加に必要な3つの能力について，「0できる，問題なし」〜「3できない，問題大」の4段階で評定するもので，評定されたレベルにより必要な支援の度合いを知ることができる．社会的行動障害については，モデル事業では8つの症状が「ある」，「なし」でチェックされたが，改善の効果をみるためには少なくとも「0（なし）」，「1（ややあり）」，「2（かなりあり）」の3段階で評定しないと難しいと考えられた．そこで，当院では複数のスタッフによる3段階評定を使用した．

　なお，行政的な"高次脳機能障害"は，「日常生活や社会生活への適応が困難となる障害」と定義されているため，最終的にはこの「適応」について評価することが重要である．適応に関する評定にはDSM-Ⅳに掲載されている機能の全体的評定（GAF）尺度[5]を使用することができる．GAFは評価時点の患者の全体的機能を1〜100までのスコアで評定するものだが，精神障害者用に作成されているため，筆者らは高次脳機能障害者用に読み替え，社会参加の度合い（社会参加の範囲と安定度）と症状（精神症状や社会的行動障害）の2側面で評定した．また，主観的になることを防ぐために，当院では3名の担当者が合議して評定している．

症例

患者さん紹介：16歳（初診時年齢），女性，高校生

原因疾患：交通事故による頭部外傷

障害名：知的低下，注意障害，記憶障害，意欲発動性の低下

知り得た患者さんの情報

　症例は，バイクに乗っていたところ乗用車と出あい頭に衝突，意識不明で救急病院に搬送された．右基底核と左前頭葉脳挫傷，外傷性くも膜下出血の診断で，保存的に治療，約1ヵ月間意識障害が続いた．事故発生から約1ヵ月半たって，発声が可能となり，徐々に意識回復，翌月当院に転院する頃には，左片麻痺と高次脳機能障害が認められ，近くで監視が必要なものの，杖をついて歩行することが期待できるレベルになっていた．各科による評価の後，身体機能と高次脳機能に対し，リハが開始された．

　本症例には，事故前から，禁止のバイクに乗ったり煙草を吸うなどの問題行動があり，交通事故も禁止のバイクに乗っていて起こしたものだったが，学校が嫌いというわけではなく，事故後も高校に行きたいという強い希望があった．しかし，神経心理学的評価では知的な低下や注意・記憶力の低下，意欲発動性の低下が認められ，また身体機能的にも，普通高校への通学は困難と思われた．

　症例の家族は両親と妹，祖母の5人家族で，両親は症例の不適応行動に対して

は，あまり厳しく指導してこなかったとのことであった．事故に遭う前も，症例は家族のいうことを聞かず，反抗的であった．事故に遭って身体障害が生じたため，以前のように遊び回ることができなくなり，家族にとってはかえって監視がしやすくなったとすら思われたようである．しかし，知的低下や認知障害のため，事故前のように学習ができなくなり，また集中が続かず，抑制がききにくくなったため，事故前とは異なる形での問題が生じてきた．また，事故前からの問題でもあった「朝起きられない」などの生活習慣上の問題点も，一層目立つようになった．

観察からわかったこと

症例は，注意を集中することができず，パッとみて答えられるもの以外は，すぐあきらめて課題に取り組もうとしなかった．きちんとやろうという意欲がなく，非常にいい加減なできばえでも平気であった．頭に浮かんだことは，現実的に吟味せず行動にうつすため，医師を含めた医療スタッフに対しても，暴言やなれなれしい態度が頻発し，訓練時間中に携帯電話のメールを打ったり，課題の紙に漫画を描くなどの不適切な行動もみられ，それを注意しても聞き入れないことも多かった．また障害の認識は薄く，自分の能力について身体障害も高次脳機能障害も軽く見積もっており，現状で充分高校に行けると主張していた．

事故後1年を経過しても，一部の能力は改善したものの，知能や高次脳機能は依然として障害レベルであり，意欲も低く，すぐにあきらめる傾向は変わらなかった．また行動観察上も，退行と現実吟味力の低下，抑制の欠如により，突然服をめくって下着をみせるなどのエピソードも散見された．医療スタッフからは，次年度からの普通高校への入学は厳しいと指摘され，養護学校への入学を勧められていたが，本人と家族の強い希望で，2年後の4月，普通高校に入学した．しかし，半年も経たないうちに遅刻を含めた学校生活態度と，学業についていけない問題が前面に出てしまい，当院も学校との連携を図って就学継続を試みたものの，症例も家族も疲れきって継続をあきらめ，1年後の5月に自主退学となった．

普通高校に通い続けることが困難だったという経験は，本人にとって障害の認識を深めるきっかけとなった．スタッフの薦めもあり，発症4年後の8月，当センター内の更生施設に入所し就労に向けて訓練すると，症例自ら約束した．入所中に，起床や訓練への出棟などは自立的に行えるようになり，訓練中にもあくびはするものの課題には取り組むことができるようになった．言葉づかいも，高校に通う前と比べて格段によくなっていた．しかし，欲求のコントロール低下により間食をしすぎるなどの行動があるために，スタッフの監視と指導が必要であった．その後，高次脳機能障害の認識が改善していくにつれ，現実を見据えて自分の目標を再設定し，養護学校高等部への進学を希望，5年後4月に入学した．

これらの状況から，3つの問題点を指摘することができる．一つ目は，身体機能上，軽度の左片麻痺があるために行動が制限されることである．健常の高校生に混じって授業や教室移動をする際には，遅れをとることが常であった．二つ目は，知的低下や記憶・注意の障害のために，集団の授業についていけないことである．理解力が低下しているところに，集中できないことや，覚えるのが難しい

こと，要領よく進めることができないことなどが重なり，新しい情報を取り入れるのは非常に困難であった．三つ目は，欲求のコントロールの低下や依存・退行などの社会的行動障害のために，生活リズムが崩れたり，学校生活への適応が難しいことである．これらの問題は，社会生活上の阻害要因となるため，本人の認識を改善するとともに，家族を含めた周囲の環境にアプローチすることが必要であった．

検査からわかったこと

　本症例の障害は，認知障害と社会的行動障害の両面にわたるものであった．このため，評価もその両面について行った．

　認知障害：初診時の神経心理学的検査結果（**表3**）から，軽度障害レベルの知能低下が認められ，特に情報処理や熟考を要する課題で成績が悪かった．中〜重度の記憶障害，注意障害も認められ，同年代の群のなかではかなり問題となるレベルであった．普通高校入学時でも大きな変化はなく，知的低下が学業面での遅れを示唆し，処理速度の遅さも高校生活のネックとなる可能性があった．普通高校に通った1年間で，知的にはかなり改善が認められ，記憶力も軽度障害レベルに改善していた．処理速度も，PASATの得点が倍加するなど，改善傾向が認められた．

　社会的行動障害と適応，障害の認識の評定：社会的行動障害と適応，障害の認識について，症例をよく知っている医師と心理士3名により，社会的行動障害8項目と，機能の全体的評定尺度（GAF），障害の認識の評定を合議制により行った．社会的行動障害の評定項目は，高次脳機能障害支援モデル事業で取り上げられている「依存性・退行」「欲求コントロール低下」「感情コントロール低下」「対人技能拙劣」「固執性」「意欲発動性の低下」「抑うつ」「感情失禁」の8項目で，それぞれ「0（なし）」，「1（ややあり）」，「2（かなりあり）」の3段階で評定した．GAFは社会参加の度合いと精神症状や行動障害の2つの側面から0〜100の値で評定す

表3　症例の神経心理学的検査

		発症から4カ月後（初診時）	1年後（普通高校入学）	2年後（普通高校退学時）	3年後（在宅訓練中）
ウェクスラー式知能検査	IQ	63	68	82	83
	VIQ	72	76	87	93
	PIQ	61	65	79	83
三宅式	有関係		8, 9, 9	10, 10, 10	7, 9, 10
	無関係		2, 3, 4	2, 5, 5	0, 2, 5
REYの複雑図形（直後再生）		8/36	21/36	23/36	21/36
リバーミード行動学的記憶検査	標準プロフィール		4/24	17/24	13/24
	スクリーニング		0/12	8/12	4/12
PASAT（2.4秒）			17/60	33/60	31/60
かな拾い	正解数	37	32	33	31
	見落とし	24.5%	17.9%	13.2%	16.2%

るもので，心理，社会的，職業的機能を全体的に評定することができる．また，認識のレベルを，1（指摘されても認識できない），2（指摘されれば認識できる），3（認識しているが補償行動まではいたらず），4（補償行動が可能）の4段階で評定した．

1回目（3年後11月：普通高校を退学し在宅生活）と，2回目（5年後10月：養護学校高等部に通学中）の評価を**表4**に示す．社会的行動障害の程度については，1回目と2回目でそれほど大きな差はなく，社会的行動障害自体が改善しているわけではないことがわかる．しかしGAFでは大幅な改善が認められる．1回目の評定時は，高校を退学し，次の進路も決まらないまま在宅生活をしていた．このためGAFの得点は，「一応社会参加はしているものの，しばしばトラブルを起こし，継続が危ぶまれることがある．現実検討か意思伝達にいくらかの欠陥がある」というレベルにとどまっている．2回目の評定時は，養護学校に入学して半年経ち，特に問題もなく適応的に過ごしていた．このため，GAFも得点が大幅に改善しており，「社会生活にいくらかの困難や軽い症状はあるが，安定した生活を送っている．対人関係ももてる」というレベルになっている．

このように，GAFでは，より社会的な適応状態と合致した評定ができることがわかる．また障害の認識については，1回目はまだ自分に障害があるということを認めたくない時期であったが，2回目は，自分の障害に気づいたうえで，適切な環境を選ぶことができた時期であり，得点が改善していた．

表4 社会的行動障害の評価結果

	評定尺度	1回目	2回目
社会的行動障害	依存性・退行	1	1
	欲求コントロール低下	2	1
	感情コントロール低下	1	0
	対人技能拙劣	1	0
	固執性	1	1
	意欲発動性の低下	0	0
	抑うつ	0	0
	感情失禁	0	0
GAF		31	61
障害の認識		1	3

評価のまとめ－問題の整理と私の解釈

本症例の場合，知的低下や記憶，注意障害のために普通高校の集団の授業についていけないという問題については，知能検査のほか，各種の神経心理学的検査によって予測されたものであり，実際に進学先の高校で授業についていけず苦労した．知的機能が低下していれば，難しい問題を理解したり，問題に答えたりするのが難しいと思われるし，注意・集中力が低下していれば授業中散漫になりがちであろう．記憶力が低下していれば，新しい単元の学習で手間取ることも予想される．このように，知能検査や神経心理学的検査の結果は，本人の学業や就労などを考える場合に充分な指標となりうるものである．

社会適応状態を評定者の判断で数値に表すGAFは，一見あいまいな指標のように思われるが，実際には観察した結果を比較したり，他の患者と比べたりするのに有効である．高校退学後のGAFは，本症例が社会に適応できていない状況にあることがうかがえる結果となっている．養護学校に編入後，進度に合った学習ができ，教員の数も多く行動面についても目が行き届くようになり，適応してすごせるようになってからのGAFは良好な得点となっており，変化が一目瞭然である．

障害の認識については，認識のレベルが社会適応の指標になっていることがわかる．このように，評価では能力面の評価だけでなく，適応面や障害の認識の評定が重要なポイントであった．GAFや障害認識の評定は，適応面に対するアプローチの効果測定的な意味合いをもつものであり，本症例の場合も適応状態の改善を顕著に表すことができたといえよう．

症例の経過

本症例に対する介入のプログラムとしては，時期と状況に応じたものを適用した．

〈第Ⅰ期（普通高校入学まで）：認知リハ〉

発症から間もない，病院でのリハの時期には，低下した知的機能や高次脳機能を改善するための認知リハを主に実施した．内容は，低下した認知機能の改善を図るための，注意・集中力や記憶，情報処理能力を使う課題を中心に行っていた．宿題を出して家でも訓練を行ってもらうようにしていたが，発動性の低下のため，自主的にこなすことはあまりなかったようである．この時期は，症例は普通高校に進学したいという強い希望をもっていたため，リハスタッフは本人の選択を尊重し見守ることとした．

〈第Ⅱ期（普通高校在学中）：就学支援〉

普通高校に進学して不適応状態に陥った際には，就学継続のための支援を行った．就学支援の内容は，多すぎる情報を周囲が整理してから本人に渡すという基本線を担任側に徹底してもらった．具体的には，各科目の担当教員のバラバラに出した宿題を担任が1つにまとめ，症例のできる量に抜粋して袋に入れ，毎日渡して，家では母親がそれをチェックするという形を提案した．担任の教員はかなり大変なこの作業を毎日実行してくれたため，最初の1年はなんとか就学が継続できた．しかし，この状況は担任にも家族にも無理があり，かなりの労力を日々提供しなければならず，長期に継続していけるものではなかった．2年目に入り，担任が替わって1年目のやり方を継続していくことが難しくなったことや，家族や本人の疲労もピークに達したため，退学を決めた．

その後数ヵ月はひきこもっていたものの，普通高校でつまずいたという経験は，症例の自分の障害に対する認識を改善するのに役立ち，障害を否定するのでなく存在を認め，なんとかしたいと思うようになった．久しぶりに受診した当院の主治医から勧められ，施設入所することになった．

〈第Ⅲ期（更生施設入所中）：生活訓練〉

施設に入所してからは，ルールに則った生活を送ることができるよう，行動を自己管理するためのメモリーノートの活用を指導した．メモリーノートでは，各セクションの情報が書き込まれるため，情報を共有し症例の行動について把握したり，共通の認識をもって指導することができた．これにより，症例はしだいに自分の行動や障害について整理することができ，施設入所の間にさらに認識が進んだと思われた．その後，職業準備訓練の前に高校を出たいと希望したため，進路の選択について指導した．その結果，安定して通うことができる養護学校という環境を，自ら選択した．

〈第Ⅳ期(養護学校入学後):外来フォローアップ〉

　養護学校では,症例は自分の進度に合わせた学習をすることができ,ルールをはずれるような行動もほとんどみられなくなった.このため,新たな問題が出現しない限りは,医師の診察のみの外来フォローアップとなっている.

　5年後の7月,翌年高校に進学するにあたり養護学校にすべきか普通高校にすべきか悩む高次脳機能障害者の2症例とその2家族に対し,本症例と母がピアカウンセラーとして話し合う機会があった.その席で本症例は,普通高校の進度が速すぎてついていけず,養護学校のペースが自分に合っていることや,教員らの対応のよさについて述べ,現在は適応できていることがうかがわれた.また,普通高校に行きたいと強く希望を述べる青年に対し,「昔の自分を見るようだ」と振り返り,養護学校に行くように説得しようとする場面もみられ,以前の自分の認識の乏しさにも気づくことができたと考えられた.

文献

1) 国立身体障害者リハビリテーションセンター:高次脳機能障害支援モデル事業報告書―平成13年度〜平成15年度のまとめ―,2004.
2) 阿部順子:高次脳機能障害標準的訓練プログラム実施マニュアル,国立身体障害者リハビリテーションセンター,2004,p12.
3) 名古屋市総合リハビリテーションセンター脳外傷リハビリテーション研究会:高次脳機能障害の評価基準に関する研究.平成12年度研究報告書,2000,pp53-64.
4) 名古屋市総合リハビリテーション事業団:名古屋市高次脳機能障害支援モデル事業実施報告書(平成13年度〜平成15年度),2004,pp52-62.
5) 高橋三郎・他:DSM-Ⅳ.精神疾患の診断・統計マニュアル,医学書院,1996,pp48-49.
6) 永井　肇監修:脳外傷者の社会生活を支援するリハビリテーション,中央法規,1999.
7) 永井　肇監修:事例で学ぶ支援のノウハウ,脳外傷者の社会生活を支援するリハビリテーション実践編,中央法規,2003.

執筆

長野友里　名古屋市総合リハビリテーションセンター(臨床心理士)

評価の実際

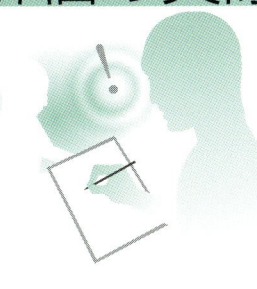

流暢性失語

障害の概説

　失語症を分類するにあたり，その発話の流暢性から，流暢と非流暢の2つに大別する方法が一般に用いられている．この流暢性は，Benson[1]によると，発話率（英語で150語／分以上が正常），プロソディ，構音，句の長さ，努力，発話の切迫の有無，内容，錯語の頻度などから評価される．またGoodglassら[2]は，メロディ，句の長さ，構音能力，文法的形態，会話中の錯語，喚語，聴覚的理解といった複数の項目の評点パターンから評価している．さらにKertesz[3]はWAB失語症検査で，0～10の11段階の分類を行い，0～4を非流暢，5～10を流暢としている．このうち，流暢性失語は発語失行の要素がなく，自発話の量がほぼ正常，発話速度が正常，プロソディの障害や構音の障害もなく，句の長さは正常で，努力性も認められず錯語が多いなどの発話特徴をもち，発話の性状が流暢に分類される失語症候群である．流暢性失語に分類される失語型として，古典分類では聴覚的理解の不良／良好および，復唱能力の不良／良好によって以下の4つの失語型に分類できる（図1）．

　つまり，発話が流暢で聴覚的理解が不良，復唱が不良な失語型をウェルニッケ失語，発話が流暢で聴覚的理解が不良，復唱が良好な失語型を超皮質性感覚失語，発話が流暢で聴覚的理解が良好，復唱が不良な失語型を伝導失語，発話が流暢で聴覚的理解が良好，復唱が良好な失語型を健忘失語と分類している．ウェルニッケ失語は，ウェルニッケ領野を含む側頭葉から角回，縁上回を中心とした病巣で生起する．言語症状は，発話が流暢で，語性錯語，字性錯語，新造語等を認め，中核障害は聴覚的理解障害である．その聴覚的理解障害は聴覚音韻分析システムの障害，音韻入力レキシコンの障害，単語レベルの意味理解の障害，文，統語から談話の理解障害まで及ぶ．聴覚的理解障害に加え，復唱，読みもそれぞれ聴覚的理解障害と同程度に障害されていることが多い．超皮質性感覚失語は，主に側頭～頭頂～後頭葉接合部などの病変により生起する．言語症状は，発話が流暢で主に語性錯語を認め，字性錯語はなく，重度の理解障害が認められるものの，聴覚的理解の障害に比べ復唱は良好である．反響言語や補完現象を認めることもある．伝導失語は，縁上回を中

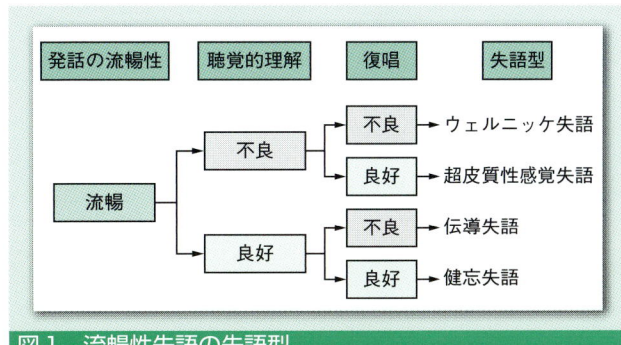

図1　流暢性失語の失語型

心とする左頭頂葉皮質，皮質下の病巣が想定される．聴覚的理解は良好に保たれており，発話は流暢であるが，中核障害である音韻処理過程の障害により，発話，音読，復唱時の字性錯語とそれに対する自己修正が目立つ．障害機序として，音韻処理過程の障害や聴覚言語性短期記憶の障害などの説が示唆されている．健忘失語は，病巣部位が特定されていない．理解と復唱は良好に保たれており，発話は流暢であるが，喚語困難を中核障害とし，迂言を認める．

このうち，本項では伝導失語の症例を紹介する．いずれの失語型もその基盤となる障害構造は重複し，言語症状が連続した症候群である．さらに同じ失語型でも，重症度によって，その症状は均一ではない．このため明確な分類ができない場合もあり，評価にあたっては慎重な判断を要する．

流暢性失語の基本的な評価

特に流暢性失語に特化した評価というものはないが，本項では，認知神経心理学的モデル[4]（図2）に基づき，それぞれの流暢性失語で生じる中核障害の各レベルに対応した掘り下げ検査について述べる．

ウェルニッケ失語では聴覚音韻分析から意味システムを含む音韻操作情報にいたる過程の障害が想定され，その中核障害である聴覚的理解障害の評価としては，以下のものがある．①聴覚音韻分析システムの評価：音韻のミニマルペアを用い，その異同を弁別させる音韻弁別検査，②音韻入力レキシコンの評価：音韻系列が有意味な単語であるか否かを判断させる語彙判断検査，③単語レベルの意味理解の評価：頻度，心像性，音節数が統制された失語症語彙検査の名詞と動詞の理解検査，意味カテゴリー別名詞の聴覚的理解検査，④文レベルの理解の評価：聴覚的に呈示した文に対応する動作絵などを選択させる文の理解検査，⑤統語理解の評価：構文の階層性に基づいた統語能力を評価する失語症構文検査，聴覚言語性短期記憶と統語理解を評価するトークンテスト，などで評価を行う．

これに対し，超皮質性感覚失語は聴覚音韻分析から音韻操作情報へいたる復唱の経路は保たれているが，中核障害として，意味システムとその入出力過程が障害されているため，①復唱能力の評価：無意味音節，単語，文の復唱検査，②単語レベルの意味処理過程の評価：前述の失語症語彙検査の名詞と動詞の理解および表出検査，意味カテゴリー別名詞の聴覚的理解と呼称検査，語彙判断検査，類義語判断検査などを行

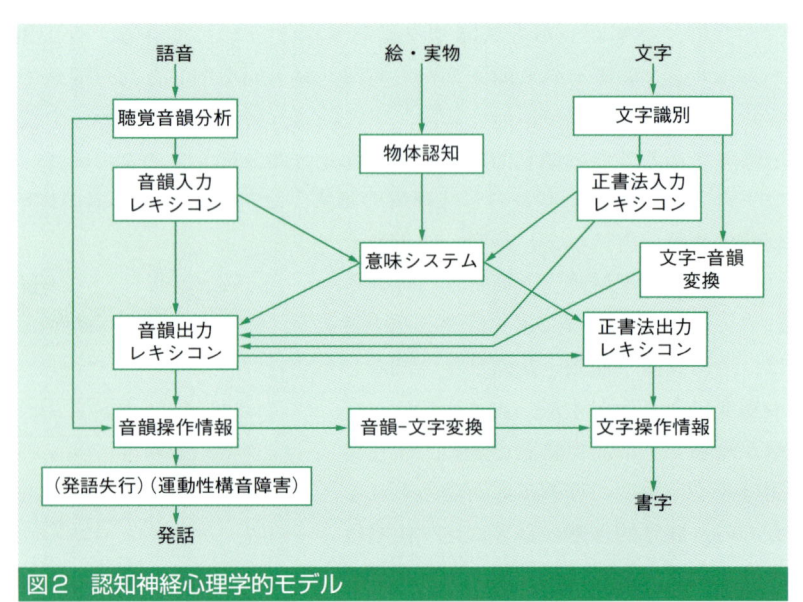

図2　認知神経心理学的モデル

（文献4を改変して転載）

う．これらの評価結果の乖離から障害レベルの抽出が可能である．

健忘失語の中核障害である喚語困難の評価として失語症語彙検査の名詞と動詞の表出検査，意味カテゴリー別名詞の呼称検査，100単語呼称検査などを用いてその障害を把握する．

また，伝導失語の中核障害である音韻処理過程の障害の評価として，①モーラ分解能力の評価：単語を構成するモーラを分解して数を答えるモーラ分解検査，②音韻抽出能力の評価：単語を構成している音韻を抽出して種類と場所を答える音韻抽出検査などがある．加えて，聴覚言語性短期記憶障害の有無を把握するため，③聴覚言語性短期記憶の評価：単語や文の聴覚的把持力検査や復唱検査を行うことが必要となる．

いずれの障害レベルも，一つの評価のみで障害レベルの把握が可能な場合は少なく，通常，いくつか複数の評価結果を照らし合わせて，判断することが望まれる．

■ 症 例

患者さん紹介：63歳，女性，右利き

原因疾患：脳内出血，左脳動静脈奇形

障害名：伝導失語

知り得た患者さんの情報

背景：高校中退，無職．夫と離婚後，娘と2人暮らし．

主訴：言葉がうまくでてこない．

性格傾向：明るく社交的．

病前の社会活動：地域の世話役として積極的に町内会活動に加わり，趣味でダンスサークルにも参加していた．

ニーズ：退院して町内会の活動や趣味のサークルに復帰したい．

家族歴，既往歴：特記すべき事項はない．

現病歴：2004年10月，意識障害にて発症し，近医に緊急搬入され，左脳動静脈奇形による脳内出血の診断で脳動静脈奇形摘出術を受けた．発症1ヵ月後，当院にリハビリテーション（以下リハ）目的で入院した．

神経学的所見：当院入院時，意識は清明で病識は保たれていた．運動系，感覚系，脳神経系に明らかな異常は認めなかった．

画像所見：発症1ヵ月後の頭部CTでは左側頭葉の上側頭回から，頭頂葉の縁上回にかけての皮質と皮質下および弓状束を含む深部白質に，周囲に低吸収域を伴う出血巣が認められた（図3）．画像所見から，左側頭〜頭頂葉の損傷による聴覚的理解面の障害と，頭頂葉の縁上回損傷による字性錯語の出現と

図3　頭部CT（発症1ヵ月後）

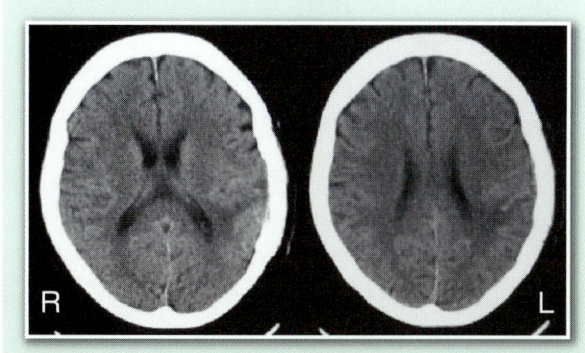

いった表出面の障害が想定された．また，発症後1ヵ月の時点では血腫の残存を認めていたが，血腫の吸収と浮腫の軽減に伴い失語症状は全般的に軽快するであろうと考えられた．

他部門からの情報：入院時，理学療法士，作業療法士による評価では，明らかな身体面の運動麻痺および行為障害はなく，日常生活動作はすべて自立していた．しかし病棟からの情報では，意味不明な発語による不定愁訴が多く，看護師の療養上の指示に従えないこともあり，コミュニケーション障害による病棟生活の不適応が示唆された．

観察からわかったこと

(1) 言語聴覚療法の訓練場面において

初回訓練時の自発話や会話場面において，目標語とモーラ数が一致する字性錯語もしくは目標語内の音を一部含む新造語が頻発した．これらの音の誤りについては，自ら気づき修正しようとする場面も観察されたが修正は困難で，目標語を表出できず自らの意思をうまく伝えることができなかった．しかし，新聞記事や漢字ドリルなどの音読場面において，文字などの手がかりがあれば文字を指しながら読む，もしくは机上で音を確認するように自らモーラ数を想起し指で数えることで，自己修正が可能となる場面がみられた．加えて，うまく言えない単語を仮名にて書字させてみると目標音と異なるが書字可能なこともあり，書字による表出ができない場合でもモーラ数を丸の数で表すことが可能な場面がみられた．

(2) 病棟の生活場面において

入院当初から，身体機能に障害がないため身体の不自由な同室者の世話をしようとするなどコミュニケーション意欲は活発であったが，医師，看護師による療養上の指示が理解できない場面があった．また，同室者，看護師，リハスタッフに対し，音の誤りによる言い間違いが頻発して自己修正ができないのにもかかわらず，一方的に話しかけてしまう場面があり，うまくコミュニケーションをとることができなかった．このため，自分の言いたいことがうまく話せないことに悩み，うつ状態に陥っていた．しかしながら，短い文章で話しかける，同じ言葉で繰り返し話しかけることで理解は改善する場合が多く，表出においても文字を呈示すると，指でさしながら音読が可能な場面があり，加えて自発話でも身振りや空書を行うことで喚語が促進され，正しい発話にいたる場面が観察された．

上記の訓練場面，病棟生活場面の観察から，本症例は軽度の聴覚的理解障害があるものの，字性錯語，字性錯書に代表される表出面の音の誤りが多く，音韻処理過程に主要な障害があるのではないかと考えられた．

検査からわかったこと

【神経心理学的所見】(発症1ヵ月後)

(1) 知的機能

Raven's Coloured Progressive Matrices (RCPM) 検査の結果，25/36と明らかな知的低下は認めなかった．

(2) 失行・失認

WAB失語症検査の行為の成績が右手9.8，左手9.8と行為，構成行為，視空間

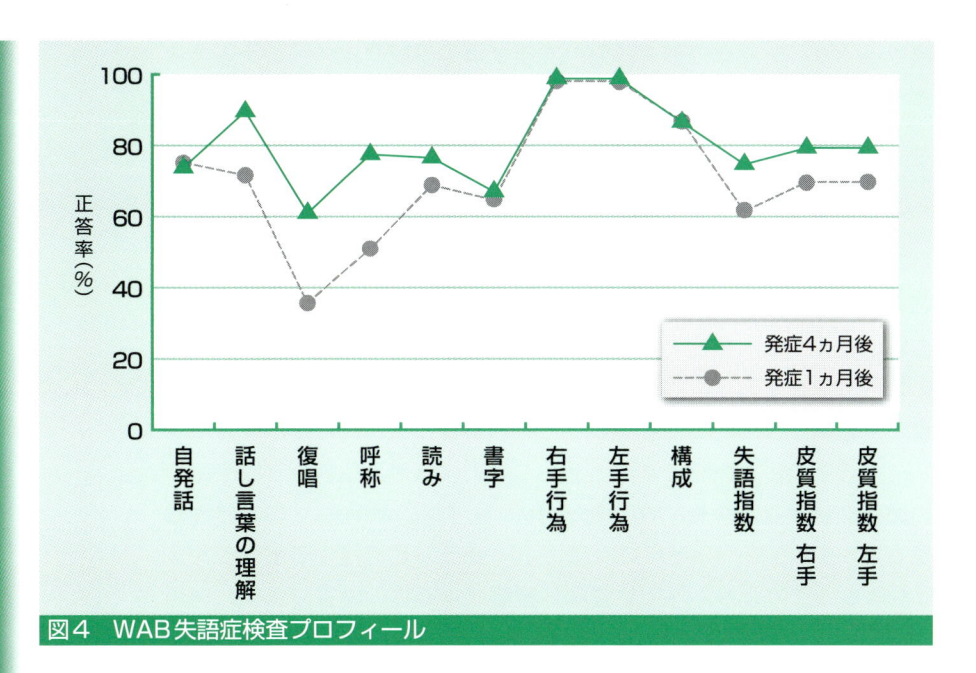

図4 WAB失語症検査プロフィール

行為に明らかな障害は認められなかった．

(3) 言語所見

①WAB失語症検査（図4）の結果

発症1ヵ月後の失語指数（AQ）は61.7で，自発話は流暢で音の歪みなどは認めなかったが，字性錯語，新造語，迂言，喚語困難を認め，発話量に比して情報量が少なかった．聴くことは7.2と単語で比較的良好であったが，継時的命令で顕著な低下を認めた．読むことは，6.9と短文から低下し音読課題で字性錯読を認めた．呼称は5.1と字性錯語や新造語が顕著で，目標語に近づく接近反応を認め，自己修正しようとするが正答にはいたらず，最終的に目標語の同定が不可能な新造語になることがあった．また復唱は3.6と顕著な低下がみられ，単語の復唱は可能なことがあるものの，字性錯語や新造語に類似した音の変化を認め，短文になると不可能であった．書くことは，仮名単語の書き取りで字性錯書を認めたが，一文字ずつ読み上げた場合は書き取り可能であった．

②その他の言語機能検査

・聴覚言語性短期記憶を検討するため，単音，単語および数字のpointing，復唱課題を行った．その結果，単音，単語，数字のpointing，復唱課題で1〜2ユニットといずれも同程度に障害され，聴覚言語性短期記憶の低下を認めた．ちなみに，ウェクスラー記憶検査改訂版（WMS-R）の視覚性記憶範囲は5ユニットまで可能で，視覚性短期記憶に顕著な障害はないと考えられた．

・語音認知能力，音韻想起能力，文字想起能力を検討するため，1モーラの音を用いた語音認知，復唱，音読，書き取り課題をそれぞれ行った．1モーラの音読課題は99％と良好で音の想起は保たれているが，語音認知課題で91.1％，復唱課題で94.1％とやや低下し，書き取り課題で80.2％と低下していた．

・音韻操作能力の検討をするため，2〜4モーラ語からなる単語の呼称，復唱，および絵呈示，音呈示によるモーラ分解，文字ブロック配置課題を行った．その結果，絵呈示課題は呼称，モーラ分解，文字ブロック配置でともに89.7％，音呈

示課題は復唱で82.8％，モーラ分解79.3％，文字ブロック配置82.8％と呈示条件にかかわらず呼称もしくは復唱課題と同程度にモーラ分解，文字ブロック配置課題が低下し，各課題に共通した音韻処理能力の低下が示唆された．

なお，上記の言語機能検査は，施行前に本症例に対し本検査の目的について充分に説明し，理解と同意を得たうえで行った．

評価のまとめ－問題の整理と私の解釈

これまでの評価結果から，発症1ヵ月後，本症例は運動障害，行為障害，その他の身体面における日常生活上の阻害因子はないが，自発話が流暢，聴覚的理解の障害は軽度で，口頭表出面において主に字性錯語および新造語と復唱障害を認めたことから，中等度の伝導失語であると考えられた．伝導失語の障害機序については，その臨床症状の違いから，Warringtonら[5]，McCarthyら[6]の言語性短期記憶障害説と，Strubら[7]，Kohn[8]に代表される音韻処理過程の障害説の大きく2つに分けられる．このうち，①字性錯語は音韻処理過程の障害の結果，出現する症状として，わが国でも見解が一致している（宇野ら，大田ら，福永ら）[9-11]．これに対し，②聴覚言語性短期記憶障害の障害機序は，いまだ一定の見解は得られていない．本症例の障害メカニズムを考察すると，本症例はWAB失語症検査，語音認知課題の結果から，語音認知が軽度に障害されているものの，聴覚的理解は単語レベル，はい－いいえで答える短文レベルまでは良好で，入力面の意味処理過程は比較的保たれていると考えられた．しかし，表出面において字性錯語，新造語，字性錯読，仮名の字性錯書が出現し，呼称，復唱，モーラ分解，文字ブロック配置課題の結果，それぞれ音の選択・配列ミス，モーラの選択ミス，文字ブロックの選択・配列ミスが生起したことから，音韻の選択・配列を含む符号化という音韻処理過程の障害が中心であると考えられた．そして，聴覚言語性短期記憶検査において認められた本症例の聴覚言語性短期記憶の低下は，大田ら[10]が指摘するように音韻の符号化障害が基礎となり，音韻リハーサルが障害されて出現した可能性が考えられた．上記評価より，本症例に仮名文字で書かれた文のなぞり読み訓練を行い，仮名文字と音韻の対応を安定させ，音韻の選択・配列を含む符号化過程を活性化することで，結果的に聴覚言語性短期記憶が改善するであろうと考えた．

症例の経過

本症例に対し，入院当初は全般的な言語機能の改善を図るため，個人訓練にて1回60分（3単位），6回/週の聴覚的理解力改善訓練，呼称訓練と仮名単語の書き取り訓練を行い，自室にて高頻度語の漢字単語の書字を自習課題として行わせた．加えて，発症2ヵ月後より，本症例の主要な障害である音韻処理過程と聴覚言語性短期記憶の改善を図るため，比較的音韻想起が安定している仮名文字からなる短文のなぞり読み訓練を行った．このなぞり読み訓練は，仮名文字が視覚経路だけでなく，運動覚経路を通じて音韻と強く結びついている可能性（福永ら）[12]が示唆されることから，視覚に加え運動覚を併用して，仮名文字からなる短文をなぞりながら音読させることで，仮名文字と音韻の対応を安定させ，音韻の選択・配列を含む符号化過程を活性化する目的で行った．具体的には仮名で書

かれた短文を1文字ずつなぞりながら，逐次音読させ，訓練後，その短文を自室にて漢字混じりの文章に直してくる自習課題を与えた．これらの訓練の結果，発症4ヵ月後のWAB失語症検査（図4）では，失語指数が76.4と自発話の情報量が増え，字性錯語は減少し，自己修正が可能となった．聴く9.1，読む7.9と改善し，音読課題での字性錯読も減少した．話すでは，呼称7.9と喚語困難が残存したが，復唱は6.2と一部短文レベルまで可能で，字性錯語や新造語に類似した音の変化が減少し自己修正が可能となり，音韻想起から音韻の符号化にいたる一連の音韻処理過程の改善が認められた．

　発症4ヵ月後に自宅退院となり，聴覚言語性短期記憶もpointing，復唱ともに入院時の2ユニットから退院時には4ユニットに改善した．退院時に施行した短縮版実用コミュニケーション能力検査の結果，予測得点で121.7/126と発話項目で自己修正による減点があるがすべての項目で正答した．退院後の外来受診にあたっては，ひとりでバスを利用し通院が可能となった．また，入院当初の頻発する字性錯語，新造語により，病棟の限定された生活空間においても実用的なコミュニケーションをとることができなかった状態に比べ，時折出現する喚語困難，字性錯語によって発話のスムーズさには欠けるものの，近所のスーパーでの買い物時に店員との会話も可能となり，町内会活動や趣味のダンスサークルに参加して会話を楽しむなどの実用的なコミュニケーション活動が可能となった．

文献

1) Benson, DF：Aphasia, alexia, agraphia, Churchill Livingstone, 1979.（笹沼澄子，伊藤元信・他訳：失語，失読，失書，協同医書出版社，1983.）
2) Goodglass, H, Kaplan, E：The assessment of aphasia and related disorders, Lea & Febiger, 1972.（笹沼澄子，物井寿子訳：失語症の評価，医学書院，1975.）
3) Kertesz, A：The western aphasia battery, Grune & Stratton, 1982.
4) 紺野加奈江：失語症言語治療の基礎，診断と治療社，2001.
5) Warrington, EK, Shallice, T：The selective impairment of auditory verbal short-term memory. *Brain* **92**：885-896, 1969.
6) McCarthy, RA, Warrington, EK：A two-route model of speech production；evidence from aphasia. *Brain* **107**：463-485, 1984.
7) Strub, RL, Gardner, H：The repetition defect in conduction aphasia；Mnestic or Linguistic? *Brain and Language* **1**：241-255, 1974.
8) Kohn, SE：The nature of the phonological disorder in conduction aphasia. *Brain and Language* **23**：97-115, 1984.
9) 宇野　彰，上野弘美・他：伝導失語3例の改善機序—シングルケーススタディ法による復唱訓練と仮名音読訓練—．言語聴覚療法 **13**：5-16，1997.
10) 大田めぐみ，小嶋知幸・他：伝導失語の改善過程—発話における誤りの経時的変化を中心に—．失語症研究 **18**：215-224，1998.
11) 福永真哉，宇野　彰・他：一伝導失語例の改善機序と障害メカニズムについて．言語聴覚療法 **16**：1-10，2000.
12) 福永真哉，安部博史・他：失語症者における仮名なぞり読みの効果．総合リハ **26**：371-376，1998.

執筆

福永真哉　姫路獨協大学医療保健学部言語聴覚療法学科，獨協医科大学神経内科（言語聴覚士）

評価の実際

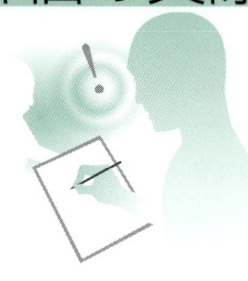

非流暢性失語

障害の概説

ことばの働きは表出（表現）と受容（理解）に分けることができる．表出には「話す・書く」，受容には「聴く・読む」という側面がある．失語症ではこれらの4つが多かれ少なかれ障害される．脳の損傷される部位（病巣）によって，どの働きが多く障害され，どれが比較的保たれているかが異なり，この特徴によって失語症はさまざまなタイプに分類される．またどの程度障害されているか，つまり障害の重症度は，脳の損傷の大きさによる．本項では，表出が強く障害される失語症タイプのひとつである，非流暢性失語の概説を述べる．

(1) 非流暢性とは

非流暢性とは，発話の特徴のひとつである．話すときに努力を要し，話す量も少なく，話すことができた場合でも発音や構音が不明瞭で，話す速度や抑揚などのプロソディにも障害がある．Bensonによると非流暢性の発話では，**表1**に示した各特徴の合計点が低くなる[1]．

(2) 非流暢性失語

このような非流暢性の発話の特徴をもつ失語症タイプを非流暢性失語と分類する．この特徴をもつ失語症タイプには，ブローカ失語，全失語，超皮質性運動失語などが

表1 Bensonの流暢性

特徴	評価 1	評価 2	評価 3
発話率	低い（日本語では1分間に150文字以下）		正常
プロソディ	異常		正常
構音	発語失行		正常
句の長さ	短い（日本語では3～6文字以下）		正常
努力	発話時努力の増強		正常
発話の切迫	ない	若干増大	ある
内容	具体語が豊富		具体語が乏しい
錯語	ない	たまに	通常ある

平野は，Bensonなどの先行文献展望から12点以下が非流暢性，20点以上が流暢性の目安としている[1]．

（文献1より引用）

ある．ブローカ失語の特徴として，表出面では非流暢性の発話に加え，ものの名前がでてこない喚語困難や名前を言い誤る錯語が，物品の命名を行う呼称や聴いた内容を繰り返す復唱で認められる．さらに，読み書きの障害などもみられる．受容面では，聴いて理解する聴覚的理解や文字を読んで理解する視覚的理解（読解）が，発話に比較して良好である場合が多い．重症度によって理解の程度は異なるが，理解が良好な症例では日常会話の理解はほぼ可能であっても，文法が複雑で長い文の理解では困難になることもある．病巣は，左側前頭葉の下前頭回にあるブローカ野を含む広い範囲とされている．

超皮質性運動失語は，理解は比較的良好であるが，発話の発動性低下や自発話が減少する．ブローカ失語と異なり文の復唱は可能である．全失語は，すべてのことばの働きが重度に障害される．呼称も復唱も困難であるが，決まり文句やあいさつなどの自動言語が表出可能な症例もある．また理解障害も重度であるが，状況判断や表情の理解など，ことば以外の意思伝達が可能なことも多い．

非流暢性失語の基本的な評価

表2は失語症の評価の流れを示したものである．ここでは非流暢性失語，特にブローカ失語の検査を中心に述べる．初回スクリーニング検査では，まず症例の大まかな障害をふるいわけする．言語障害があった場合，それが失語症かそれともそれ以外の障害であるかについて評価する．失語症であると診断することは，失語症以外の障害ではないとの根拠を示すことでもある．失語症のスクリーニング検査での評価のポイントとしては，呼称や復唱など課題での発話の特徴などの把握のみならず，症例との自由会話や問診での応答の適切性，急な話題転換への理解力なども把握することである．

スクリーニング検査において失語症と評価した場合，次に総合的な検査を用いて失語症状を詳細に評価する．さまざまな総合的な失語症検査があるが，わが国で開発された検査のひとつに標準失語症検査[2)]がある．この検査の結果，理解が比較的保たれているものの，発話は非流暢で呼称や復唱に障害があれば，ブローカ失語と評価する．

総合的な検査で把握した失語症状をさらに詳細に分析する検査が，掘り下げ検査である．総合的な検査は中等度の障害の評価に適することが多い．そのため軽度もしくは重度

表2 失語症の評価の流れ

a. 初回スクリーニング検査

- 言語障害の評価
  - 運動障害性構音障害の有無
  - 失語症の有無
    理解力，喚語困難，復唱障害，発話の特徴など把握
- 言語障害以外の評価
  - 失語症以外の高次脳機能障害などの有無

b. 総合的な検査（失語症の場合）

- 発話の障害あり
  - 流暢な発話 → その他の失語タイプ
  - 非流暢な発話
    - 理解の障害重度 → 全失語
    - 理解の障害中〜軽度（比較的良好）
      - 復唱困難 → ブローカ失語
      - 復唱可能 → 超皮質性運動失語
- 発話の障害なし
  - 理解の障害なし → 文字言語の障害あり → 失読失書など
  - 理解の障害あり → 純粋語聾など

c. 掘り下げ検査（詳細な分析）

- 言語機能障害などについて
  - 理解障害の詳細評価 → 単語の理解障害…語彙性判断の検査など
  - 発話障害の詳細評価
    - 意味の誤り…語彙レベルの検査
    - 音の誤り…音韻レベルの検査 …音声レベルの検査
  - その他の詳細評価
- 活動制限などについて
  - 実用コミュニケーションレベルの評価
  - 日常でのコミュニケーション活動の観察

の症状の検出には情報が不足する場合がある．このようなときに掘り下げ検査を行い，症状をより詳細に評価する．また，同一の症状が認められた場合でも，それをもたらしている背景が異なり，これを明確にするために掘り下げ検査を行う場合もある．このように症状をより明らかにすることは，適切な訓練方法の選定にも役立つ．

たとえば，ブローカ失語の症例が呼称で音を言い誤った場合，構音が不明瞭で言い誤った可能性と，音を選ぶことを誤った可能性などが考えられる．これらを区別する掘り下げ検査として，音韻レベルの検査のひとつである語音弁別検査（後述）を行う．

いずれの段階の検査も，必要最小限の時間で実施し，症例にかかるさまざまな負担を最小限にすることが望ましい．標準化された検査や，より詳細な検査をすることは，客観的な情報収集にとって重要である．しかし検査を行うことのみが症状を分析する方法ではないこともある．たとえば日常生活における会話や行動を丁寧に観察し，その記録を基に症状を分析することも評価のための情報収集になり得る．

症例

患者さん紹介：68歳，男性，右利き

原因疾患：脳梗塞

障害名：ブローカ失語（重度），口部顔面失行，観念運動失行，構成障害，左右障害など

知り得た患者さんの情報

背景：症例は高校卒業後，公務員となり，発症時には地域とかかわりの深い要職についていた．

現病歴：2003年6月初旬，勤務中に発話しにくいことに本人が気づき，近医を受診し，脳梗塞と診断され，その後A病院に救急搬送された．脳梗塞に対しては保存的加療が行われた．同年7月にリハビリテーション（以下リハ）のために家族の同伴でB病院を外来受診した．

ニーズ：少しでも話すことができるようになり，引退するとしてもその前に一度は職業復帰したい．

他部門からの情報：神経学的所見は，意識は清明，運動障害は上肢および手指はBrunnstromステージでⅥ，下肢はⅤ～Ⅵ，徒手筋力検査では筋力4であった．画像所見はMRI T_2 強調画像（図1）によると，左中大脳動脈閉塞により広範囲な高信号域を認めた．

以上から，症例が現職のまま職業復帰するためには，相当の改善が必要であると考えた．たとえ職業復帰が困難

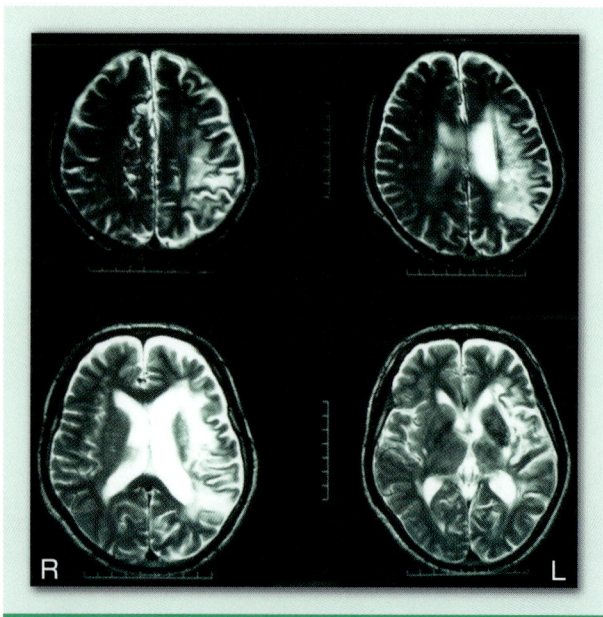

図1　MRI画像

表3 症例の発話例

1. 自由会話	質問：こちらはどなたですか？ 症例：「こ，こ，こ，お‥‥」と詰まる	
2. 呼　　称	a（2004年） わに→「さ‥さ…す‥あさ」 鉛筆→「ぺぷ，ぺ…//ねんぴぷ」 山→「…やか」 こま→「しも」 本→「しんほ」 時計→「くい」	b（2005年） 鉛筆「ぱん…ぱん‥つ//えんぺう」 時計「ぺでい‥おとい//と‥まけ」 ご飯「がざん//ご‥はん」 こま「ば…//こ‥ほま」
3. 復　　唱	a（2004年） めがね→「めかぺ」 でんわ→「し‥かおち‥‥けん」 たまご→「かまど」	b（2005年） めがね「めまね」 電話「でんが」 たまご「たまご」（正答）

「　」内が症例の発話である．//は目標語の語頭音をヒントとして提示したことを示す．

であっても，日常のコミュニケーション活動の自立を目指し，代替手段の獲得が重要であるとも考えた．

観察からわかったこと

初回の面談では，挨拶「こんにちは」，相槌「そう」などの自動的な発話を認めたが，その他の自発的で有意味な発話はほとんどなかった（表3）．その際，手振りを用いることはあったが，有効ではなかった．口頭での質疑に対する肯定・否定の応答は保たれていたが，話題を急に転換すると応答は不安定になった．この時点で評価すべきと考えたことは，第1に本症例の言語障害が失語症か否か，第2に他の高次脳機能障害を合併しているのか，第3に失語症であった場合，どのような失語症状（たとえば，流暢か非流暢か；表1）[1]を有するか，失語症タイプや重症度（表4）はいかなるものかについてであった．

生活では，症例が外出する際には家族の心配のためか，常に家族が付き添っていた．症例は病識が乏しく，突然に訓練終了を申し出ることもあった．グループ訓練の参加は，自身の職業の特性のために拒んだ．以上から，症例および家族の障害受容の是非によっては，コミュニケーション活動は自立しにくく，訓練・検査の実施にも支障をきたす可能性があると考えた．

検査からわかったこと

①症例の障害を把握するために，スクリーニング検査を実施した．その結果，失語症以外に観念運動失行，口部顔面失行，構成障害，左右障害，計算障害などが認めら

表4　SLTA評価点を用いた失語症重症度の算出法

聴覚的理解	40
単語の理解	10
短文の理解	10
口頭命令に従う	*20
読みの理解	50
漢字単語の理解	10
仮名単語の理解	10
短文の理解	10
書字命令に従う	*20
発話	40
呼称（名詞）	20
呼称（動詞）	10
まんがの説明	*10
復唱	20
単語の復唱	10
文の復唱	10
音読	40
仮名文字の音読	10
漢字単語の音読	10
仮名単語の音読	10
短文の音読	*10
書字	30
仮名1文字の書取	10
仮名単語の書取	10
漢字の書取	*10

SLTAの各下位検査の正答数を合計し（*印項目は修正をする），その合計点から重症度を評価する．

（文献2より引用）

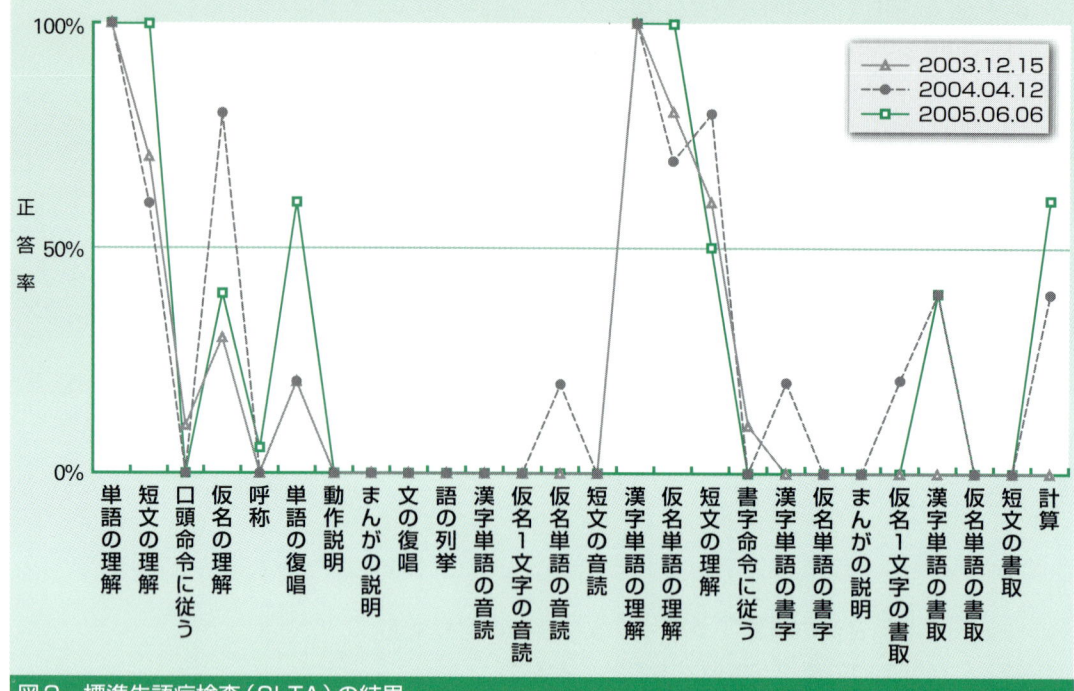

図2　標準失語症検査（SLTA）の結果
2003年，2004年，2005年の結果を示す．

れたが，運動障害性構音障害，精神機能低下や見当識障害はなかった．

②失語症状を総合的に評価するために，標準失語症検査（Standard Language Test of Aphasia；SLTA）[2]を実施した．その結果（図2の2003年実施分），聴覚的・視覚的理解ともに，文法的に簡単な短い文の理解までは比較的良好であったが，複雑で長い文になると保続が認められ不安定となった．発話は，努力性，単調な抑揚などのプロソディの障害など，非流暢性（表1）[1]が呼称（表3-2），復唱（表3-3）において認められた．書字は拒否し，無反応であった．以上より，症例の失語症を「自発言語の障害が強く，発話は非流暢で，復唱も障害されているが，言語理解は比較的保たれる」[4]ブローカ失語に分類した．重症度については表4により算定した結果および臨床像より重度と判断した．

③2004年に行ったSLTA（図2の2004年実施分）では，前回の結果と比べて著変は認められなかった．しかし呼称において，目標語に近似してはいないものの自発表出が出るようになり，語頭音のヒント後には目標語が推測できる反応がみられるようになった（表3-2のa，3-3のa）．この変化が，発話の過程[5]における音韻表象の処理にかかわる音韻レベルによるものか，もしくは実際の構音にかかわる音声レベルの回復によるものかを判別するために，音の誤りを掘り下げて分析することを試みた[*1]．

ブローカ失語では，この両レベルの障害を併せもつと考えられる[6]．この掘り

[*1] 症例は喚語困難も有することから，発話の過程の音韻レベルに加えて意味や語彙レベルにも障害があると考えられた．今回は目標語を推測できる反応が増えたことに着目し，音韻レベルに焦点をあてた．

下げ検査の実施は，訓練方法の選定にも役立つと考えたためでもある．音の誤りにかかわる音韻表象は，発話の知覚と表出の両者にかかわる[6]．そこで，まず音の誤りをもたらす原因が入力側にないことを確認するため，単語の語音弁別検査[7]を行った．しかし，検査実施中に本人が強く拒否し，易怒性を認めたため，実施は中止となった．そこで，日常や訓練場面ならびに他の検査のなかで認められた表出側における音の誤り方を分析した．物井ら[8]によれば，音声レベルの障害では音の誤りは子音において，音韻レベルの障害では母音において認められやすい．誤りの種類は音声レベルの障害では1つ異なる弁別素性への置換が多いが，音韻レベルの障害では弁別素性が1つ以上異なる置換が多い．本症例の音の誤りは，子音よりも母音において多く認められ，さらに1つ以上異なる弁別素性への置換（表3-2のa，3-3のa／例"鉛筆""山"など）も認められ，一定ではなかった．またモーラの省略や付加（表3-2／例"本""時計"など）[9]，症例の音の誤りは音声レベルの障害に加えて，音韻レベルの障害によると推測できた．コミュニケーションの実用性に関する検査は，描画や身振りに対して拒否や易怒性を認めたため，この時期には実施しなかった．

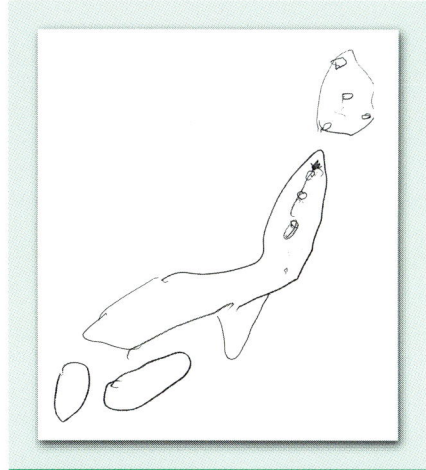

図3　症例による描画
2005年の言語訓練において，症例が自発的に描画した絵である．症例が家族と旅行した場所を表した．

　その後，週1～2回の言語機能へのアプローチを中心とした言語訓練（内容は次項を参照）を行い，B病院受診後約2年が経過した．この頃から，以前は拒んでいた描画を，訓練中の自由会話で自ら用いるようになった（**図3**）．代替手段を導入する可能性が出てきたため，SLTAの再評価に加え，日常におけるコミュニケーション能力を測定する実用コミュニケーション能力検査（Communicative Abilities in Daily Living；CADL）[10]を家族の同席のもとに実施した．

　その結果（図2の2005年実施分），SLTAでは以前より理解が安定してきた．発話については，復唱成績に向上が認められた．呼称では正答数には変化はみられなかったものの，語頭音のヒント後に目標語に近づく反応（モーラ数の合致，目標語を推測できる音の誤りなど）を認めた（表3-2のb，3-3のb）．一方，SLTAでは重度に分類されたが，CADLによると「一部援助」にて，日常におけるコミュニケーションを遂行できるレベルであることがわかった（**図4**）．

評価のまとめ－問題の整理と私の解釈

　本症例は，脳梗塞後に失語症を含めた高次脳機能障害を呈した．理解は比較的保たれていたが，自発的な発話には努力を要し重篤に障害されていた．発話の代替手段の獲得が必要と考えられたが，当初これには適応できなかった．スクリーニング検査では，失語症，失行などを認めた．総合的な失語症検査では，非流暢性，理解力の程度などからブローカ失語と評価した．発話の失語症状のなかでも特に音の誤りを分析した結果，音韻および音声レベルの障害がその背景にあると推測できた（表2）．

　発症から約2年が経過した2005年に，自ら描画したことから，実用的なコ

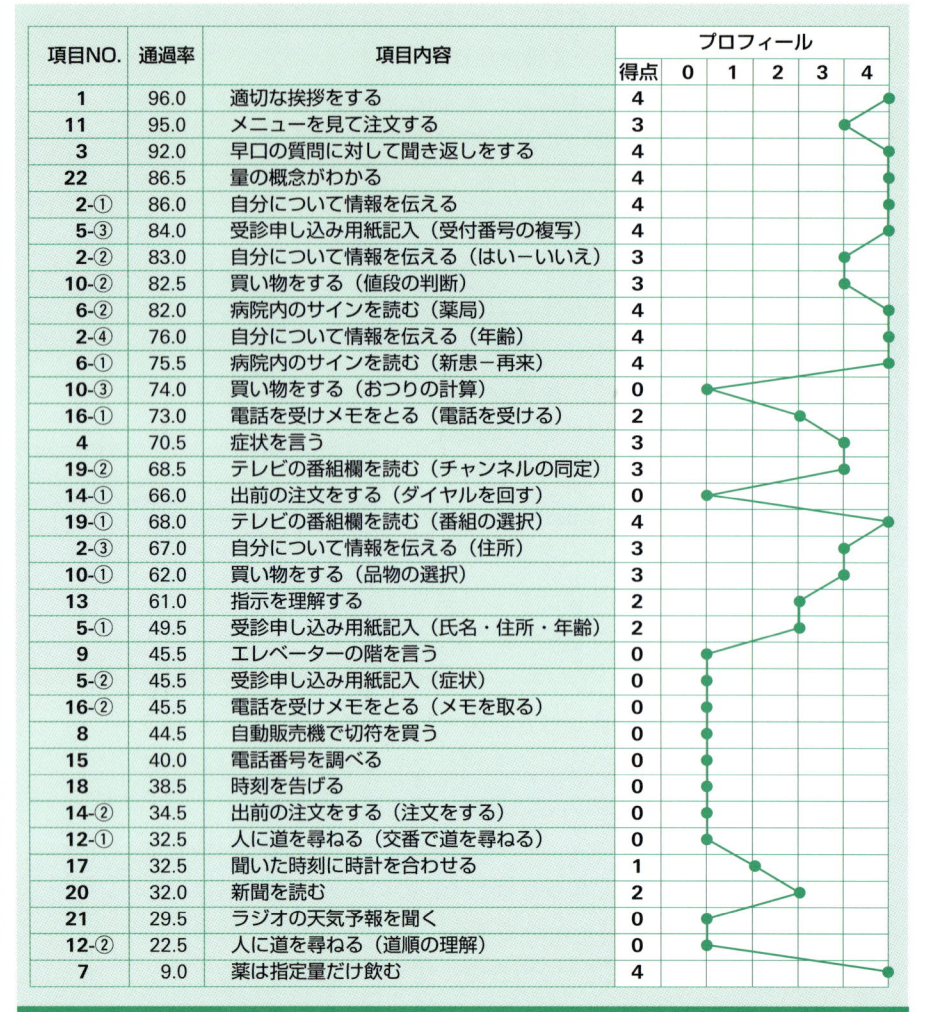

項目NO.	通過率	項目内容	得点
1	96.0	適切な挨拶をする	4
11	95.0	メニューを見て注文する	3
3	92.0	早口の質問に対して聞き返しをする	4
22	86.5	量の概念がわかる	4
2-①	86.0	自分について情報を伝える	4
5-③	84.0	受診申し込み用紙記入（受付番号の複写）	4
2-②	83.0	自分について情報を伝える（はい－いいえ）	3
10-②	82.5	買い物をする（値段の判断）	3
6-②	82.0	病院内のサインを読む（薬局）	4
2-④	76.0	自分について情報を伝える（年齢）	4
6-①	75.5	病院内のサインを読む（新患－再来）	4
10-③	74.0	買い物をする（おつりの計算）	0
16-①	73.0	電話を受けメモをとる（電話を受ける）	2
4	70.5	症状を言う	3
19-②	68.5	テレビの番組欄を読む（チャンネルの同定）	3
14-①	66.0	出前の注文をする（ダイヤルを回す）	0
19-①	68.0	テレビの番組欄を読む（番組の選択）	4
2-③	67.0	自分について情報を伝える（住所）	3
10-①	62.0	買い物をする（品物の選択）	3
13	61.0	指示を理解する	2
5-①	49.5	受診申し込み用紙記入（氏名・住所・年齢）	2
9	45.5	エレベーターの階を言う	0
5-②	45.5	受診申し込み用紙記入（症状）	0
16-②	45.5	電話を受けメモをとる（メモを取る）	0
8	44.5	自動販売機で切符を買う	0
15	40.0	電話番号を調べる	0
18	38.5	時刻を告げる	0
14-②	34.5	出前の注文をする（注文をする）	0
12-①	32.5	人に道を尋ねる（交番で道を尋ねる）	0
17	32.5	聞いた時刻に時計を合わせる	1
20	32.0	新聞を読む	2
21	29.5	ラジオの天気予報を聞く	0
12-②	22.5	人に道を尋ねる（道順の理解）	0
7	9.0	薬は指定量だけ飲む	4

図4　実用コミュニケーション能力検査（CADL）の結果
言語反応は少なかったが，身振りなど非言語の反応により，遂行できる項目があった．

ミュニケーション能力を測定するCADLを実施した．同時期に行ったSLTAの再評価では，理解力に回復が認められ，発話については得点の上昇という量的な回復には至らないものの，目標語への近似など質的な回復は認められた．まだ失語症状は重度を示していたが，CADLによると「一部援助」で，日常におけるコミュニケーションを遂行できるレベルになったと解釈できた．現実的には本検査を実施した時期でも，日常のコミュニケーション活動は家族が代行していたが，本人が補助的な手段（書字カードを提示するなど）を用いようとする意欲をもてば，日常のコミュニケーションを遂行できると思われた．

　その後，訓練場面においても，症例自身が代替手段を受容できる心理状況へと変化したことがうかがえたため，今後は言語機能回復の訓練続行に加えて，代替手段によるコミュニケーション能力の安定を目標とした訓練を積極的に取り入れることを考えた．

症例の経過

　代替手段の訓練として，Helm-Estabrooksら[11]の系統的な身振りの訓練

(Visual Action Therapy；VAT)[12]を選択した．

　言語機能そのものの訓練としては，これまでの方法を続行し，VATで用いた動作絵を用いてモーラ分解や音韻の選択などによる喚語訓練および口型模倣などを継続している．

　現在も自発的な発話は困難であるが，聴き手が語頭音を提示すると目標語を表出できる場面（「何で帰って来るのですか？」の問いに対して，「◎こうき」◎は聴覚提示した語頭音を示す）が増えてきている．

　本症例の職場復帰は果たせなかったが，以前は家族が全面的に行っていた日常のコミュニケーション行動を自身で行うなど，日常におけるコミュニケーション活動の自立が増えた．たとえば，受診時に受付で提示する診察券とともに"リハビリ受診"と書いたカードを示したり，喫茶店に行った際，献立表から自身が注文したいものを指示するようになっている．

　ブローカ失語が重度になると，失語症状をもたらす発話のどの過程に障害があるかについて，掘り下げて詳細な検査を実施しにくいこともある．そのような場合は，知り得た情報を多面的に詳細分析することで代用可能なことがある．症状の詳細を知ることは，失語症状をもたらす障害メカニズムを知ることのみならず，適切で効果的な訓練方法を選定するために必要不可欠である．その一方で言語機能の評価とともに，活動制限や参加制約の側面からコミュニケーション能力を評価することも大切と考えられる．

文献

1) 平野哲雄：失語症　基礎知識（4）タイプ分類．言語聴覚療法臨床マニュアル，協同医書出版，2004，pp184-185．
2) 日本高次脳機能障害学会（旧失語症学会）SLTA小委員会マニュアル改訂部会：標準失語症検査，新興医学出版，1975．
3) 河内十郎，竹内愛子：非右利き失語症の経過と予後．失語の経過と予後（祖父江逸郎，福井國彦・他編），医学教育出版，1987，pp149-167．
4) 山鳥　重：失語の臨床型．神経心理学入門，医学書院，1985，pp178-229．
5) 齊藤章江，吉川左紀子：単語産出における語彙アクセスの性質についての最近の研究．心理学評論 44（3）：253-270，2001．
6) 種村　純：音韻的障害．よくわかる失語症と高次脳機能障害（鹿島晴雄，種村　純編），永井書店，2003，pp75-81．
7) Saito, A, Yoshimura, T et al：Demonstrating a wordlikeness effect on nonword repetition performance in a conduction aphasic patient. *Brain and Laguage* 85：222-230, 2003.
8) 物井寿子，福迫陽子・他：伝導失語とブローカ失語における音の誤りについて．音声言語医学 20（4）：299-312，1979．
9) 吉村貴子，齊藤章江・他：伝導失語の錯語減少への訓練について―表象安定を目指した方法―．神経心理学 16（2）：135-144，2000．
10) 綿森淑子，竹内愛子・他：実用コミュニケーション能力検査，医歯薬出版，1990．
11) Helm-Estabrooks, N, Albert, ML：Visual Action Therapy. In：Manual of Aphasia Therapy. Pro-Ed, Austin, 1991.
12) 本多留美，吉畑博代：拡大・代替コミュニケーションの適用．よくわかる失語症と高次脳機能障害（鹿島晴雄，種村　純編），永井書店，2003，pp146-153．

執筆

吉村貴子　大阪医療技術学園専門学校言語聴覚士学科（言語聴覚士）

評価の実際

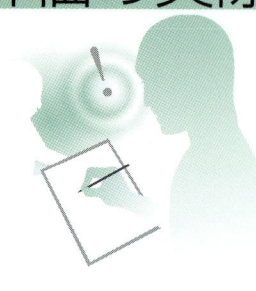

聴覚失認

障害の概説

　聴覚失認とは，典型的には両側の側頭葉損傷によって，音は聞こえるが言語音，非言語音ともに理解できなくなるものを指す（広義の聴覚失認）．すなわち，音は聞こえるがその内容がわからなくなるという症状を呈する．狭義には語音以外の環境音，音楽の認知障害のみを指す．原因は脳内出血や脳梗塞，ヘルペス脳炎の報告が多い．邦人の典型的な聴覚失認例では進藤ら[1]，Motomuraら[2]，長谷川ら[3]の報告などがある．日常の聞こえの様子は，全く音に対して反応しない例から，音は聞こえるが何の音かわからないという訴えをする症例などがみられる．人の言葉が外国語や雑音のように聞こえるという症例もある．小児例ではヘルペス脳炎後に生じることがある．

　純粋語聾とは，両側側頭葉損傷または一側の皮質下または聴放線の損傷によって，純音の聴力閾値レベルが正常もしくは軽度しか閾値上昇をしていないのに，語音の認知が悪いものをいう．すなわち，聴覚失認でみられるような環境音の認知障害は認めない．聴覚失認患者は一見末梢性の難聴者のように聞き返しが多い．純粋な例では内言語が保たれているので，失語症検査などを行った場合には，自発語や呼称で喚語困難をほとんど認めず，文字理解や書字（書き取りを除く）が良好である．読話の態度は症例により異なるが，筆者らの経験では発症当初から読話傾向を示すものは少ないようである．純粋語聾例としてはTanakaら[4]が詳細な報告をしている．

　ウェルニッケ失語症でも語聾症状を呈することがあるが，ウェルニッケ失語では自発語に語性錯語，字性錯語，ジャーゴンなどが豊富に出現するので鑑別はそれほど困難ではない．また，読話を併用しても言語理解は著しく改善することはない．

　また，小児ではランドウ・クレフナー症候群による聴覚失認や純粋語聾が知られている[5]．この症候群は小児のてんかん発作に伴う聴覚言語障害といわれる病態で，広義の聴覚失認を呈する場合[6]と，純粋語聾を呈する症例[7]が報告されている．

聴覚失認の基本的な評価

　聴覚失認と確定する際には，CT，MRI等によって脳実質内，特に側頭葉を中心とした部位に病変があることを確認することはいうまでもない．次に，耳鼻咽喉科領域で施行される聴力検査（自覚的，他覚的）を行い，聞こえの程度を測定する．また，末梢性の聴力障害でないことも確認する必要がある．特に高齢者の場合には，高音域の聴力閾値の上昇があるので，そのために語音の聞き取りが低下する場合もあるので

注意したい．

① **聞こえの程度を調べる**

耳鼻咽喉科的所見ならびに諸検査：耳鼻咽喉科医師による診察で外耳，中耳の異常所見がないことを明らかにする．できれば中耳の状態を把握できるtympanometry（ティンパノメトリー）やstapedius reflex（アブミ骨筋反射）が測定できればよい．続いて純音聴力検査を行う．標準純音聴力検査は自覚的な聴力検査で，聴力レベルに問題がないかを自覚的に評価するものである．日本聴覚医学会で定められた方法に従い，125～8,000Hzまでを左右別々に測定する．特に会話音域といわれる500Hz，1,000Hz，2,000Hzの閾値が言葉の聞き取りに重要である．加我[8]によると，聴覚失認や純粋語聾では，初期には軽度の閾値上昇程度であるが，年数が経つにつれて中等度まで上昇する傾向があるという．また，聴力閾値の変動がみられることが多いので，数回の測定が望ましい．

② **聞こえの障害がどのレベルで生じているかを調べる**

内耳性難聴では補充現象がみられる．補充現象とは音の物理的な大きさの変化に伴う感覚的な大きさの変化が異常に大きい現象を指す．この現象は内耳の有毛細胞の障害と関連するといわれ，補充現象を調べる検査を施行することで中枢性との鑑別ができる場合がある．

SISIテストは耳鼻咽喉科領域で感音難聴，特に内耳性難聴の診断によく用いられている．短時間ででき，患者さんにも負担が少ないのでよい．結果は％で示され，内耳性難聴で補充現象がある例では60％以上を示す．通常1kHzと4kHzで検査を施行する．

耳音響放射（Oto-Acoustic Emission；OAE）は内耳の外有毛細胞機能由来の音響反応である．現在臨床的に記録されているのは自発耳音響放射（Spontaneous Oto-Acoustic Emission；SOAE），誘発耳音響放射（Evoked Oto-Acoustic Emission；EOAE），歪成分耳音響放射（Distortion Product Oto-Acoustic Emission；DPOAE）である．各検査法の測定についての説明は他書に譲るが，いずれも患者さんの負担度は少ない検査である．内耳由来の感音難聴であれば，DPOAEの反応が得られないが，後迷路性難聴の場合は反応が得られる．

③ **聞こえの他覚的検査法**

聴性脳幹反応（ABR）は，蝸牛神経ならびに脳幹レベルの電気現象である．正常であれば10msec以内に5～7つの反応成分が出現する．第Ⅴ波は最大振幅をもち，安定しているので，閾値を測定する場合の指標とする．ABRの反応は純音聴力検査の2000～4000Hz付近の閾値にほぼ相当するといわれており，高音域は語音の聞き取りに重要な情報をもたらすので，聴覚失認の診断のためには他覚的聴力検査として必須である．

④ **語音聴力検査**

日本聴覚医学会では語音聴力検査法が確立されている[9]．1音節の聞き取りを行い，最高の明瞭度を語音弁別能という．また，数字の聞き取りを行い，数字が50％聞き取りできる音の大きさを語音聴取閾値（Speech Reception Threshold；SRT）という．

簡便な方法としては，肉声（被験者の閾値上の音で）によって単音節，単語，短文を復唱してもらう方法や，絵カードからの選択法，書き取りしてもらうなどの方法が

ある．その際に，聴覚のみの提示と，聴覚に読話を併用した場合との差をみるとよい．

⑤ 環境音の認知検査

環境音の認知検査で標準化されたものはないが，純音の聴力に大きな問題がないことを確認できたら，環境音や社会音とよばれる日常耳にする音をテープレコーダに録音しておき 患者さんの快適なレベルで聞かせて，答えてもらう．または数枚の絵を提示して指差ししてもらう方法でもよい．倉知ら[10]はFaglioniらの非言語性有意味音同定検査を参考に有意味音（環境音）弁別検査を作成している．たとえば正答（ねこ），正答と意味的に同一カテゴリーの範疇に入るもの（犬，ねずみ），無関係なもの（バス）の4枚から選択させる方法を用いている．

⑥ 音楽の認知検査

音楽の認知度を調べるのは個人差が大きく困難を伴う．進藤[11]が欧米の文献上よく引用されているSeashoreテストを紹介しているので参考にされたい．このテストは音楽の適性テストで，音の高さの違い，強さの違い，リズムの違い，音色の違い，音の持続時間の違いを測定するものである．進藤は本テストを聴覚失認患者に施行した結果，メロディ，音の強弱，長短，高低，音色を正しく認知できなかったという．Fujiiら[12]の聴覚失認症例ではリズム，音の大きさ，音の持続時間，音色などの項目で困難を示したと述べている．

日常の臨床場面では，患者さんがよく耳にしたであろうメロディをピアノ等で演奏されたものを快適レベルで聞かせ，題名を当ててもらうことでメロディの認知が確認できる．また，2種類のリズムを楽器などで聞かせ，異同弁別を行う方法もある．

⑦ 音の要素に関する検査

音の要素的認知検査としては，周波数弁別検査，音の強さの弁別，音の長短の弁別，音の高さの弁別，音の数あて，方向感検査などがある．

周波数弁別検査：わが国では標準化されたものはないが，純音聴力検査機器を用いて異なる周波数を閾値上のレベルで交互に聞かせ，提示音の異同を尋ねる．

音の強さ・長短・高さ・数あて検査：わが国には成人向けの標準化された検査はないので，楽器（たいこ，鈴，ラッパ，木琴，ピアノなど）を用いて行うとよい．

方向感検査：測定にはスピーカー法とイヤフォン法がある．スピーカー法は前後左右に配置したスピーカーから音を聞かせ，どの方向から音がしたかをあてさせるものである．イヤフォン法は，音の方向感は両耳に入る音の時間差と強さの差によって成立することを利用したものである．オージオメータの内部に音像移動弁別閾値検査（リオン，AA-75など）が組み込まれているものがあるので，それを利用するとよい．両耳に入る音に時間差をつけて音像が偏倚したとわかった閾値を音像移動弁別閾値として，これが大きくなっている場合には後迷路障害を疑う．

⑧ 失語症の有無を確認する検査

失語症検査：内言語の障害の有無を確認するために失語症検査は必要である．聴覚失認が疑われる患者さんに標準失語症検査（SLTA）などを利用する場合には，言語検査：呼称，読み，書字（書取りを除く）項目で障害の有無を確認する．また，検査実施にあたっては，患者さんの読話傾向に注意をはらう．

症例

患者さん紹介：55歳，女性

原因疾患：脳梗塞

障害名：感覚失語，語聾

知り得た患者さんの情報

　半月板手術のためA整形外科病院に入院中に脳梗塞を発症した．即日，近医脳外科病院に搬送され，保存的加療を受けた．発症後3ヵ月間リハビリテーションを受けた．言語部門では，本人によれば感覚失語という診断を受けたとのことであった．

　その後自宅退院となり，自宅近くのデイサービスに毎週1回，発症後6ヵ月ぐらいは通ったが，その後通所をやめた．その理由は言語訓練をする場ではなかったから，また周囲の人たちに自分の障害が理解されなかったからとのことであった．話し手の口元を見ないと，とにかく会話がわからなかったとのことであった．

　以後，現在通院中のB脳外科病院に毎月1回通院していた．その間，当病院に毎週1回STによる言語訓練部門が開設され，主治医に勧められて言語療法を受けることになった．発症から3年10ヵ月が経過している．

　画像所見：B病院でのMRIでは，左側頭葉から頭頂葉にかけての梗塞が指摘されている（図1）．

　家族：本人と夫の2人暮らし．

　以上の情報から，発症から3年以上経過した慢性期の感覚失語と推測した．

観察からわかったこと

　言語療法部門で担当STの初回面接での印象では，発話の特徴は流暢でほとんど喚語困難などは認めなかったが，ごくまれに音を探索するようなことがみられた．目立った構文の誤りもなかった．

　言語理解は，会話中よくうなずくが，充分に理解していないことはその表情から読みとれたので，本人に尋ねると，「実はよくわからない」と述べた．この際，文字に置き換えて質問すると，たちどころに理解できた．以前の言語訓練担当者から，わからなくてもわかったようにうなずいていたらよい，といわれたとのことであった．本人の弁では，早口でいわれたり，文が長かったりすると特にわかりにくいとのことであった．発症当初は話し手の口元をよく見ないと内容が理解できなかったが，最近では簡単なことなら口元を見なくても理解できるようになったという．症例自身は自分の障害を理解したいという希望が強く，検査には大変協力的であった．

　以上から，症例が相手の口元を見ると理解が改善した

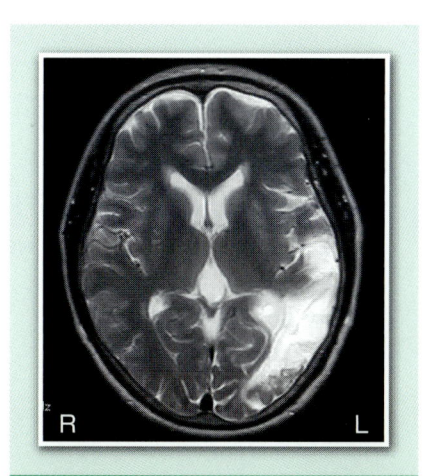

図1　症例のMRI所見

こと，さらに，早口でいわれるとわかりにくいこと，また文字に置き換えると即座に理解が成立することから，失語の要因はあるが，それに加えて本症例は語聾的な症状が強いのではないかと推察された．

検査からわかったこと

　以上の推察をふまえて，まず言語機能を評価するために標準失語症検査（Standard Language Test of Aphasia；SLTA）を実施した．発症から3年10ヵ月経過時に施行したSLTAでは，音声言語理解で単語・短文レベルはほぼ可能であったが，口頭命令では聞き返しがみられ，あいまいであった．話す項目では，呼称は全問正答し，まんが説明でもよどみなく可能であった．語の列挙では1分間に動物が11個想起でき，失語症にみられる喚語困難はほとんど認めないと判定した．音読・読字理解も良好で，特に音声言語面で不良であった書字命令は全問即答であった．書字（書き取りを除く）・計算項目でほとんど非失語の範囲であった（図2）．

　そこで，deep testとして100語呼称検査，環境音認知（有意味音）テスト，トークンテストを施行した．

　100語呼称検査は，自己修正による正答8語（バイク→バックや迂遠な言い回し）をふくめて全問正答した．有意味音弁別検査では1/4選択法で10/10正答し，問題はなかった．さらに言語理解面の障害を鋭敏にとらえるといわれるトークンテストを施行した．トークンテストでは，音声言語では33/62正答し，中程度の理解障害，文字言語では48/62正答し，正常範囲（正常者のcut offポイント48/62）にあった．

　母音の弁別課題は，「あ」「い」「う」「え」「お」と平仮名で書いた文字板を検者が口元を隠して，ランダムにどれか1つをいって，指差ししてもらう方法で施行した．母音1音の聞き取りは20/20正答し，問題がなかった．しかし，母音を2つ，たとえば〔a-e〕などといって，異同弁別を問う課題では21/25のみの正答で，本人も自信がないとのことであった．

評価のまとめ－問題の整理と私の解釈

　音声言語理解面では，中度の障害があるが文字言語では正常範囲にある．さらに発話においては，プロソディに問題はないが，呼称課題においてわずかに錯語や迂言が出現する．また，書字でわずかに自己修正がみられた．

　以上から，症例が相手の口元を見ると理解が改善したこと，さらに，話し手に早口で言われるとわかりにくいこと，また，文字に置き換えると即座に理解が成立することから，内言語の障害はごくわずかに存在するものの（ごく軽度の感覚失語），この時点で，本症例はword deafnessを合併していると判断した．

症例の経過

　すでに発症から3年以上経過しており，症例自身がひとりで日常生活への適応手段を身につけていたと考える．自らホームページを開設し，文字言語を利用して全国に発信しており，積極的な生活を送っている．今後も複雑な内容については，文字言語を利用して理解を得るようにと指導した．

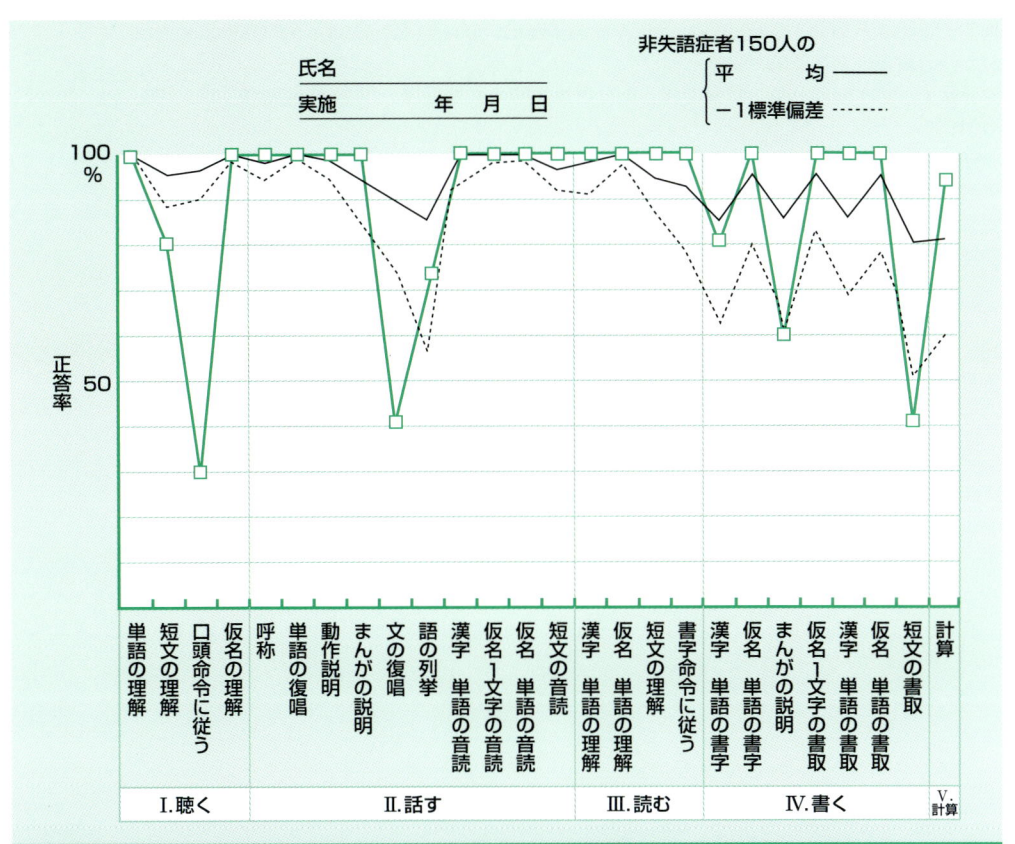

図2 標準失語症検査プロフィールの結果

自分の障害がなかなか他人に理解してもらいにくいことを大変気にしており，今回の一連の検査を行い，その結果を伝えることで，本人は大変感謝しているという．

文献

1) 進藤美津子，加我君孝・他：左右の側頭葉聴覚領損傷による聴覚失認の1例．脳神経 33：139-147, 1981.
2) Motomura, N, Yamadori, A et al：Auditory agnosia. *Brain* 109：379-391, 1986.
3) 長谷川 恵，板東充秋・他：両側聴放線障害による中枢性聴覚障害の一例．臨床神経 29：180-185, 1989.
4) Tanaka, Y, Yamadori, A et al：Pure word deafness following bilateral lesions. A psychophysical analysis. *Brain* 110：381-403, 1987.
5) Landau, WL, Kleffner, FR：Syndrome of acquired aphasia with convulsive disorder in children. *Neurology* 7：523-530, 1957.
6) 三村 將，加藤元一郎・他：聴覚失認を呈したLandau-Kleffner症候群の1例．失語症研究 8：274-282, 1988.
7) 能登谷晶子，鈴木重忠・他：Landau-Kleffner症候群の2例．失語症研究 9(1)：1-8, 1989.
8) 加我君孝編：中枢性聴覚障害の基礎と臨床．金原出版，2000, pp80-89.
9) 日本聴覚医学会編：聴覚検査の実際，南山堂，2001.
10) 倉知正佳，鈴木重忠・他：Auditory Sound Agnosiaはありえるか．精神医学 25(4)：373-380, 1983.
11) 進藤美津子：音楽認知テスト．*JOHNS* 15：121-124, 1999.

12) Fujii, T, Fukatsu, R et al：Auditory sound agnosia without aphasia following a right temporal lobe lesion. *Cortex* **26**：263-268, 1990.
13) 能登谷晶子，鈴木重忠・他：語聾を伴った外傷性失語の長期経過．失語症研究**10**（3）：198-204，1990.
14) 鈴木弥生，加我君孝：ヘルペス脳炎による小児の聴覚失認の1例－その聴覚的評価を中心に－．音声言語医学**42**（1）：33-38，2001.
15) 田中康文：聴覚性認知障害の病態生理－「いわゆる」皮質聾の責任病巣と純粋語聾及びリズム認知障害の生理学的機序について－．神経心理学**9**：30-40, 1993.

執筆

能登谷晶子　金沢大学医薬保健研究域保健学系（言語聴覚士）

評価の実際

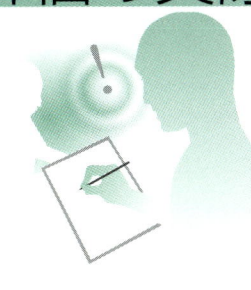

失読

障害の概説

(1) 失読の分類

　失読は，①失語を伴わない失読と，②失語を伴う失読（失語性失読）に大きく分類され，さらに，①にはa．失書を伴わない失読（すなわち純粋失読）と，b．失書を伴う失読（失読失書）がある．

(2)「失語を伴わない失読」の症状

　a．**純粋失読**：純粋失読の定義は視覚障害，失語，注意障害，知能障害などによらない読みだけの障害である．失読症状としては，①自分の書いた字が読めない，②なぞり読み（運動覚促通）効果（文字をなぞることで音読が可能になる），③逐字読み（1文字ずつ読む），④語長（文字数）効果（文字数が少ない語のほうが多い語よりも正答率が高く音読時間が短い），などがあげられる．重症例では1文字が読めず，軽症例では音読速度が遅くなる．随伴症状としては，右同名半盲，色名呼称障害，写字障害などがあり，失語症ではないものの漢字の字形想起障害や視覚入力の呼称障害を伴いやすい．病巣は，古典型は左後頭葉内側と脳梁膨大部の合併病変（半盲を伴う），非古典型は角回直下型と後角下外側型（いずれも半盲を伴わない）に分けられる．

　b．**失読失書**：一般的には失語症状を全く認めないというより，失語の程度に比して読み書き障害の程度がはるかに強く，読み書きの障害が失語では説明できないと考えられるものである．神経心理学的には，左角回型と左側頭葉後下部型に分けてとらえることができる．

　角回型は，漢字，仮名ともに障害されるが仮名に障害が強い場合が多く，単語に比べ1文字の読みが悪い傾向がある．写字は良好であるが書字障害は強く呼称障害も随伴することが多い．病巣が角回より前方に伸びると口頭言語の障害を合併し，より失語症状が強くなる傾向にある．

　左側頭葉後下部型は，急性期には仮名も障害されることが多いが漢字の障害がより顕著である．仮名は逐字読みの傾向があり，まとまりとしての単語形態をとらえにくく視覚形態処理の問題が関与すると考えられている．漢字の字形想起障害は強く呼称障害も合併する．病巣は左下側頭回，紡錘状回の側頭後頭移行部の皮質および白質である．

（3）「失語を伴う失読」（失語性失読）の症状

失語に伴ってみられる文字言語の障害で，もととなる失語症状を反映した読解と音読の障害がみられる．ブローカ失語では仮名部の錯読が多いといわれ，発話面で音韻性錯語が頻出する伝導失語では読みにおいても音韻性錯読が目立つ．その他，失語にみられる錯読パターンとして，漢字語の音読で視覚性錯読（社会→カイシャ），視覚性／意味性錯読（1文字を共有する錯読：絵画→ガカ，石油→トウユ），意味性錯読（文字を共有しない意味性錯読：階段→ゲンカン，切手→フウトウ）がみられ，これらの症例では単語より非語に強い音読障害がみられる．語義失語では首輪をシュリンと読むような類音性錯読が観察される．

失読の基本的な評価

失語を伴う失読，失語を伴わない失読の双方にあてはまる評価上の留意点を示す．

評価前の患者情報として，学歴や読字・書字習慣の有無，神経学的検査として画像所見のほか，視力・視野などの視覚機能および半側空間無視等の視空間機能について確認する必要がある．さらに，視野の問題で軽度の無視や不注意が生じる点に留意する．

神経心理学的検査としては，まず標準失語症検査（SLTA；Standard Language Test of Aphasia）などの失語症検査を行う．失語症状の有無や程度を把握し，全体の言語障害のなかで読みおよび書字の能力がどの程度であるかをとらえる必要がある．音声言語面との比較のほか，書字能力との比較も重要である．音声言語面と並行した失読・失書症状がみられるのであれば失語性失読が疑われる．音声言語面は比較的保たれているが失読と失書の症状が並行して不良であれば失読失書が疑われ，失読症状に比し書字能力が保たれているのであれば純粋失読が疑われる．

失読の検査としては，1文字，単語，短文，文章というように長さや単位による成績差があるかどうかをみる．単語レベルでは，日本語では漢字仮名差が注目され，SLTAの読解成績や音読成績の差として観察されることがある．しかし，表記以外にも用いる刺激語によって語の特徴（属性）が異なることに注意する必要がある．普段よく使われるなじみの深い語か否か（親密度／高：さんま，メロン，大根，低：うねり，コロン，失明），イメージしやすい語か抽象的な語か（心像性／高：ピザ，りんご，電話，低：タフ，ゆとり，失敗），通常書かれている表記形態か否か（表記妥当性／高：料理，低：りょうり），単語か非語か（語彙性／単語：しなやか，くつした，非語：したやか，くしつた，おほかり），画数が少ないか多いか（少：土，犬，多：雪，蔵），語長（文字数）が短いか長いか（短：山，え，長：地下鉄，かたつむり），といった単語の属性により読みの成績が異なることが多い．このような観点で作成された検査として，失語症語彙検査やSALA（Sophia Analysis of Language in Aphasia）失語症検査，抽象語理解力検査がある．仮名1文字の音読と単語の音読の成績差にも注目する必要がある．1文字が読めて単語が読めない場合と，その逆がある．SLTAでは清音のみ10問だけであるので必要に応じてSLTA補助テストの仮名1文字の音読も利用するとよい．短文で誤る場合は，内容語（名詞部，動詞部）に誤るか機能語（助詞，助動詞，送り仮名）に誤るかといった視点も重要である．

読みかたの方略や錯読の現れかたにも注目する．指でなぞる方略が有効か，1文字

ずつ読む逐字読みか，文字数が多くなると逐字読みに伴って音読時間が遷延する，などがみられる場合，視覚認知系が関与した純粋失読が疑われる．字性の錯読であるか，音韻性の誤りであるか，意味性の誤りであるか，視覚性の誤りであるか，といった錯読の種類も観察することが重要である．

　読解と音読能力の違いにも注意する．失語を伴わない失読では，音読できれば理解でき音読と読解が並行することが多いが，失語を伴う失読では，読解できるが音読できない場合や，逆に音読できるが理解に失敗する場合がある．

　写字能力との比較も重要である．純粋失読では写字は顕著に障害されているが，自発書字や書き取りは可能で，写字でみられるような字形の拙劣さもない（後述，図1）．一方，失読失書や失語性失読では写字は保たれており，字形の拙劣さも顕著ではないことが多い．さらに純粋失読の場合，物体，線画などの視覚失認，色彩失認，色名呼称障害など視覚認知系の障害を伴っているかどうかも確認しなくてはならない．通常の会話で顕著な語想起障害が感じられなくても，視覚入力の呼称障害がみられる症例は少なくない．

症 例

患者さん紹介：58歳，男性
原因疾患：脳出血
障害名：純粋失読，右同名半盲

知り得た患者さんの情報

　病歴：本症例は過去に2回の脳出血の既往があった．1回目は，今回の出血の起こる3年9ヵ月前の左後頭葉皮質下出血で，このときに右同名半盲と軽度の右麻痺がみられた．その1年2ヵ月後に右視床出血があり，内視鏡下で血腫除去されている．いずれの場合も回復がよく，失読症状やそのほかの高次脳機能面には支障がなかったとのことで職場復帰した．今回の脳出血では一時的に発語困難となったが，発話面の障害は急速に改善し，失読症状が顕著に残存した．麻痺はみられなかった．
　ニーズ：職業は郵便局の局長で，職場復帰を強く希望．
　家族構成：妻と二人暮らし．
　画像所見：左側頭葉・後頭葉領域に大きな出血巣が認められたほか，右視床に微細な陳旧性血腫の吸収巣がみられた．
　以上のことから，まず失語症の有無，そして左側頭葉・後頭葉の症状として考えられる失読症あるいは失書症の有無，さらに失読症の場合，後頭葉性の純粋失読か，側頭葉の影響をもつ失読症かの判定をする必要がある．そのためには，視覚認知障害（視覚失認や空間認知障害）の存在も確認する必要がある．

観察からわかったこと

　初回の面接で困っていることを聞くと，「前に得意だった漢字がだめになりました．見た覚えはあるけど読めない」といった読みの障害に対する自覚があった．

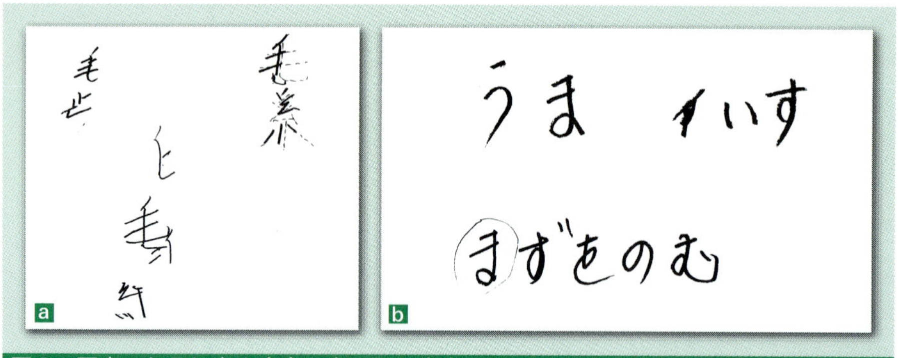

図1　写字・なぞり書き（a）と書き取り（b）

　会話における語想起は良好で，充分な情報量が得られるほか，短文レベルの復唱も良好だった．しかし物品の呼称課題では，病室にある水道の蛇口を示すと，見にくそうにして何をさしているかなかなかわからない様子だったが，実際に水を出して見せると即座に水道と答えることができた．ぱっと見て何をさしているかわからないが音を聞いたり動きを見たりすると何かわかる，といった症状から，視覚認知系の問題があると感じられた．

　スクリーニング検査として文字を見せると，漢字語，ひらがな語，カタカナ語いずれを見せても読めず，純粋失読で有効と考えられているなぞり読み（運動覚促通）もうまくなぞることができず困難だった．毛糸という字を実際に写字してもらうと，どこから書いてよいか躊躇し，1画ずつゆっくり書くが形にならず，図1aのように書いたあと，「イロガミですか」と音読した．一方，自発書字や書き取りのように視覚入力に頼らない書字では，字形は保たれ，若干の錯書はみられるが2句文程度の文を書くことができた（図1b）．しかし，自分で書いた文字が少したつと音読できなかった．

　以上の観察から，文字だけでなく物品や線画など視覚系全般に及ぶ視覚認知障害の可能性がある一方，視覚に頼らない音声言語の理解・表出は保たれており，障害はあっても軽度であること，自分の書いた字が読めないことや自発書字と写字の字形の顕著な違いなどから純粋失読が疑われること，純粋失読の特徴であるなぞり読みができないのは，視覚認知系の障害が強いために写字ができないことが関与している可能性があること，などが推測できた．

検査からわかったこと

　まず，全体的な言語能力をみるためにSLTAを行った（図2）．SLTAで用いられる図版は線画としては比較的複雑で，視覚認知障害の患者さんはしばしば絵を誤認するため，この検査から視覚的な認知能力もみることができる．あるいは空間的な認知の仕方も観察できる．本症例の場合，呼称で「こま」→「目覚まし時計，時計」，「鹿」→「亀」などと誤ったり，動作絵の認知に時間がかかったり，口頭命令で用いられる10個の物品のうち100円玉が見つけられず，後で聞くと「見ていたが鍵の一種のように見えた」といった反応が聞かれたりと，物品や線画を認知できない視覚失認が軽度にみられた．しかし，呼称の正答率は18/20と高く，正しく認知されたものは呼称できていたほか，短文の復唱は全問正答（6文節文

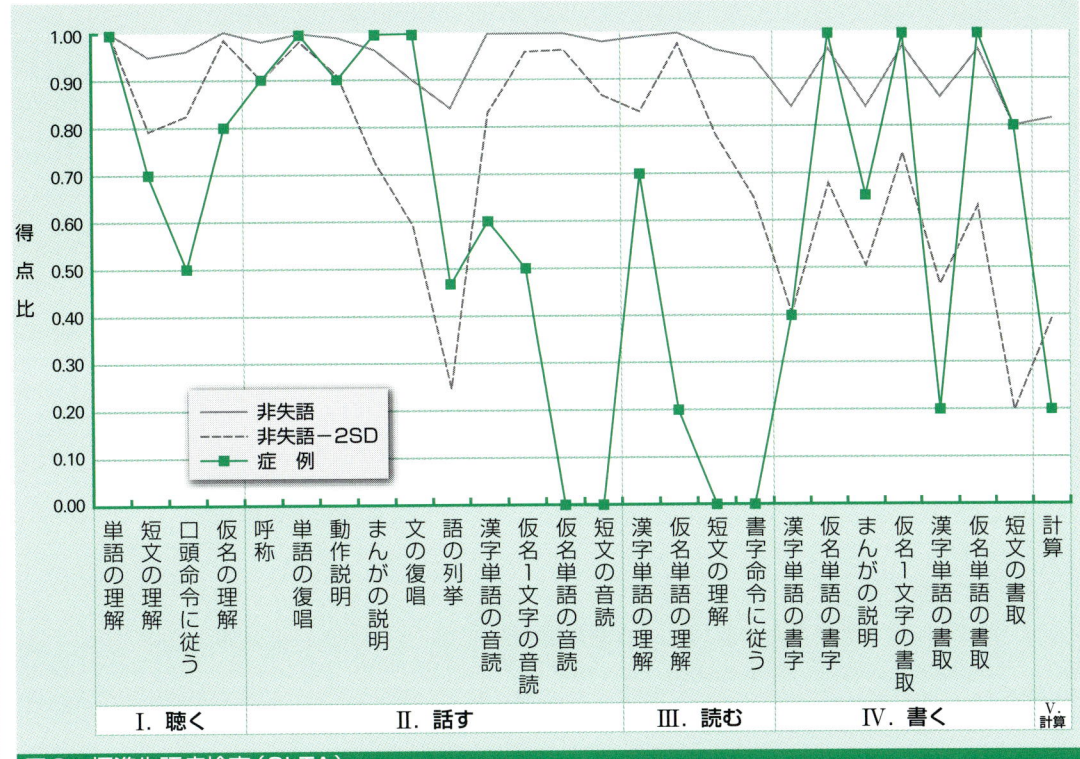

図2 標準失語症検査（SLTA）

縦軸：得点比
凡例：非失語／非失語－2SD／症例

項目（I. 聴く）：単語の理解、短文の理解、口頭命令に従う、仮名の理解
（II. 話す）：呼称、単語の復唱、動作説明、まんがの説明、文の復唱、語の列挙、漢字単語の音読、仮名1文字の音読
（III. 読む）：仮名単語の音読、短文の音読、漢字単語の理解、仮名単語の理解、短文の理解、書字命令に従う
（IV. 書く）：漢字単語の書字、仮名単語の書取、まんがの説明、仮名1文字の書取、漢字単語の書取、仮名単語の書取、短文の書取
（V. 計算）：計算

が可能）と音声言語面の成績は良好だった．文字言語面では，単語の読解は漢字単語7/10，仮名単語2/10，音読も漢字単語3/5，仮名単語0/5で，漢字のほうが理解や音読の成績が良好であったが，文レベルは音読も読解も困難だった．仮名の読みは，単語は困難でも1文字であれば5/10正答でき，読めた文字はすべてなぞり読みによって可能になったものだった．しかし，1文字読むのに20秒以上かかるものもあり，仮名単語が困難なのは文字数が多く，より視覚的な処理に時間がかかるためではないかと考えられた．書字は仮名文字であれば短文レベルで可能で，短文の書き取りは4/5と良好だったが，仮名でもときに字性錯書がみられた．漢字は字形がなかなか想起されず，「本」「犬」「新聞」などの普段よく目にすることの多い字も書けなかった．

　空間認知機能は，線分抹消課題では開始時より見落としはなかったが，線分二等分課題では右側に気づきにくく左方向へずれる傾向がみられた．これは右半盲による不注意によるところが大きく，いったん右側を見る癖がつけば右空間に対し明らかに無視することはなく，SLTAでも右空間の明らかな無視はみられなかった．

　問題点としては，読みの障害（純粋失読），全般的な視覚認知力の低下，写字障害などがあげられた．

評価のまとめ－問題の整理と私の解釈

　本症例は，郵便局の局長という現職に復帰したいという強い希望があったが，身体機能面では麻痺などの後遺症はないものの，読み書き障害，特に重度の失読症状が復職の可能性を大きく妨げていた．また，右半盲および右空間に対する不注意傾向があり，安全に通勤できるかどうかを確認する必要があった．

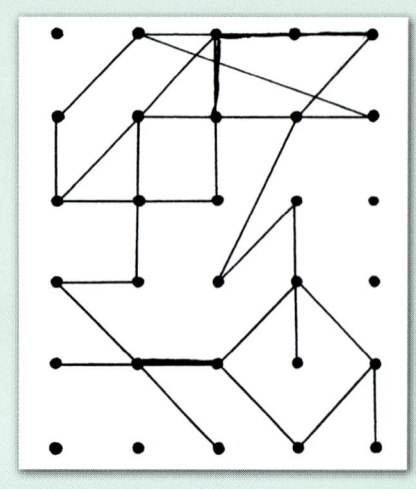

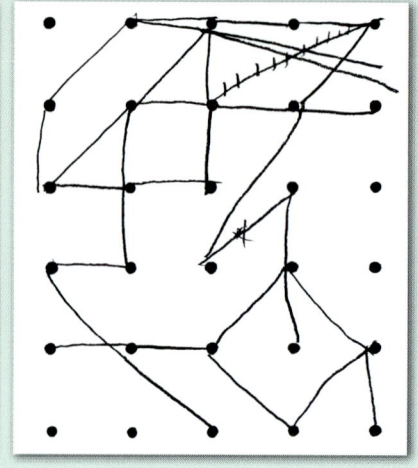

図3 フロスティグ視知覚課題

評価の結果から，

①文字に限らず視覚系全般における認知障害が軽度にあるため，全般的な視覚認知能力を改善する必要がある

②写字障害は視覚認知障害によると思われるが，仮名文字ではなぞり読みが有効になりつつあるため，改善しつつある仮名文字のなぞり書き・写字能力を強化する必要がある

③漢字単語では，音読できなくてもSLTAに使われているような具象性，心像性の高い単語は単語全体の意味を把握できるものがあるため，特に漢字単語の読解力を高める必要がある

などが考えられた．細部の認知能力を高めるボトムアップ的なアプローチと，全体的な認知能力を上げるトップダウン的なアプローチを併用することが重要であると思われた．

症例の経過

最初の介入のプログラムとしては，①フロスティグ視知覚課題，②仮名文字，画数の少ない漢字の写字練習，③仮名1文字のなぞり読みによる音読練習，を行った．①のフロスティグ視知覚課題のうち錯綜図形のなぞり書きや，9個・24個・30個の点を結ぶ複数の線のパターンの模写（図3）は，視覚認知系の障害をもつ症例には有効である．また，右半盲を基盤とした右空間への不注意傾向へのアプローチにもなる．その導入後，②，③へと進んだ．

1ヵ月の時点で脳外科的な治療を終了して自宅退院となり，その後は外来で週に1回通院することになった．外来訓練には電車を乗り換えて30分程度かかる当院への通院が自力で可能であり，自力での通勤に関しては可能と思われた．

外来通院での介入プログラムとしては，仮名1文字をはじめとして音読能力が改善してきたために，④単語の音読練習（1–3文字の漢字語，3–5文字のひらがな語，カタカナ語）を中心に行い，さらに家で行う課題を渡し訓練回数の少なさを補った．課題としては，絵-文字（特に漢字）マッチング課題（絵に対する目標語，関連語を選んで書く），線画の書称，動作絵の書字説明，漢字書字課題など

で，訓練時間内に音読を中心とした練習を行った．

　④の音読課題（2ヵ月時）では，制限時間を設けなければ単語レベルの音読正答率は，漢字語97％，カタカナ語87％，ひらがな語84％と大差なく音読成績に向上がみられる．しかし，15秒以内を正答として文字数別にみると，カタカナ語，ひらがな語では文字数の増加に伴い正答数が減少し（図4），音読時間が増大していることがわかる（図5）．

　このように，時間をかければ単語および3-4文節文程度の音読が可能になり，失読症状としては改善をみたが，これと並行して，2ヵ月時の時点より週に1～2回の頻度で職場に顔を出すようになっていた．徐々に毎日3～4時間の勤務へと段階的に増やし，3ヵ月時の時点で8時間勤務の本格的な職場復帰となったためにST訓練を終了した．仕事をするには読み書きの能力は充分とはいえなかったが，人間関係が良好で職場の理解があること，実務的なことは部下が補佐してくれること，文書の確認は見慣れた形態であるため可能であること，などにより復職が可能になったと考えられた．

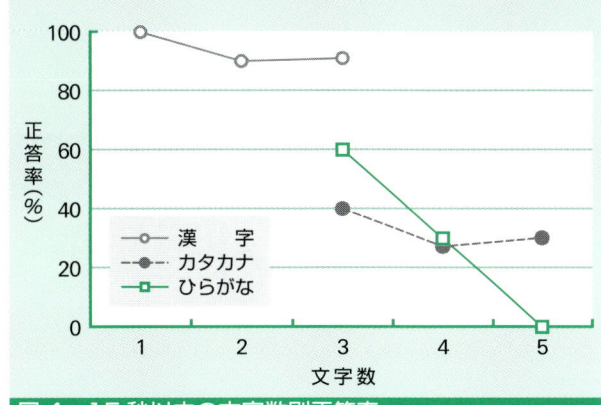

図4　15秒以内の文字数別正答率

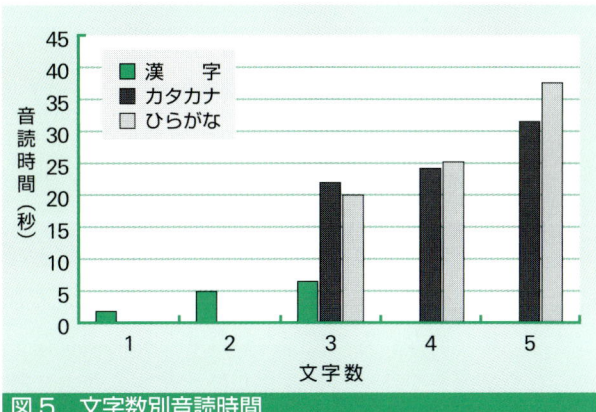

図5　文字数別音読時間

文献

1) Benson, D, Ardila, A：Aphasia：A Clinical Perspective. Oxford University Press, 1996.（中村裕子監訳：臨床失語症学，西村書店，2006, pp201-234.）
2) 金子真人・他：失読・失書(1, 2)．言語聴覚療法臨床マニュアル，第2版，協同医書出版，2004, pp282-285.
3) 波多野和夫・他：言語聴覚士のための失語症学，医歯薬出版，2002.
4) 伏見貴夫：読み書きの認知モデル．高次神経機能障害の臨床―実践入門―（宇野　彰編），新興医学出版，2002, pp116-123.
5) 松田　実：読字の障害　失読症．よくわかる失語症と高次脳機能障害（鹿島晴雄，種村　純編），永井書店，2003, pp121-131.
6) 新貝尚子：失読の治療．よくわかる失語症と高次脳機能障害（鹿島晴雄，種村　純編），永井書店，2003, pp211-217.
7) 藤田郁代・他：失語症語彙検査―単語の情報処理の評価―，エスコアール，2000.
8) 藤林眞理子・他：SALA失語症検査，エスコアール，2004.
9) 春原則子・他：標準抽象語理解力検査，インテルナ出版，2002.

執筆

新貝尚子　NTT東日本関東病院リハビリテーション科（言語聴覚士）

評価の実際

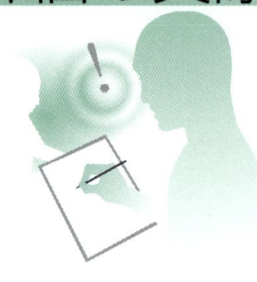

右半球コミュニケーション障害

障害の概説

　右半球コミュニケーション障害は，優位半球である左半球損傷後に出現する失語症とは異なったコミュニケーション障害である．いわゆる劣位半球症状（右半球症状）などに付随して現れるコミュニケーション障害の総称である．円滑なコミュニケーションの実現のためには，左右の両半球がバランスをとられなければならない（**図1**）．

　両半球の機能的な相違について，エカンら[1]によれば，言語と左半球の関係は，端的にいうならば左半球は分析的，継時的な仕方で入力された情報を処理し，右半球は全体的，総合的な仕方で情報を処理する機能的特性をもつとされる．右半球損傷では得られた情報を全体的に普遍化し概念化する能力に障害をもつ．たとえば，右半球損傷では話者が意図する言語の情動的側面を理解したり表出することに困難を呈する場面に多々遭遇するのは，右半球損傷の機能に固有な認知障害のためと考えられる．

　竹内は，このような右半球損傷例にみられる機能的な特性を言語運用における障害として述べている[2]．言語運用とは，文脈における言語使用についての表現である．失語症者では言語システムそのものが障害され全体的な文脈処理システムが保たれているのに対して，右半球損傷者では文脈処理システムに問題があり，コミュニケーションに混乱をきたすことになるという．そして，右半球損傷後の語用論的コミュニケーション障害の発生には，非言語面での右半球固有の機能障害が深くかかわっている可能性を指摘している．竹内の右半球コミュニケーション障害の特徴を参考として，取り上げる（**表1**）．

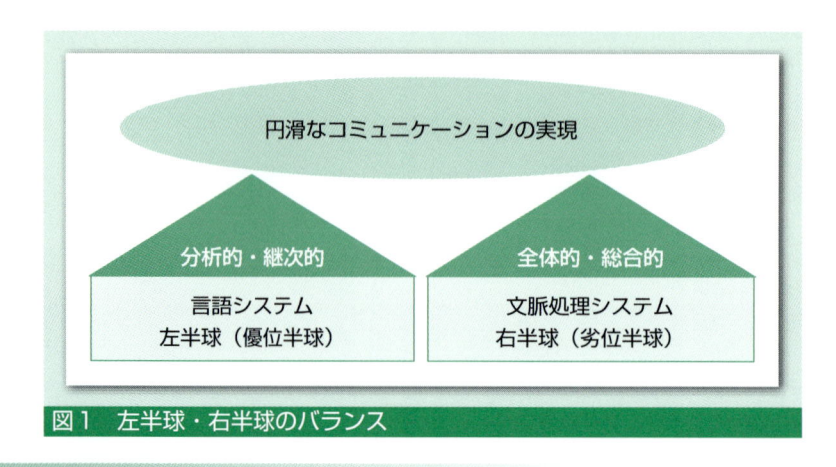

図1　左半球・右半球のバランス

円滑なコミュニケーションの実現

分析的・継次的
言語システム
左半球（優位半球）

全体的・総合的
文脈処理システム
右半球（劣位半球）

総じて，右半球コミュニケーション障害ではコミュニケーション場面において，話の命題的な応答からずれてしまったり，話し手の意図やユーモアが通じないこと，相手に対する表情や感情的な応答が紋切り型であることなど，第一印象から話し手との間に違和感を覚えるといった印象を経験することが少なくない．同様なことは，病前性格の先鋭化などによる左半球損傷の場合にも一過性に認めることもあるが，その程度は右半球コミュニケーション障害例に比べればわずかである．このような通常のコミュニケーション場面において生じる違和感を認知機能の偏りという形でとらえ，各種の右半球損傷に特有の認知神経心理学的検査を施行することで右半球内の認知機能の評価を試みることができる．

表1　右半球損傷後のコミュニケーション障害の特徴

1. 話題の中心的概念の把握と表出の障害
2. 字義的でない意味の理解と表出の障害
3. コミュニケーション自体への感受性の低下
4. プロソディの理解と表出の障害
5. 会話技術の障害
   a. 会話における前提の適切性障害
   b. 話題の開始・維持の障害
   c. 会話修復の障害
   d. 聞き手になった場合の発話行為の障害
   e. 役割交代技術の障害
   f. 会話における外言語面の障害

（文献2より一部改変）

右半球コミュニケーション障害に影響を与える症状

右半球損傷後，コミュニケーションに影響を与えると考えられる主な障害には以下のようなものがある．①半側空間無視，②全般的注意障害，③視覚認知障害，④視空間認知障害，⑤身体認知障害，⑥運動維持困難，⑦感情・情動障害などである．これらの非言語的側面である右半球症状はコミュニケーションに直接的に関与するというより，これらの機能的障害が情報処理過程で歪みを生じ独特な認知スタイルを形成している可能性が考えられる．

右半球コミュニケーション障害の基本的な評価

右半球損傷の検査は，単独で標準化された検査があるというよりも，さまざまな検査を総合して判断することになる．どのような検査が適応可能かを以下に示した．

半側空間無視，視覚認知障害，視空間認知障害などに関する検査としては，標準高次視知覚検査の下位項目が利用できる．また，全般的注意障害などに関しては，前頭葉機能検査（仮名拾い，ストループ，迷路，trail making test，その他さまざまな検査が応用でき，持続性注意，選択性注意，分割的注意などの注意障害を推定することができる．運動維持困難（motor impersistence）は，一定の運動を持続できない障害であり，閉眼挺舌が代表的な課題である．身体認知障害に関しては，鼻，目，耳，膝，腰など種々の身体部位を自身の身体部位や身体図版などを用いて指さすことを基本として検査することができる．感情・情動面の評価では，病前性格を含めた家族からの情報を得るとともに，コミュニケーション場面での印象評定が必要である．

右半球損傷の結果として，感情・情動面の障害，全般的注意障害さらに視覚認知障害などの認知機能の低下を認めると，これらの機能的障害が情報処理過程において独特な認知スタイルを反映すると考えることができる．このような右半球損傷後の認知スタイルを反映する検査の一つとして，標準抽象語理解力検査（SCTAW）[3]がある（図2）．SCTAWは抽象語を用いた軽度の言語理解障害を検出する目的で構成され，ターゲットとなる抽象語に最も相応しい絵を六者択一する検査である．筆者の経験で

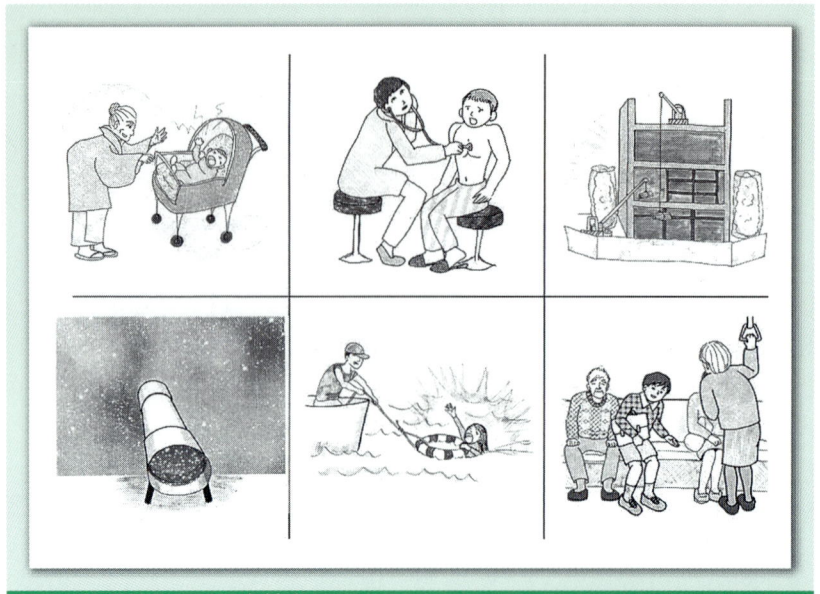

図2　標準抽象語理解力検査

はコミュニケーション障害が疑われる右半球損傷例に施行すると，軽度のコミュニケーション障害でも正答率が－1SD以下を呈することが多く，その大半が意味的関連の誤りを呈していた．右半球のコミュニケーション能力の認知スタイルの逸脱という視点から評価する検査として，SCTAWはコミュニケーション障害の程度をよく反映していると考えられる．

症例

患者さん紹介：65歳，男性

原因疾患：神経膠芽腫

障害名：前頭葉機能障害，右半球コミュニケーション障害，左半側空間無視

利き手：右

知り得た患者さんの情報

病歴：約1ヵ月半前に神経膠芽腫を発症し摘出術を施行．その後の初回リハビリテーション（以下リハ）では，コミュニケーション上の問題は認められなかった．4ヵ月前に再発が確認され再度摘出術を施行する．2回目となる術後では左不全麻痺，高次大脳機能障害およびコミュニケーション障害を認め言語聴覚士（ST），作業療法士（OT），理学療法士（PT）によるリハが開始となる．2回目の入院であり，妻も症状が悪化していることを認めている．特に，コミュニケーションが円

滑に図れないことについて妻は動揺を隠せない．他部門（OT）による評価では，左半側空間無視が重篤で円滑なリハを妨げている可能性を指摘している．

家族構成：妻との2人暮らし．子どもは独立している．

画像所見：MRIT$_2$強調像では右前頭側頭葉皮質下に高信号域を認める（図3）．

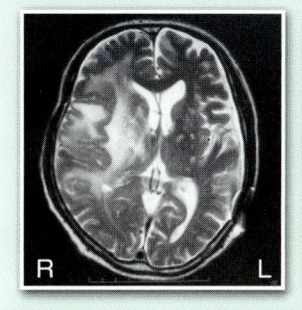

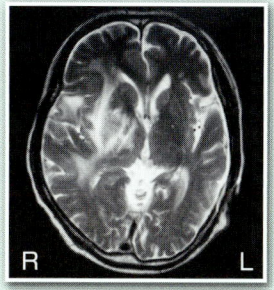

図3　症例の画像所見

観察からわかったこと

臨床場面では易疲労性が強く発語・発動性も低下している．課題場面や会話場面ともにこちらからの問いかけに対してすぐに応答がえられず，表出に著しい遅延があるために円滑なコミュニケーションが困難な状況である．本症例は相手の伝えようとしていることは充分に理解しているのだが，会話では数十秒間を待たないと適確な応答が得られない場合があるなど発語・発動性の低下が著しい．話の内容が複雑になると「もう考えられません」というように会話を放棄してしまうことや，思考が停止したかのように数分間にわたり黙ったままになることもみられる．

その他の臨床症状として左半側空間無視がある．会話中は常に右方向ばかり向いており，左方向へ向くことは少ない．同時に，疲労感が強くなると頸部が前屈して下向き傾向の姿勢になりやすい．このような状態ではコミュニケーションがとれず会話の応答性が低下する．発語・発動性の低下とともに左半側空間無視や全般的注意の低下は円滑なコミュニケーションを妨げているようにみえる．しかし，左半側空間無視や注意障害を示す人が直ちにコミュニケーション障害を示すわけではない．

本症例のコミュニケーション障害を左半側空間無視と注意障害のみに求めるのは難しく，他の障害の可能性も検討することが必要と考えられる．特に，本症例の呈する思考が停止したかのような状態は，遂行機能障害などの前頭葉機能障害とも考えられることから，前頭葉機能に関連したスクリーニング検査も必要と考えられる．

検査からわかったこと

本症例のコミュニケーション障害に対して会話が円滑に運ばない理由を客観的に評価するために，各種スクリーニング検査を施行することが必要と考えた．まず，言語機能障害の有無とその程度を知るために総合的な言語機能検査であるSLTAを施行し，客観的なデータを得ることに努めた．この検査で全般的言語機能を把握することができると考えたためである．基本的な言語機能を評価することは，コミュニケーション障害に対する有効なコミュニケーション方法を探るうえで重要な示唆を与えてくれる．

また，発語・発動性の低下などに対する前頭葉機能障害の影響を考慮するため

図4 標準失語症検査（SLTA）

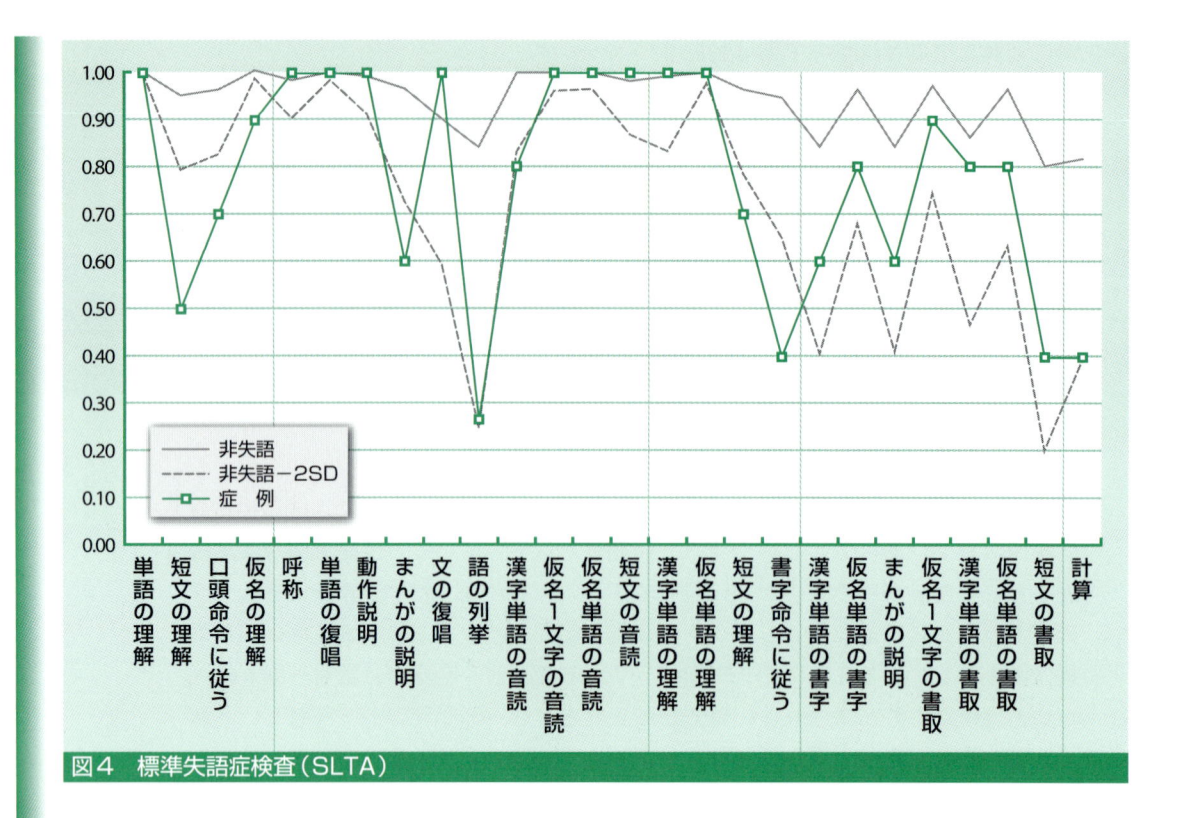

凡例: 非失語 / 非失語−2SD / 症例

に，思考障害，遂行機能障害，注意障害などに関する前頭葉機能全般の評価（FAB）[4]を行った．さらに劣位半球症状としての運動維持困難（motor impersistence）や半側無視などの視空間認知障害の影響も考慮する必要から，閉眼挺舌課題や線分二等分線課題などのスクリーニング検査を施行した．

SLTAの結果（図4）では，「②短文の理解」「③口頭命令に従う」「⑧まんがの説明」「⑱書字命令に従う」が低得点を示し，視覚性言語課題全般の成績が低下していた．誤反応をみると，課題の見落としや択一課題で右側への過度の集中が認められるなど，左半側空間無視が言語課題の成績に影響していることがわかった．そのほかに言語機能障害と判断できる所見はみられなかった．

次に，基本的な認知機能面を把握する目的で，MMSE，レーヴン色彩マトリシス検査（RCPM）や立方体透視図の模写を試みた（表2）．RCPMは標準化された検査でWAISとの相関も高く，ポインティングによる反応様式を用いることから最も簡便な検査のひとつである．ポインティング課題は左半側空間無視のある症例には不適切な一面も考えられる．しかし，標準化により課題が難易度順に並んでいるため誤反応の解釈が可能であり，たとえば容易な課題で誤るといった反応様式を検討することで注意障害の可能性などを検出

表2 検査結果（再入院時）

RCPM	11/36（3番および6番の選択肢を選んだ回数が80%以上に及ぶ）
MMSE	21/30
自動言語（100から1ずつの減算）	100→91で停止
FAB	8/18
線分二等分線課題	平均25% 右側へ偏位
閉眼挺舌	3秒にて維持困難
標準抽象語理解力検査（SCTAW）	15/32

することができる．

　検査結果よりMMSEは21/30であり，3個の物品名の短期記憶課題が再生困難，計算課題でも正答率が低かった．全般的注意が低下している可能性が考えられた．RCPM課題は11/36であり，低得点を示した．誤反応をみると選択肢が右側へ偏った反応が9割以上を占め左半側空間無視による影響が大きいことがわかった．また，100から1ずつ減算していく（100，99，98，97…）ことや自動言語として五十音を表出することを求めた．100から1ずつ減算していく課題は91で中断し遂行途中で停止した．同時に，前頭葉機能検査のスクリーニング課題としてFABの施行を試みた．さらに，FABでは8/18の成績を得た．FABのどの下位検査項目にも満点をとることはなかった．

　劣位半球症状である運動維持困難に対する検査（閉眼挺舌20秒）と視空間認知障害の検査として，比較的負担の少ない線分二等分線課題を試みた．閉眼挺舌課題にて20秒間の維持を求めたが，数秒間ほど保つのみで運動維持が困難であった．線分二等分線課題では，右方向へ25％以上の偏位が認められ，強い左半側空間無視を示した．また，立体透視図の様子では，左半側空間無視の影響は認められないものの，立方体が平面化した重度の構成障害を呈した．さらに，SCTAWでは15/32と低得点を示し，左半側空間無視の影響も認められた．

評価のまとめ－問題の整理と私の解釈

　SLTAでは，左半側空間無視の影響による検査成績の影響が認められ，視覚性言語課題の入力が難しいことがわかった．視覚レベルでの障害が強いために，言語機能に対する客観的な判断は難しいが，たとえば択一課題の右側への反応では確実に正答すること，さらに会話場面では時間を要するものの適確な応答が得られることから，言語機能障害の問題は軽度であると考えた．また，視空間認知課題である線分二等分線課題では重篤な左半側無視が確認できた．同様に，RCPM検査やSCTAWでも左半側空間無視の影響が反映されていることから，視覚性課題全般に対する認知面の影響を考慮することが必要であると考えた．MMSEでは記銘力課題の低下が著しく，全般的注意障害の影響を受けていることが予想された．記銘力障害に関する臨床所見を含め，本症例は刺激反応性が低下していることから客観的なデータが得られにくく，記憶障害の有無に関しては鑑別が難しいと思われた．しかし，コミュニケーション上のやりとりからは明らかな記憶障害を疑う臨床所見は得られなかった．

　本症例は左半側空間無視を認めるが，左半側空間無視および全般的注意障害を呈する多くの症例がコミュニケーション障害を示すわけではない．本症例のコミュニケーション障害は考慮すべき別の問題があると考えられる．前頭葉機能検査であるFABの評価点は8/18であり，前頭葉機能障害を疑うことができる．運動維持困難などの劣位半球症状も先鋭化しており前頭葉機能全般の低下が推察できる．

　以上からさまざまな高次機能障害を呈する本症例のコミュニケーション障害は，全般的注意の低下と前頭葉機能障害による影響が強いと考えられた．

症例の経過

　疲れなければなんとかコミュニケーションも可能ではあるものの，5分もすると会話が続かなくなってくる．そのため自由会話などを取り入れつつ，耐久性のアップを図っていった．また，左半側無視など視空間認知障害に関するアプローチを訓練としても考えた．注意障害の改善も含め30マス計算などを活用してマス目の左側に赤などでマーキングすることで左端に気づかせ認知面の改善を少しずつ図っていくことを企図した．計算障害はないのだが縦横に並んだ数字をしっかりと認知せずに答えるために誤りが多かった．縦横の枠にマーキングを施した結果，左側へ注意を向かせることで誤りは減少する傾向がみられた．しかし，易疲労性のために注意を集中できず症状が改善するほどの大きな変化にはいたっていない．易疲労性は本症例の原因疾患に起因すると考えられ，放射線治療や化学療法を終えた現在では症状の改善よりも現状維持が目標となりつつある．このような状況においても訓練時間内では短時間ではあるが言語性応答が良好な時もあり，なるべく本症例の自発性を尊重するために視覚認知機能に頼った訓練よりも自由会話場面での自発的な応答性を少しでも高めることに目標を変えていっている．

　最後に，右半球損傷のコミュニケーション障害に対するアプローチをまとめる．軽度な右半球損傷例では，病識の欠如など状況把握の不備が円滑なコミュニケーションを妨げることがある．本症例のような重篤な右半球損傷例では，左半側空間無視の影響が大きいものの日常会話での大きな障壁とはならなかった．それよりも前頭葉機能障害による発語発動性の低下がコミュニケーションを妨げる大きな問題となった（本症例の前頭葉病変は腫瘍のために画像上では確認できないものの左半球への転移の可能性は否定できない）．

　一般的にいえることではあるが，本症例のような重篤な場合は易疲労性を考慮し長時間のコミュニケーションを避けなければならない．そして，単純な刺激ほど反応が得やすい傾向にあることを前提にしたコミュニケーションを心がけることが肝要と考えられる．特に，複雑な課題や情報量が多くなる命題的な会話では思考障害や全般的注意障害の影響を受けやすいことから，コミュニケーション場面における話題内容に対する配慮が右半球のコミュニケーション障害では重要となることに留意する必要があろう．

文献

1) エカン，H，ランテリ＝ローラ，G：大脳機能と神経心理学（濱中淑彦，大東祥孝・他訳），中央洋書出版部，1989．
2) 竹内愛子：右脳損傷によるコミュニケーション障害．新編言語治療マニュアル（伊藤元信，笹沼澄子編），医歯薬出版，2002．
3) 春原則子，金子真人：標準抽象語理解力検査（宇野　彰監修），インテルナ出版，2002．
4) 小川　剛：簡単な前頭葉機能検査．脳の科学 23：487-493，2001．

執筆

金子真人　帝京平成大学健康メディカル学部言語聴覚学科（言語聴覚士）

評価の概説

7 評価の概説
コミュニケーションで知る「脳」の働き

1 はじめに

　「評価」とは，実に幅が広く，かつ，奥が深いものである．
　「こうすれば過不足なくできる」という手順はないといっても過言ではない．必要なのは，幅広い知識，コミュニケーション能力，臨機応変な対応能力であろうか．「経験を積む」ことは大切であるが，正確なエビデンスに基づく学習の繰り返しが最も重要である．反対に，ひとりよがりな解釈が積み重なることは最も危険である．勤務している病院などの伝統や古い指導者に傾倒することもよろしくない．また，確立されたかのようにみえるリハビリテーション（以下リハ）理論を盲信してはいけない．常に批判的な目をもち，根底にある問題点を探ろうという姿勢が大切である．
　私は，高次脳機能障害について，作業療法士，言語聴覚士とともに診る機会を多くもってきた．近年では，理学療法士の高次脳機能障害への関心も非常に高まってきた．毎日，担当の患者を前にして奮闘しているセラピストの方々とは立場が異なり，30分〜1時間程度で評価を実施しなければならないことが多い．セラピストによる評価や日々の観察についての情報も役に立つが，苦労ばかりが伝わってきて全体像が見えないということがある．確かに，高次脳機能の評価は難しいのであろう．
　しかし私は，短時間で概要を把握し，記載することもできると信じている．毎日付き合っていて見えてくることもあれば，見えにくくなることもある．全体像を把握するにはどうしたらよいか．この点を中心に，思いつくままに記してみたい．

2 リハビリテーションの進行と高次脳機能障害評価

（1）急性期から始める

　リハは，脳血管疾患，運動器疾患，呼吸器疾患，心大血管疾患のいずれにおいても，実施によって原疾患や全身状態を悪化させることがなければ，可及的速やかに開始することが基本である．高次脳機能障害についても，総合的な予後を考えるうえで，少なくとも評価はできるだけ早い段階から行うことが大切である．急性期の評価は，協力の得やすい時間帯を選んで短時間に合理的に行う．この場合，定型的な高次脳機能検査を用いる必要はなく，保存された側面と障害された側面の概略を把握するように努める．協力を得られる，あるいは注意集中力を持続できる時間は，数分〜

10分程度に限られることも多い．効率よく評価を行うには，あらかじめ脳の画像（MRI，CTなど）を確認しておくことが必須である．損傷された大脳半球側，そして部位を念頭におき，保存されていると推測される側面からコミュニケーションをとりながら，障害側面を短時間で確認する．このために，作業療法士などのリハスタッフも画像を見る（診る）力を身につけてほしい．また，周知のように，高次脳機能全体をスクリーニングでき，どのような脳損傷患者にでも適応できるという検査はない．したがって，高次脳機能障害全般の知識を，病巣との対応を含めて学んでほしい．

　ベッドサイドにおける5分間程度の診察であっても，失語（おおよそのタイプ分類を含む），観念運動失行，半側空間無視など主だった高次脳機能障害が「ある」ことを評価できる．一方，言語機能では，話しことばの理解能力が「はい／いいえ」で答える質問で保たれているかなど，保存された側面も見出せる．高次脳機能において「できる」ことを評価することは，急性期において重要なコミュニケーションへの手がかりを与えてくれる．突然訪れた疾病や障害に直面している患者にとって，家族，介護者，医療スタッフとのコミュニケーションを容易にし，自分の置かれた状況を少しずつでも把握できるようにすることもリハの一環である．高次脳機能障害の評価結果は，リハスタッフのみならず，病棟スタッフや家族にもわかりやすくフィードバックして有効に活用したい．

(2) 20分程度の注意集中力持続が可能となったら

　高次脳機能障害の評価として，標準化された検査あるいは定型的な検査・評価を患者の耐久性に合わせて，適宜，分割しながら実施していく．リハでは，日常的場面で使える能力を評価することも重要であるが，亜急性期ではゴールの設定と訓練項目・内容の選択のために，障害が考えられる側面での最大限に近い「できる」能力をみておきたい．たとえば，失語症であれば，理解が単語レベルは可能で二段階命令（「机を指してから窓を指してください」など）は前半まで，文法的理解では「鉛筆で本に触る」のように先に手にとるものが出てくる命令なら可能，などのようにどのレベルまで可能かを判断しておく．

　高次脳機能検査は，概して検査される側にとってもする側にとっても負担が大きい．重要なことは，「無駄な検査はしない」ことである．せん妄が残っているのに失語症検査をしても，目的とする評価は得られない．一方，スクリーニングテストといわれる長谷川式認知症スケール（HDS-R）やMini-Mental State examination（MMSE）であっても，失語のある例に適応しては得点を出す意味はない．短時間の診察と画像診断から総合的に判断して，検査の数はできるだけ節約する．しかし，保存されていると考えられた側面について，症状が「ない」と言い切ることが必要な場合には，標準化された検査の実施と日常生活場面の詳細な観察が欠かせない．特に，病識の欠如や不足を伴う右半球損傷患者では，「半側空間無視なし」と言い切るための評価は簡単ではない．高次脳機能検査にはそれぞれの適用条件があり，実施に際しては，その条件を満たすかの評価も重要となる．いずれにしても，何をみたいのか，そのために何を実施すべきか，実施要件は満たしているのか，を充分に考えて検査を選択する．そして，検査の実施過程で，うまくできない要因が測定しようとしている障害側面以外にある可能性がないか，についても敏感に感じとる必要がある．

(3) 療法室でのリハビリテーションが本格化したら

　リハの経過を評価する段階においては，標準的場面で「できる」ことに加えて，日常生活場面で「使える」ことを一定間隔で調べる必要がある．経過をみるには，同じ検査・評価を繰り返す必要が生じる．リハとともに改善が期待される側面に重点を置くが，障害が重度な側面も含めた検査を適切に選択することが大切である．また，繰り返し実施するためには，検査ー再検査信頼性が確認されていることが必要である．しかし，検査に対する練習効果を完全に除くことは不可能である．一方，練習効果といっても「学習」が成立していることを意味し，高次脳機能障害患者では改善ととらえてよい場合がある．たとえば，半側空間無視患者に抹消試験を繰り返し実施した結果，当初は右端の標的しか抹消できなかった状態であったものが，左端の標的しか見落とさない状態になった場合，練習効果があるとはいえ改善に間違いない．検査に含まれるのと類似の課題を毎日のリハから除外すること自体が困難である．したがって，検査課題や用紙をそのまま練習に用いることを避ければよい．

　高次脳機能障害全般の問題として，練習した課題が日常生活活動に汎化しにくいことがあげられる．たとえば，失語症で絵の呼称訓練をすれば可能なものが増え，失語症検査でも成績が向上しうる．これも，患者本人や家族の満足，モチベーションの向上につながるという意味では「改善」といえる．しかし，自発話で言いたいことが出やすくなるところまではなかなかいかない．そこで，実用的な日常生活への対応能力の評価も重要となってくる．検査としては，失語症における実用コミュニケーション能力検査（Communication ADL Test；CADL）や，半側空間無視におけるBIT行動性無視検査などがあげられるが，実際の日常生活における観察が欠かせない．日常生活活動の評価に頻用されるようになったFIM（Functional Independence Measure）でも，認知項目はかなりあいまいであり，充分な客観性や定量性はない．しかし，客観性や定量性は，患者とそれを取り巻く環境のなかでは必ずしも重要ではない場合が少なくない．リハでは，患者が個々の環境（家族・介護者を含む）のなかで，可能な範囲で生活の質を高めることを目指す．したがって，その視点で求めるものが得られているのかという，個々の患者に特化した評価も欠かせない．このような面では，具体的なゴールを設定して，環境調査や外泊・外出訓練を含めて評価を進めることが重要である．

3 評価と検査の実施

(1) 何を行うか選ぶ

　評価は，最初のアイコンタクトや挨拶に対する反応から始まって，さまざまな診察とスクリーニングテスト，標準化された検査，掘り下げ検査，各療法や日常生活の場面の観察まで包括して行う．検査の実施は，前述したように必要かつ充分な内容でできるだけ節約するのがよい．つまり，検査を除く診察や観察によって，どのような高次脳機能障害があるかまでの評価は大体できる程度の知識と実力をつけなくてはならない．このような評価でおおよその重症度の判断もできるようになるものである．

　検査というのは，それぞれが目的とする評価内容の質的・量的な裏づけをとるために行われる．また，国内であるいは国際的に通用するスケールで測定することによって，一種の「共通言語」として比較したり申し送りをすることができる．さらに，練

習効果の問題はあるが，リハの効果を測定する物差しの1つとなりうる．検査以外でも，日常生活活動をFIMのように決められた評価尺度で測定しておくことが大切である．いずれにしても，面接と診察で問題点を抽出することが第一であり，検査や評価をたくさん積み重ねて診断や方針決定に至る，というのは誤りである．

(2) 病前の情報

　患者を目の前にしてわかることは，現在の状況である．評価には，病前にどのような環境でどのような生活をしていたかの把握も含まれる．地域での社会活動まで活発にこなしていた者もいれば，自宅での日常生活動作以外は家族に頼っていた者もいる．高齢者で尋常小学校の時代の者では，必ずしも教育歴とMMSEやHDS-Rの成績とは関連しないように思うが，職業，趣味，地域活動など最近の情報は必須である．また，定量化は難しいが，よく喋る方であったか，人付き合いは多かったかなど，性格・人柄について知っておくと，評価を進めるうえで，あるいは病前との変化を知るうえで役に立つ．根掘り葉掘り聞くのはしばしば難しいが，スムーズなリハの導入と進行，そして，自宅退院への調整のために必要な点は，家族からも充分な情報を得ておきたい．

(3) 面接と診察の手順

　高次脳機能障害患者の面接と診察に決まった手順があるわけではない．とりあえずは，事前の臨床情報を頭に入れておき，画像所見からの予測を含めて，コミュニケーションをとり協力を得られる雰囲気を作り出す．最初は注意集中力が持続しにくいことも多いので，知りたい評価を先に実施したほうがよい場合が多い．患者自身が問題に気づくと心理的悪影響がある場合は，人間関係ができてから実施すべき評価もあり得る．しかし，高次脳機能障害の場合は病識が乏しく，初期には理解障害，記憶障害，注意障害を伴っていることが多いので，特別に感情を害する内容でなければ，実施してはいけない項目は少ないであろう．

　障害された側面と保存された側面を知るため，意識，注意集中力，言語，視空間性認知，視覚性・聴覚性認知，記憶，行為，行動などについて，優先順位の高いものから評価していく．「見当識」も評価の冒頭あたりに記載されることが多いが，意識レベル，注意集中力，言語能力を考慮しながら評価できるものである．たとえば，意識清明でせん妄も失語もない見当識障害は記憶障害によるものであり，せん妄の場合は意識レベルと注意集中力の障害による見当識障害が主体である．失語の場合には，言語性応答による見当識の評価が不適切な場合も少なくない．したがって，意識レベル，注意集中力，言語能力の評価を行ってから，他の側面の評価に移るのが通常の流れである．言語能力を含めて，視空間性認知，視覚性・聴覚性認知，記憶，行為，行動の評価は目標を絞って行うが，それぞれについて質問や課題に自分なりのスタイルができてくるはずである．目的別の高次脳機能検査の課題を参考にするとよいが，所属する施設で評価に用いている検査で全く同じ課題が繰り返されないように，一部改変するなどの工夫をする．あるいは，標準失語症検査を用いている施設では，WAB失語症検査の課題を利用するといった手もある．

(4) 面接と診察の客観性

　面接と診察による評価は，経験に依存するところが大きいと考えられがちである．しかし，客観性と妥当性を確認しながら築き上げた経験でなければ意味がない．客観性と妥当性を保つには，前述のように標準化された検査の一部を応用して用い，評価項目ごとに障害の有無と程度を把握するように努める．また，自分の評価が検査で裏づけられたかというフィードバックを行っておく．

　高次脳機能障害の評価をマニュアル化することは難しい．症例ごとに，障害内容も重症度も異なり，典型的症状を示す患者が少ないばかりか，そっくりな症状を呈する患者を2人も3人もみることは少ない．本書の執筆者達も，おそらくは試行錯誤で自分なりの評価スタイルを築いてきたことと思う．それでは，有能な指導者に教われば，あるいは，本書の内容を覚えれば，正しい評価が可能となるであろうか．私の答えは「ノー」である．脳の構造と働きはきわめて複雑であり，わかっていないことのほうが多いくらいである．「わかった」と思うのが最大の誤りである．「わからない」といえる自信をもてるように勉強を続けることが大切である．つまり，脳の解剖と機能を含めて高次脳機能を広く，そして，少なくともこれまでに解明された範囲で深く知ろうという姿勢をもって，1例1例に新鮮な気持ちで接していかなければ進歩がない．

　指導者としては，「わかったこと」と「わからないこと」を明確にして教育しなければならない．そして，「わからないこと」はみかたが悪くてわからないのか，追求する既成の手段がなくてわからないのかも教えられなくてはならない．さらに，後者の場合に，追求する方法を編み出して研究に結びつけようという態度があれば，第一線の指導者に近づける．王道はないが，幅広く深く勉強しようという姿勢をもち続け，症例に出会うごとに経験と知識を更新しながら臨床を積み重ねることが，客観性につながっていく．こうして身についた「経験」のある者は，「私の経験では」などとは言わず，「根拠」を示しながら思考過程を示して評価を述べられる．

4　検査による評価

(1) 実施の仕方

　標準化された検査法にはマニュアルがあり，刺激や用紙の呈示方法，教示，制限時間，中止基準，採点法が定められており，その通りに実施しなければならない．多少硬い表現と思えても，許容される言い換えが書かれていない限りは，そのままの教示で実施するのがよい．1回の検査で同じ課題を2度実施することはできないので，充分な下準備をして臨みたい．記録は，得点を記すだけでなく，反応をできるだけそのまま書きとめておく．模写や構成課題では，手順も記録しておく．そのためには，ビデオを撮影しておくと，遂行課程の問題点を明らかにするため，また，他者に意見を求めるために有効である．マニュアル通りの手順で実施しても，検者によって成績が変動する場合が少なくない．標準化された検査は，検者が異なっても同等な成績を得られることを確認している．しかし，これは被検者の協力が充分に得られ，また，疲労への配慮が行き届いた場合と考えられる．

　まず，被検者とのコミュニケーションを成立させ，検査の目的について検査成績に影響が出ない範囲で説明して，協力を得やすい雰囲気をつくる．語り口は流暢である

必要はないが，検査するほうが手順に戸惑って緊張していると，相手も難しい検査と感じて構えてしまうことがある．教示から反応までは手順どおりであるが，1課題を終えて次に移るときの「間」のとり方は重要である．ここでコミュニケーションをうまくとって，リラックスさせ，さらに保続のある例での転換を図る．時間をとり過ぎるとかえって疲労につながる．適度の緊張感と和やかムードを切り替えながら，しかも，手早く滞りなく実施できるように精進を重ねる．しかし，検者の個性はいかんともしにくい場合がある．「あの先生が検査すると成績が悪く出る」という声が陰で聞かれることもあると思う．一方で，患者のもてる力を最大限に引き出すことが正しい評価につながるとはいえない．最大どこまでできるかを知ることは，リハの目標を定めるうえでは重要である．検査では，日常生活動作の評価とも異なり，ICFでいう「能力」すなわち標準的環境における課題の遂行を評価する．標準的な環境とは何かが難しいが，検査は，協力が得られる状態を維持しながら，マニュアルどおり「事務的に」進める感覚で実施すればよいと思う．

　検査を担当のセラピストが実施すべきかどうかは難しい問題である．たとえば，介入方法の効果を検討するために行う検査であれば，担当のセラピストが実施すべきではないであろう．この目的では，介入内容を知らされていない熟練した検者が実施するのが妥当である．しかし，これまでに述べてきたように，検者による成績の変動はある程度避けられない．そこで，リハの臨床的経過を評価する場合には，担当のセラピストが検査も行ってよいと思う．ここで重要なことは，検査は検査として淡々と進め，思い入れが入らないように努めることである．

　検査には採点の作業がある．模写や構成的課題では結果が形として残るので，採点基準と照らして正確な採点を行う．どんな検査でも経験や習熟度が高ければよいというわけではない．検者の聴きとり能力に依存する発話の採点は，経験による差が出やすい．WABの「流暢性」のように，発話における発語失行，錯語，統語，内容などについて判定するのであれば，正確な知識と熟練が必要となる．一方，発話明瞭度の判定では，普通の聴取能力の「素人」の判断が正しいことになる．確実な知識の集積と手順の熟練に加えて，客観性に努めて「標準的環境」における能力を評価するようにしたい．

　検査の結果が出たら，今度はその読みが重要となる．失語症検査は，言語の幅広い側面を一通り検査するので，プロフィールが見渡せる．そこから保存された側面と障害された側面，また，それぞれの程度を知ることができる．これによって，コミュニケーションや重点を置くべき訓練項目の手がかりが得られる．失語型の分類は大雑把な情報を共有するために役立つが，リハを進めるうえで本質的とはいえない．同様なことは，失行検査をする場合にもいえる．「何々失行」と診断することが目的ではないし，失行の分類もさまざまな立場があって必ずしも共通の表現とならない場合がある．何ができて，何ができないかを把握することが基本である．脳における病巣や神経ネットワークの障害と症状との対応は絶対ではないが，大多数においてはこれまでの研究成果と一致することが多い．検査・評価の「読み」は，画像所見と照らし合わせて進めると，解釈の妥当性，誤りを検証しやすい．

　検査は得点や症候名などの結果を残す．しかし，その結果自体は，障害の根底にある原因や問題について語ってくれるわけではない．端的な例が「構成障害」という表現である．さまざまな要因があり得るが，構成的課題ができなければ構成障害といえ

る．視覚性認知の問題，視覚性注意障害（同時失認），半側空間無視，全般的知能低下のいずれでも構成能力は低下する．遂行課程をしっかりと記録・観察することと遂行結果をよく眺めることの両面から問題点にアプローチする姿勢が大切である．

　また，人の大脳半球には側性化があるが，左半球損傷では言語能力，右半球損傷では視空間性能力を評価するというのでは片手落ちである．障害側面の代償を行うには，他の側面が保たれていることが必要である．しかし，前述したように検査としては効率的に実施するのがよく，障害側面以外を用いて「知能」を測定しておくとよい．WAB失語症検査は，レーヴン色彩マトリックス検査を含めて実施するように構成されている．ウェクスラー成人知能検査（WAIS-R）の動作性検査は，教示の理解が難しい場合が少なくないこと，動作性といっても言語の障害で成績低下をきたす課題があること，などから実施可能な失語例は限られる．一方，半側空間無視に代表される右半球症状を呈する患者では，単語問題の呈示に注意すればWAIS-Rの言語性検査を実施できる．このように，病巣部位以外の脳機能を測定しておくことは，高次脳機能障害だけでなく，運動機能や日常生活動作のリハを行っていくうえでも大切である．

（2）どこで誰と行うか

　スクリーニングテスト以外は，静かな部屋で検者と患者がテーブルをはさんで向かい合って実施するのが一般的である．障害内容にもよるが，患者の視野に入る範囲には検者だけが入るようにすることが望ましい．しかし，2人きりで実施しなければならないわけではなく，スーパーバイザーが妨げとならないように同席してもよい．また，家族が同伴してきているときには，患者の視野に入らない位置に座り，途中で助け舟を出さないことを約束して同席してもらってもよい．失語症患者では，家族は話が通じていると思っている場合があるが，ことばだけでは理解できない現実を知ることができる．反対に，一言も発しないので理解も全くダメと思っている場合もあり，簡単な質問や指示が理解できるという状況を伝えられる．同席した家族は，たいていの場合，自分でも課題を実施してみて，患者の病状を自分と照らして把握し始める．しかし，概して「できない」点に目がいきがちである．そこで，検査終了後に，何がどの位できて何がどの位できないのかを正確に知らせることが，家族を巻き込んだリハの進行に役立つ．必要に応じて，課題の一部を改変して全員で状況を把握するようにしてもよい．

（3）結果のフィードバック

　患者本人には検査結果をフィードバックしないのが原則であろう．しかし，誰でもテストを受ければ結果を知りたいのが人情である．高次脳機能障害患者では，1回のフィードバック程度で次回の経過観察に大きな影響を与えてしまうことは少ない．筆者も，検査やリハの必要性をわかってもらうため，BIT行動性無視検査で見落とし，描き落としを指摘してしまうことがある．こうしても再検査でしっかりと見落としをすることが多いのは，介入の難しさを実感させられるところである．一方，病識が保たれやすい失語症患者では，課題を遂行できないこと自体で問題点に気づかせることにつながる．いずれにしても，障害に気づかせることは重要であるが，以降の検査やリハに対して，拒否的な態度を生じさせないように注意しなければならない．そのた

めには,「できた」ことを指摘して,類似のことができない場合とあわせて説明していくのがよい.検査結果を課題ごとにフィードバックしないという姿勢を貫くならば,大雑把に100点満点に換算した得点を知らせるのも手である.また,「今度はもっと頑張りましょう」,「今日はだいぶ点数が上がりましたね」などといって,続けることの重要性を強調できる.

(4) 机上検査と日常生活場面との乖離

　高次脳機能障害の評価でよく聞かれるのがこの問題である.テストが不得意で日常の実力を発揮できないという人もいれば,本番に強い人もいるが,これは健常人がほぼ同じ課題を実行した場合の問題である.基本的に,検査と日常生活は異なる面が多いのである.

　失行で評価する行為は,一般的に,口頭命令で身振りをするのが一番難しく,道具を使う場合は実際の使用のほうが容易で,自然な日常生活場面が最も上手にできることが多い.確かに,「ハブラシを持ったつもりで歯を磨くまねをしてください」といきなり言われれば難しいかもしれない.また,普段,パントマイムをすることはないので,日常生活場面との乖離が生じて当然である.一方,使用する物品だけを呈示した検査や入院生活のようにお膳立てができた状況では,行為遂行はむしろ容易と考えられる.このような入院生活は決して自宅退院した場合の日常生活を代表するものではない.自宅では,さまざまな物品が置いてあり,複数物品の複雑な操作を要する場面があるほか,家電の操作なども必要となる.失行検査では,わずかな動作の方向やタイミングの異常や,道具の誤った持ち方とその修正など,遂行課程を見落とさないようにする.また,自宅での状況を念頭において生活関連動作も評価しておく.

　失語では,言語の障害は失語症検査の各下位検査によく現れてくる.家族との日常会話は,総合的コミュニケーションという意味では,検査よりも容易なことが多い.手がかりも多く状況判断能力を用いやすい一方で,コツを習得した家族も会話を促通しうる.しかし,買い物のような外出,復職などを考えれば,言いたいことが出てこない喚語困難は,患者にとって大きな問題となる.

　半側空間無視では,検査と日常生活場面での無視の発現に乖離が生じるという声を聞くことが多い.どちらかといえば,日常生活場面で無視が現れるのに検査で検出できないといわれることが多い.これは,検査が課題として周囲の妨害刺激を除去して行われること,1つの課題に集中し並列処理をしないこと,時間制限を課していないことが主な要因と考えられる.妨害刺激や並列処理の付加は現実的でないので,所要時間を記録すると参考になる.たとえば,筆者らの検討では,BITでの所要時間上限は,線分抹消試験1分,文字抹消試験2分40秒,星印抹消試験1分40秒となる.一方,検査で明らかな無視を呈するのに,日常的行動場面で左側への不注意が現れにくい例もある.研究的興味としては,手が届く机上の範囲での課題遂行と,それよりも遠い空間への反応,あるいは,見渡せる空間内で移動を伴う行動とが異なる空間性注意メカニズムで制御されている可能性も考えるべきであろう.また,患者自身が実際に生活する空間に慣れてしまえば,そこではうまく対処できることも少なくない.

　標準化された検査の一部には,日常生活場面の評価との相関を確認したもの,家族の観察との関係を検討したものなどがある.BITでも,合計得点と日常生活活動・リハ場面での評価との相関が高いことを確認している.すなわち,両者が乖離すること

は少ないといえる．しかし，これは，あくまでも多数例を対象とした場合に相関することを示しているにすぎない．個々の例でみれば，乖離を示す場合が充分にある．ただし，検査と日常生活の場面とで似通った課題では，極端な乖離は生じにくいと考えられる．たとえば，日常会話で喚語困難に悩む失語症患者は動物名の語想起が低下していることが多く，抹消試験で明らかな左側の見落としを示す半側空間無視患者は食事などでも左側の見落としを呈することが多い．あまりに異なる課題内容で「乖離した」というのは，ナンセンスであることも認識してほしい．

結局，検査は検査，評価は評価で特定の決められた環境で行うものである．したがって，実生活との乖離が起こっても仕方がない．重要なのは，①検査の結果だけで測定すべき高次脳機能障害が「ない」と言い切ることは難しいことを認識し，②可能であれば，患者の必要とする日常生活動作や生活空間での問題点を実地で評価することであろう．

5 おわりに

高次脳機能障害の評価では，コミュニケーション自体が難しく，また，検査課題への協力がしばしば充分には得にくい．したがって，経験が必要なのは確かである．繰り返しになるが，この場合の経験が，独りよがりな解釈の繰り返しにならないようにくれぐれも注意してほしい．「ナントカ失認」と記載することに力を注ぐよりも，具体的な問題点をあげるほうがはるかにリハ進行の役に立つ．

日常の診療では目の前にした現象を正確にとらえ，分類学や生理学的・解剖学的「解釈」は，学問として，ことばが適切かわからないが「楽しむ」と良いと思う．こちらでは，その人なりの解釈もある程度許されよう．

執筆

石合純夫　札幌医科大学医学部リハビリテーション医学講座（医師）

索引

和文

あ

意識の情報処理モデル　9
意味記憶　55
ウィスコンシンカード分類検査
　　　　　　　　　36, 102
ウェクスラー記憶検査　34
ウェクスラー知能検査　33
運動維持困難　87
運動消去現象　63
運動無視　63, 87
エピソード記憶　55
遠隔記憶　55
音の要素に関する検査　140
音楽の認知検査　140

か

家庭環境による変化　17
開始の遅延　88
解釈　7, 39
概念失行　87
覚醒　32, 48
環境音の認知検査　140
観察　19
観察の位置づけ　19
観察の意義　19
観察の実際　20
観念運動失行　87
観念失行　87
気づき　8
記憶障害　55
記憶障害の基本的な評価　57
記憶の分類　55
拮抗失行　87
逆向健忘　55
強制把握　96
近時記憶　55
慶應版WCST　36
言語性記憶　55
コミュニケーション障害　152
語音聴力検査　139
行為の障害　86

行為の障害の基本的な評価　88
行動変容　101
高次視知覚検査　34
高次脳機能障害　2
高・中・低テスト　34
国際生活機能分類　6

さ

作業記憶　55
作業遂行モデル　6
錯行為　88
使用失行　87
肢節運動失行　87
姿勢運動の観察　22
視覚失調　109
視覚失認　69
視覚失認の基本的な評価　70
視覚性運動失調　109
視覚性記憶　55
視覚性注意障害　109
持続性注意の検査　33
持続的注意　48
失語症語彙検査　36
失語症構文検査　36
失語性失読　146
失行症　86
失読　145
失読失書　145
失読の基本的な評価　146
社会的行動障害　115
修正行為　88
純粋語聾　138
純粋失読　145
障害メカニズム　29
心的過程のモデル　3
身体無視　62
神経心理学　2
神経心理学的検査　29
神経心理学的検査の使い方　29
診断的介入　42
人格・情動　33
スクリーニング　29
図形描画　34
遂行機能　101

遂行機能障害　101
遂行機能障害の基本的な評価
　　　　　　　　　　101
生活記憶　55
精神性注視麻痺　109
拙劣　88
線分二等分課題　34
線分抹消課題　34
選択的注意　48
前向健忘　55
即時記憶　55

た

ダイナミック・カップリングモデル
　　　　　　　　　　3
他人の手徴候　87
短期記憶　55
地誌的記憶障害　79
地誌的障害　78
地誌的障害の基本的な評価　79
知能　32
着衣失行　94
着衣障害　94
着衣障害の基本的な評価　95
注意障害　48
注意障害の基本的な評価　49
注意の転換性（転動性）　48
長期記憶　55
聴覚失認　138
聴覚失認の基本的な評価　138
ディープ検査　29
手続き記憶　55
トロントの塔　34
東大式エゴグラム　33
等速打叩検査　33
頭部外傷による障害　115
頭部外傷による障害の基本的な評
　価　　　　　　　　116
同側性本能性把握反応　87
道具の強迫的使用現象　87

な

日本版自己評価式うつ尺度　33

日本版リバーミード行動記憶検査　34
日常生活動作　24
認知障害　115
認知心理学　2
認知神経心理学　3
脳梁失行　87

は

ハノイの塔　34, 102
把握反射　87
長谷川式簡易知能評価スケール　32
半側空間無視　62
半側空間無視の基本的な評価　63
汎性注意　33
非流暢性失語　130
非流暢性失語の基本的な評価　131
評価　2
評価から介入までの流れ　5
評価とは　2
評価の実際　20
評価の手順　4, 11, 20
評価の流れ　43
標準意欲評価法　33
標準高次動作性検査　36
標準失語症検査　35
標準失語症検査補助テスト　35
標準抽象語理解力検査　35, 154
標準注意検査法　33
ボックスモデル　3
保続　88
掘り下げ検査　29
方向性注意　33
本能性把握反応　87

ま

街並失認　78
ミネソタ式多面人格目録　33
三宅式記銘力検査　34
身振り失行　87

右半球コミュニケーション障害　152
右半球コミュニケーション障害の基本的な評価　153
道順障害　78

ら

リバーミード行動記憶検査　57
利用行動　87
流暢性失語　123
流暢性失語の基本的な評価　124
レーヴン色彩マトリシス検査　33

欧　文

A Test of Lexical Processing in Aphasia　36
ADLの観察　24
alien hand syndrome　87
AMM　33
audio-motor method　33
awareness　8
BADS　37, 102
Bálint症候群　109
Bálint症候群の基本的な評価　110
Behavioural Assessment of the Dysexective Syndrome　37
Benton視覚記銘検査　34
BIT行動性無視検査日本版　34
cognitive neuropsychology　3
cognitive psychology　2
executive dysfunction　101
executive function　101
ICF　6
International Classification of Functioning and Health　6
Japan Coma Scale　32
JCS　32
Kohs立方体組み合せテスト　33
Mini-Mental State Examination　57

Minnesota Multiphasic Personality Inventory　33
MMPI　33
MMSE　32, 57
Modified Stroop Test　34
motor impersistence　87
neuropsychology　2
PASAT　34
Raven Colored Progressive Matrices　33
RBMT　57
RCPM　33
Rivermead Behavioral Memory Test　34
SALA失語症検査　36
SCAA　33
SCAS　33
SDS　33
Seashoreテスト　34
Self-rating Depression Scale　33
SLTA　35
SLTA-ST　35
Sophia Analysis of Language in Aphasia　36
SPTA　36
Standard Clinical Assessment for Attention　33
Standard Clinical Assessment for Spontaneity　33
Standard Language Test of Aphasia　35
Standard Processing Test of Action　36
Syntax Test of Aphasia　36
TEG　33
The Behavioral Inattention Test　34
The Standardized Comprehension Test of Abstract Words　35
TLPA　36
Token Test　36
Trail Making Test　34
Visual Perception Test for Agnosia　34

WAB失語症検査　35
WAIS-III　33
WAIS-R　33
WCST　36, 102

Wechsler Memory Scale-revised　34
Western Aphasia Battery　35
Wisconsin Card Sorting Test　36

WMS-R　34
working memory　55

高次脳機能障害マエストロシリーズ 3
リハビリテーション評価　　ISBN978-4-263-21563-0

2006年7月10日　第1版第1刷発行
2021年3月5日　第1版第13刷発行

編者　鈴　木　孝　治
　　　早　川　裕　子
　　　種　村　留　美
　　　種　村　　　純

発行者　白　石　泰　夫
発行所　医歯薬出版株式会社
〒113-8612　東京都文京区本駒込 1-7-10
TEL.（03）5395-7628（編集）・7616（販売）
FAX.（03）5395-7609（編集）・8563（販売）
https://www.ishiyaku.co.jp/
郵便振替番号00190-5-13816

乱丁・落丁の際はお取り替えいたします　　印刷・真興社／製本・明光社
© Ishiyaku Publishers, Inc., 2006. Printed in Japan

本書の複製権・翻訳権・翻案権・上映権・譲渡権・貸与権・公衆送信権（送信可能化権を含む）・口述権は，医歯薬出版（株）が保有します．
本書を無断で複製する行為（コピー，スキャン，デジタルデータ化など）は，「私的使用のための複製」などの著作権法上の限られた例外を除き禁じられています．また私的使用に該当する場合であっても，請負業者等の第三者に依頼し上記の行為を行うことは違法となります．

JCOPY ＜出版者著作権管理機構 委託出版物＞
本書をコピーやスキャン等により複製される場合は，そのつど事前に出版者著作権管理機構（電話03-5244-5088, FAX 03-5244-5089, e-mail：info@jcopy.or.jp）の許諾を得てください．

高次脳機能障害マエストロシリーズ 全4冊　好評発売中

高次脳機能障害マエストロシリーズ ❶
基礎知識のエッセンス

◆山鳥　重／早川裕子／博野信次／三村　將／先崎　章 著
■B5判　112頁　2色　定価2,860円（本体2,600円＋税10％）

- 高次脳機能障害にかかわる医療スタッフが知っておくべき「基礎知識のエッセンス」が第一線の執筆陣により入門的にまとめられました．
- 臨床でなにを目指すか，どこに焦点をあてるか，なんのための介入かなどを振り返る原点となる一冊です．

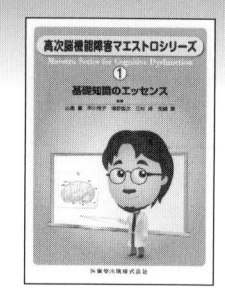

ISBN978-4-263-21561-6

高次脳機能障害マエストロシリーズ ❷
画像の見かた・使いかた

◆三村　將／早川裕子／石原健司／浦野雅世 著
■B5判　144頁　2～4色　定価3,080円（本体2,800円＋税10％）

- 豊富な画像を収載し，基本的な見かた，検証の進めかたを解説しています．
- 事例編は，症候から病巣を推測する「種明かし的」な構成．
- 臨床に結びつけて読み進めていくことにより，画像読解のコツが学べます．

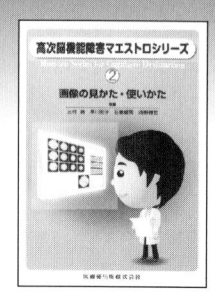

ISBN978-4-263-21562-3

高次脳機能障害マエストロシリーズ ❸
リハビリテーション評価

◆鈴木孝治／早川裕子／種村留美／種村　純 編
■B5判　180頁　2色　定価2,860円（本体2,600円＋税10％）

- 評価のkeyである「患者さんの観察と生活評価」に重点をおき，これまでにない"泥臭い臨床"をとらえています．
- 15の障害を取り上げ，概説および実例を通した評価の実際をまとめました．

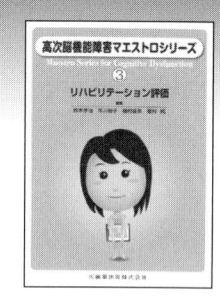

ISBN978-4-263-21563-0

高次脳機能障害マエストロシリーズ ❹
リハビリテーション介入

◆鈴木孝治／早川裕子／種村留美／種村　純 編
■B5判　156頁　2色　定価2,860円（本体2,600円＋税10％）

- 豊富な症例を通して臨床力を身につけることを目指しています．
- 現段階で示しうる訓練法のモデルとその理論を提示しました．
- 職場復帰から施設・地域での支援のありかたまで紹介しています．

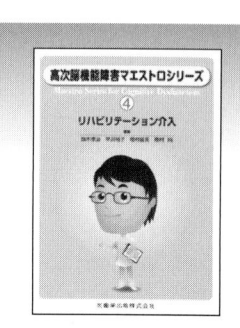

ISBN978-4-263-21564-7

医歯薬出版株式会社　〒113-8612 東京都文京区本駒込1-7-10　https://www.ishiyaku.co.jp/